제2판
비뇨생식기영상진단

비뇨기영상

UROGENITAL RADIOLOGY
UROLOGIC IMAGING

제 2 판

비뇨생식기영상진단
비뇨기영상

대한비뇨생식기영상의학회 편저

일조각

제2판 발간사

2009년 10월 대한비뇨생식기영상의학회는 영상의학과 전공의들이 짧은 수련 기간 동안에 비뇨생식기영상의학의 핵심 지식을 습득하는 데 용이하고 부담 없이 곁에 두고 볼 수 있는 국문 교과서인 『비뇨생식기영상진단Urogenital Radiology』을 약 2년간의 준비기간을 거쳐서 발간하였다.

「비뇨기영상Urologic Imaging」, 「부인과영상Gynecologic Imaging」, 「산과영상 Obstetric Imaging」 세 권의 책자로 이루어진 『비뇨생식기영상진단』 초판은 영상의학과 전공의들의 많은 호응을 얻어 중쇄를 거듭하였으며, 곁에 두고 널리 이용되는 교과서라는 원래의 목표를 잘 달성하였다고 볼 수 있다. 그러나 최근 수년간 영상의학 분야의 지식이 지속적으로 발전하고 변화되어 교과서의 내용도 이에 맞게 개정되어야 할 시점에 이르렀다.

『비뇨생식기영상진단』 제2판은 초판과 마찬가지로 「비뇨기영상」, 「부인과 영상」, 「산과영상」 세 권의 소프트커버 책자로 구성되었다. 제2판에는 초판의 내용을 토대로 각 분야의 가장 기본적인 내용 중 전공의들이 반드시 알아야 할 새로운 영상진단법과 병기결정, 치료법 등을 서술하고 이에 알맞은 다양한 증 례 사진을 추가하였다. 초판과 마찬가지로 제2판도 비뇨생식기영상의학을 공 부하는 영상의학과 전공의들의 기본 교과서로 널리 활용되어 그 역할을 충실 히 다하리라 기대한다.

제2판이 출간되기까지 헌신적으로 노력해주신 대한비뇨생식기영상의학회 회원 및 집필진 여러분과 권별 편집을 맡아주신 오영택 · 김경아 교수, 초판의 총괄편집을 맡아 『비뇨생식기영상진단』의 토대를 만들고 개정판의 자문 역할 을 해주신 김승협 교수님께 감사의 말씀을 전한다. 편집 과정 내내 세심하게 일해주신 일조각 직원 여러분께도 감사드린다.

2019년 4월
총괄편집인
서울대학교병원 영상의학과 조정연

제2판 머리말

2009년 비뇨생식기영상의학 국문 교과서인 『비뇨생식기영상진단』이 출간된지 10년 만에 개정판을 발간하게 되었다. 초판과 마찬가지로 총 세 권으로 구성하였으며, 그중 「비뇨기영상Urologic Imaging」은 비뇨기 질환과 남성생식기 질환에 대한 내용을 담고 있다. 이번 제2판은 크게 16장으로 구성하여 영상의학과 전공의들이 기본적으로 알아야 될 내용을 중심으로 기초적인 영상기법, 정상 해부학 및 각종 질환에 대한 설명과 다양한 증례들을 실었으며, 새로이 개정되고 발전된 내용들을 업데이트하였다. 또한 공동 집필에 따른 용어의 일관성 부족을 최소화하기 위해 대한의사협회 의학용어집 5판에 따라 용어를 정리해 표기하였다. 다만 일부 미흡한 부분이 있어 아쉬움이 있다.

이 책이 방대한 새로운 지식과 인터넷을 통한 정보의 범람 속에서도 필수 기초지식과 현재 정통한 내용을 담은 국문 교과서로 그 역할을 충실히 하리라 기대하면서, 여러 영상의학과 전공의 및 전문의 선생님들에게 판독 및 임상 업무에서 실질적인 도움이 되는 안내서가 되었으면 한다.

바쁘신 가운데 이 책의 집필을 위해 수고를 아끼지 않으신 대한비뇨생식기영상의학회 회원 집필진 분들에게 깊은 감사를 드리며, 총괄편집을 맡아 세 권의 국문교과서가 무사히 출간될 수 있도록 수고하신 조정연 교수님과 「부인과영상」 편집을 담당하신 김경아 교수님, 물심양면으로 지원해주신 문민환 회장님과 정성일 총무이사님, 그리고 개정판 출간 작업에 최선을 다해주신 일조각 직원 여러분께 감사의 말씀을 전한다.

2019년 4월
편집인
연세대학교 세브란스병원 영상의학과 **오영택**

집필진

총괄편집 조정연 서울대학교병원 영상의학과

편집 오영택 연세대학교 세브란스병원 영상의학과

집필 김동원 동아대학교병원 영상의학과

김상윤 서울대학교병원 영상의학과

김승협 서울대학교병원 영상의학과

김유미 단국대학교병원 영상의학과

김종철 전 충남대학교병원 영상의학과

문성경 경희대학교병원 영상의학과

박병관 성균관대학교 삼성서울병원 영상의학과

박성빈 중앙대학교병원 영상의학과

박성윤 성균관대학교 삼성서울병원 영상의학과

박정재 충남대학교병원 영상의학과

성득제 고려대학교 안암병원 영상의학과

성창규 서울대학교병원운영 서울특별시보라매병원 영상의학과

심기춘 고려대학교 안암병원 영상의학과

심영섭 가천대학교 길병원 영상의학과

오영택 연세대학교 세브란스병원 영상의학과

윤성국 동아대학교병원 영상의학과

이명석 서울대학교병원운영 서울특별시보라매병원 영상의학과

이영준 가톨릭대학교 은평성모병원 영상의학과

이학종 서울대학교 분당서울대학교병원 영상의학과

이 현 한림대학교 성심병원 영상의학과

임주원 경희대학교병원 영상의학과

전혜정 건국대학교병원 영상의학과

정대철 연세대학교 세브란스병원 영상의학과

조은석 연세대학교 강남세브란스병원 영상의학과

최문형 가톨릭대학교 은평성모병원 영상의학과

황성일 서울대학교 분당서울대학교병원 영상의학과

차례

1 CHAPTER

비뇨기 영상검사법과 정상 소견 및 선천이상

2 CHAPTER

신장실질종양

I 신장 및 요로계의 영상검사법

영상검사는 신장 및 요로계 질환의 진단에 매우 중요한 역할을 하고 있다. 신장 및 요로계의 영상검사법으로 가장 널리 이용되는 것은 비뇨기계 단순방사선촬영술*plain radiography*, 정맥요로조영술*intravenous urography; IVU*, 초음파검사*ultrasonography; US*, 컴퓨터단층촬영술*computed tomography; CT* 및 자기공명영상*magnetic resonance imaging; MRI*이다. 역행신우조영술*retrograde pyelography; RGP*, 제방향신우조영술*antegrade pyelography; AGP*, 배뇨방광요도조영술*voiding cystourethrography; VCUG*, 역행요도조영술*retrograde urethrography; RGU*, 신장혈관조영술*renal angiography* 등은 목적에 따라 선택적으로 사용된다.

1. 단순방사선촬영술

단순방사선촬영술은 신장요관방광단순촬영*kidney, ureter, bladder; KUB*이라고도 부르는 검사로, 신장 평가의 첫 번째 영상검사로 많이 선택된다. 주로 환자가 누워 있는 상태에서 전후*antero-posterior projection*로 시행되며, 신장의 모양·경계·크기·위치를 확인하고 신장결석이나 석회화, 지방이나 공기에 의한 저음영을 찾는다. 신장, 간, 비장, 방광 등의 경계는 주위조직의 지방에 의한 저음영으로 구분되며(그림 1-1), 요근*psoas muscle*도 주위지방에 의해 경계가 구분되어 이 경계가 불분명해질 경우에 후복막강의 액

체저류나 종괴를 의심할 수 있다. 측면지방무늬*flank fat stripe*는 복횡근막*transversalis fascia*과 벽쪽복막*parietal peritoneum* 사이에 위치하는 후방신장주위공간*posterior pararenal space*의 지방층의 연장이다. 방광의 상부경계도 방광주위지방에 의해 구분된다.

요로와 연관된 석회화음영으로는 요로결석, 신장석회증*nephrocalcinosis* 등이 있고, 신장결핵이나 신장

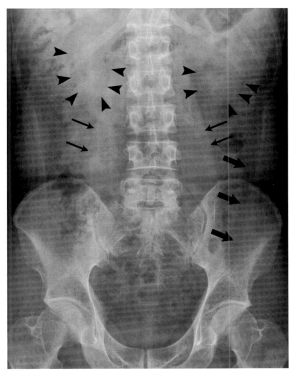

[그림 1-1] **단순복부방사선촬영술의 정상 소견** 양쪽 신장의 경계(화살촉), 양쪽 요근(화살표)이 잘 보이며, 측면지방무늬(굵은 화살표)도 잘 보인다. 신장의 경계는 위쪽에서는 잘 그려지지 않는 경우가 많다.

세포암, 방광암 등에서 볼 수 있다. 골반강의 석회화는 남성에서는 전립선, 여성에서는 자궁근종이나 석회화를 가진 난소기형종 등에서 볼 수 있으며, 지방을 많이 포함하는 기형종의 경우에는 방사선투과성 종괴로 보일 수 있다.

2. 정맥요로조영술

정맥요로조영술은 요오드*iodine*를 포함하는 조영제를 정맥으로 주사한 후 조영제가 배설될 때 일정 시간이 경과할 때마다 조영된 요로를 촬영하는 검사법이다. 보통 조영제 주입 전 신장요관방광단순촬영*KUB*을 먼저 한 후, 조영제를 주입하고 3~5분 후, 10~15분 후, 25~30분 후에 촬영하고 필요 시 추가 촬영한다. 양측 신장의 음영은 대칭적이고 균질해야 하고, 부드럽고 선명한 경계를 나타내야 하며, 3~5분 지연영상에서 신배를 포함한 집합계가 반드시 조영되어야 하는데, 편측 혹은 양측에 조영지연이 있는지 확인해야 한다(그림 1-2). 신배들은 선명한 경계와 함께 곡선이 유지되어야 한다. 일반적인 깔때기모양의 신우는 요관신우접합부*ureteropelvic junction*가 다소 희미하게 보일 수 있으나, 상자모양의 신우는 명확히 보인다.

10~30분 지연영상에서는 요관과 방광이 보여야 하며, 요관은 요관신우접합부, 요근과 교차하는 부위, 장골혈관*iliac vessel*과 교차하는 부위, 요관방광접합부에서는 좁아져 있다. 요관은 연동에 의해 수축과 이완이 반복되므로, 요관 전장이 보이는 경우에는 요관폐쇄나 역류를 의심해야 한다. 25~30분 지연영상에서 방광을 평가할 수 있고, 방광에 종괴가 있는 경우 충만결손*filling defect*으로 보일 수 있으며, 필요 시 배뇨하여 잔뇨 여부를 평가할 수 있다.

정맥요로조영술로는 신장결석, 선천기형, 요로계 종양 그리고 신장 요로계의 기능적 평가를 시행할 수 있다. 그러나 최근에는 CT의 발달로 인해 많은 경우 CT요로조영술*CT urography*로 대체되고 있다.

3. 초음파검사

초음파검사는 탐촉자의 표면에서 2~10MHz의 고주파 음파(초음파)를 인체 속으로 발사하여 인체 각 조

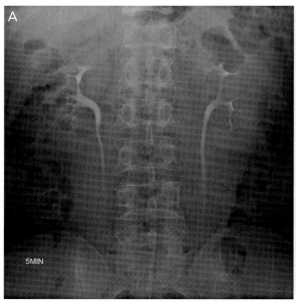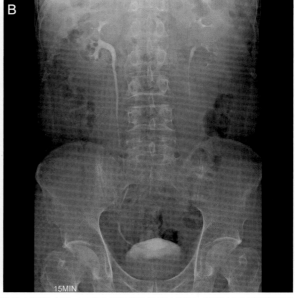

【그림 1-2】 **정맥요로조영술의 정상 소견** A. 5분 지연영상에서 양쪽 신장의 신배와 신우, 그리고 근위요관이 잘 보인다. 양쪽 모두 대칭적이며 조영제 배설의 지연이 없다. B. 15분 지연영상에서 원위요관 및 방광에 조영제가 보인다. 요관의 확장이나 배설의 지연, 충만결손 등은 보이지 않는다. 요관은 연동에 의해 일부는 조영되지 않는 것이 정상 소견이다.

직의 계면interface에서 반사되어 돌아오는 음파, 즉 에코를 영상화하는 진단법이다. 횡단, 종단 또는 원하는 어떤 방향의 단면 영상도 쉽게 얻을 수 있고, 방사선과 조영제를 사용하지 않기 때문에 부담 없이 반복하여 검사할 수 있다는 장점이 있으며, 특히 신장기능저하가 있는 환자나 임산부에게 이용하기 가장 좋은 검사방법이다.

신장피질의 에코는 간의 에코보다는 낮고 신장수질의 에코보다는 약간 높으며, 신장동의 에코는 지방층 때문에 신장 중 가장 높다(그림 1-3). 신장수질의 저에코는 종종 낭종이나 게실로 오해될 수 있으며, 신장의 상극upper pole은 복합신배가 있어서 에코가 낮아 종괴로 오인되는 경우가 있다. 늘어나 있지 않은 소신배는 보이지 않으나 대신배 및 신우는 보

통 얇은 벽을 가진 무에코의 구조물로 보이며, 요관은 늘어나 있지 않은 경우에는 찾기 어렵다. 소변이 찬 방광은 대칭적인 형태의 얇은 벽을 가진 무에코의 장기로 보인다. 색도플러초음파검사color Doppler ultrasonography에서는 엽간혈관interlobar vessel 및 궁상혈관arcuate vessel이 잘 보인다. 출력도플러초음파검사power Doppler ultrasonography에서는 저속의 혈류와 신장실질 관류를 볼 수 있으며, 분음도플러초음파검사spectral Doppler ultrasonography에서는 신장동맥의 혈관저항성을 알 수 있다. 일반적으로 엽간동맥의 저항지수resisitive index는 0.7 이내이다.

신장의 실질질환parenchymal disease 평가에 효과적이며, 그 외 신장 내 종괴가 의심될 때 고형 종괴와 낭성 종괴의 감별에 매우 유용하나, 주관적인 검사법

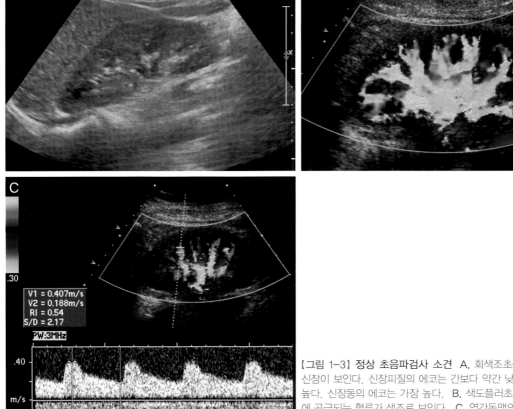

【그림 1-3】 정상 초음파검사 소견　A. 회색조초음파검사에서 우측 신장이 보인다. 신장피질의 에코는 간보다 약간 낮고, 수질보다 약간 높다. 신장동의 에코는 가장 높다.　B. 색도플러초음파검사에서 신장에 공급되는 혈류가 색조로 보인다.　C. 엽간동맥의 혈류 공급 파형이 분음도플러초음파검사에서 보인다.

이어서 거짓양성 병변을 만들 위험이 있다.

4. 컴퓨터단층촬영술

컴퓨터단층촬영술은 방사선피폭이나 조영제의 사용으로 인해 초음파검사에 비해 쉽게 반복하기에는 적당치 않은 검사법이지만, 신장 외에도 그 주위의 신막, 혈관, 주위장기의 변화를 함께 객관적으로 관찰할 수 있기에 세밀한 해부학적 평가에 매우 유용하다. 다중검출 CTmulti-detector CT; MDCT의 도입 이후 매우 빠른 시간에 넓은 영역의 영상을 얻을 수 있게 되었으며, 축면axial plane뿐만 아니라 고해상도의 시상면sagittal plane, 관상면coronal plane 영상을 얻을 수 있게 되었다. 또한 다양한 기법의 삼차원영상을 얻을 수 있어서 각종 질환의 영상진단이 획기적으로 발전했다.

신장피질과 신장수질은 비슷한 음영이므로 조영증강을 하지 않고서는 구분되지 않으며, 조영증강 후 초기지연영상에서는 피질-수질이 잘 구분되고, 이후 평형기에 도달하면 구분되지 않는다. 조영제가 집합계에 이르면 신배, 신우, 요관 및 방광 내부가 조영되어 내부의 충만결손이 잘 보인다(그림 1-4). 또한 단순촬영술에서 잘 보이지 않던 석회화나 결석도 CT 상에서는 쉽게 찾을 수 있다. 현재 다중검출기를 이용한 CT요로조영술은 95% 이상의 높은 민감도와 특이도로 인해 40대 이상 고위험군의 무증상 혈뇨의 일차영상검사법으로까지 여겨지고 있다.

CT는 신장의 종양이나 염증질환, 신장외상의 경우 주위로의 침범 정도를 판단하기에 가장 적절한 검사법이다.

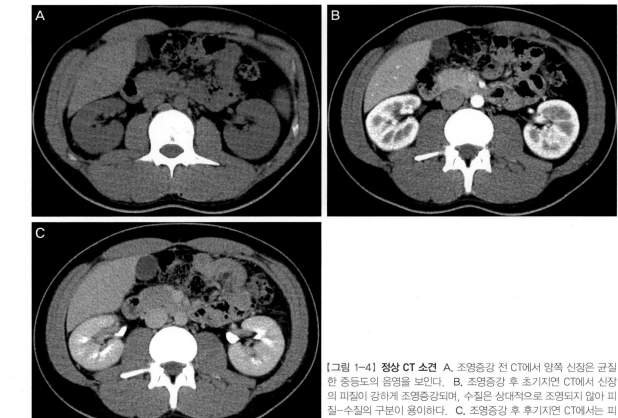

【그림 1-4】 **정상 CT 소견** A. 조영증강 전 CT에서 양쪽 신장은 균질한 중등도의 음영을 보인다. B. 조영증강 후 초기지연 CT에서 신장의 피질이 강하게 조영증강되며, 수질은 상대적으로 조영되지 않아 피질-수질의 구분이 용이하다. C. 조영증강 후 후기지연 CT에서는 피질과 수질이 모두 같은 정도로 조영증가되어 구분되지 않는다.

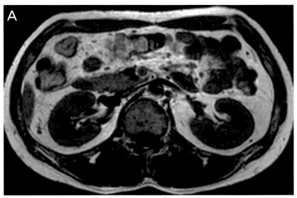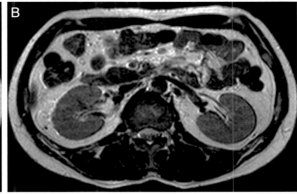

【그림 1-5】 **정상 MRI 소견** A. T1 강조영상에서 신장피질은 근육보다 약간 높은 신호강도를, 신장수질은 근육과 같은 신호강도를 보여 피질과 수질이 구분된다. B. T2 강조영상에서 신장피질과 신장수질은 같은 신호강도를 보여 구분되지 않는다.

5. 자기공명영상

자기공명영상은 강력한 자석 속에 인체를 눕힌 후 일정 주파수의 전파신호를 발사하고 인체에서 나오는 신호를 처리해서 영상화하는 진단방법이다. 방사선 피폭이 전혀 없는 검사법으로 조직대조도가 높아 각 병변 및 장기 사이의 구분이 용이하고, 다양한 영상기법을 이용해 병변의 특성을 파악하는 데 도움이 되어 비뇨기계 질환에서는 초음파검사나 CT의 보완적 검사법으로 이용된다. 최근에는 3Tesla 고자장 MRI가 널리 보급되어 비뇨기계 영상 평가에 많이 쓰이고 있으며, 특히 전립선의 평가에 그 유용성이 잘 알려져 있다.

정상 신장은 스핀에코 T1 강조영상에서 신장피질이 고신호강도로, 신장수질이 저신호강도로 보여 구분이 가능하지만, T2 강조영상에서는 신장피질과 신장수질의 신호강도가 모두 증가하여 구분되지 않는다. 신장동은 지방에 의해 T1 및 T2 강조영상에서 모두 고신호강도로 보이며, 소변이 차 있는 신우는 T1 강조영상에서 저신호강도를, T2 강조영상에서 고신호강도를 보인다(그림 1-5). 신장혈관은 느린 정맥혈류를 제외하고는 T1 및 T2 강조영상에서 모두 저신호강도로 보인다. 요관폐쇄가 있는 경우 고신호강도의 확장된 요관이 T2 강조영상에서 보이는 MR요로조영술*MR urography*이 유용하다.

신장종괴, 후복강종괴 등의 진단과 감별에 탁월하며, 특히 전립선암의 진단과 병기결정에는 MRI가 가장 중요한 영상검사법이다.

II 요로계의 해부학 및 발생학

1. 해부학

(1) 신장

신장*kidney*은 요추 좌우 요근*psoas muscle*의 바깥쪽 경계에 평행한 한 쌍의 후복막강 장기로, 길이는 10~12cm이며, 우신장이 간에 의해 눌려 있어 좌신장은 우신장보다 0.5cm 정도 더 크다. 무게는 남자에서 150g, 여자에서 135g 정도이다. 신장의 위치는 우신장이 좌신장보다 1~2cm 가량 낮으며, 신문*renal hilum*은 2번 요추에 위치한다. 신장이 9cm보다 작을 경우 신장질환을 의심할 수 있다. 신장은 많은 수의 엽*lobe*으로 이루어지며, 각각의 엽은 수질*medulla*에 위치하는 신장피라미드*renal pyramid*와 이를 덮고 있는 피질*cortex*로 구성되고, 신장피라미드의 첨단부는 신장유두*renal papilla*라고도 하며, 원위집합관*distal collecting duct*이 신장유두에서 열려 소신배*minor calyx*로 향하게 된다. 소신배는 신장내집합계*intrarenal collecting system*의 일부로 술잔모양이며, 술잔의 테두리에 해당하는 부분을 원개*fornix*라고 부른다. 4~6개 정도의 소신배들이 모여서 대신배*major calyx*를 형성하며, 하나의 신장에서 소신배의 수는 10~15개이고, 대신배의 수는 2~3개이다. 하나의 신장유두가 하나의 소신배로 열리면 단순신배*simple calyx*라고 부르며, 2개 이상의 신장유두가 하나의 소신배로 열리는 경우를 복합신배*compound calyx*라고 한다. 복합신배는 주로 신장의 상극에 많으며, 요로역류*urinary reflux*가 있을 때 주로 손상받는 신배이기도 하다. 신배는 누두*infundibulum*를 통해 신우*pelvis*로 연결된다. 신장의 단면에서 피질과 수질은 외측 1/3을 형성하고, 나머지는 집합계와 지방으로 형성된 신장동*renal sinus*으로 이루어진다.

(2) 요관

신배는 요관신우접합부를 통해 요관*ureter*으로 연결되는데, 요관신우접합부는 요관에서 가장 좁은 부분이다. 요관은 전장에 걸쳐 후복막강에 위치하고, 방광삼각*bladder trigone*에서 2cm 정도 떨어진 요관구*ureteral orifice*로 개구된다. 요관은 이행상피로 구성된 점막층*mucosal layer*, 원형과 종형 근육으로 구성된 근육층*muscular layer*, 그리고 외피층*adventitial layer*으로 나누어지며, 전장에 걸친 연동*peristalsis*을 통해 소변을 방광으로 보내게 된다.

2. 발생학

요로계의 발생은 중간중배엽*intermediate mesoderm*에서 발생한다. 배아가 접히면서 중간중배엽은 원시대동맥의 양측에 위치하여 비뇨생식기능선*urogenital ridge*을 만든다. 비뇨생식기능선은 다시 신장발생삭*nephrogenic cord*과 생식기능선*genital ridge*으로 분리되며, 신장발생삭은 전신*pronephros*, 중신*mesonephros*, 후신*metanephros*으로 구분된다. 이 중 전신과 중신은 퇴화되며, 태생 5주경에 최종 단계인 후신이 형성된다. 이때 중신관에서 형성되는 게실을 요관싹*ureter-*

*al bud*이라고 부르고, 이를 둘러싸는 중배엽을 후신발생모체*metanephric blastema*라고 한다. 요관싹에서 원위집합세뇨관*distal collecting tubule*, 신배, 신우, 요관, 방광삼각을 포함하는 집합계*collecting system*를 형성한다. 후신발생모체에서는 신장단위*nephron*가 생기고, 이는 조직학적으로 보우만 낭*Bowman's capsule*, 곡세뇨관*convoluted tubule*, 헨레고리*loop of Henle*에 해당한다. 요관싹이 후신발생모체와 만나 영향을 주어야 신장단위가 성장하게 된다. 태생 4주에서 8주까지 신장은 골반에서 2번 요추 쪽인 머리 쪽으로 이동하며, 요관의 경로를 형성하게 된다. 신장의 이동 중에 각 신장은 종축에 대해 90도로 회전하여 각각의 신우는 내측을 향하게 된다.

Ⅲ 정상 변이 및 거짓양성 병변

1. 두꺼운 신장기둥

신장기둥*column of Bertin*은 신장피라미드 사이에 위치한 뭉쳐 있는 신장피질을 의미하며, 요로조영술 및 초음파영상에서 신장종양으로 오인하는 가장 흔한 거짓종양*pseudotumor*이다. 신장의 위쪽 1/3에 가장 흔히 보이고 주변 신배 및 누두를 변형시켜 요로조영술에서는 진한 신장음영을 보이고, 초음파영상에서는 저에코 혹은 등에코의 종괴로 보인다(그림 1-6). 그러나 바깥쪽으로 돌출되지는 않고, 도플러초음파상 종양과는 달리 정상 혈관이 지나간다는 점이 감별점이며 조영증강 CT상에서는 주변 신장피질과 같은 조영증강을 보인다.

2. 낙타혹

신장 외측 경계의 두드러진 융기가 종종 요로조영술이나 CT에서 종괴로 오인될 수 있다. 이를 낙타혹*dromedary hump*이라 부르고, 양쪽 모두 생길 수 있으나 왼쪽에서 좀 더 흔하다(그림 1-7). 비장과 간에 의해서

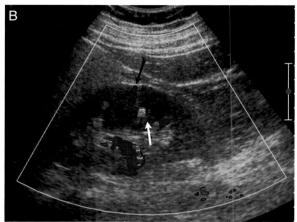

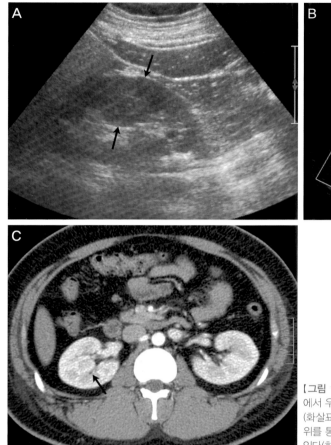

【그림 1-6】 **20세 남성에서 보이는 두꺼운 신장기둥** A. 회색조초음파에서 우신장의 중극에 두꺼워진 신장실질과 같은 에코를 보이는 부위(화살표)가 있다. B. 색도플러초음파에서 정상 혈관(화살표)이 이 부위를 통과함을 알 수 있다. C. CT에서 두꺼운 신장기둥을 확인할 수 있다(화살표).

신장이 눌려서 생기는 것으로 신배의 모양에 변형을 주지 않는 것이 특징이며, 신장기둥과 마찬가지로 도플러초음파상 정상 혈관이 지나가고 조영증강 CT에서도 주변 실질과 같은 정도의 조영증강을 보인다.

3. 태아분엽

태생 4개월경 14개의 신장분엽이 있고, 28주를 지나면서 이들 분엽이 합쳐지면서 분엽을 가로지르던 섬유고랑이 없어지게 된다. 성인에게 이 고랑이 남아있어 신장의 윤곽이 울퉁불퉁한 경우를 지속성 태아분엽*persistent fetal lobulation*이라 부른다(그림 1-8). 윤곽이 매끈하고, 일정한 간격을 가지며, 신배의 변형이 없다는 점에서 신장실질의 위축과 변형을 일으키

는 만성신우신염*chronic pyelnonephritis*의 합병증 소견과 구분된다.

4. 경계실질결손

경계실질결손*junctional parenchymal defect*은 초음파영상에서 우신장의 상극이나 좌신장의 하극에서 삼각형의 고에코 영역으로 보인다. 이 결손은 2개의 태생기에서 발생한 실질이 불완전하게 융합된 결과로 생긴 신장동 지방층의 연장으로 실질의 흉터*scarring*나 혈관근지방종*angiomyolipoma*과 구분해야 한다. 특징적 위치와 고에코의 신장동과의 연결성이 그 차이점이다(그림 1-9).

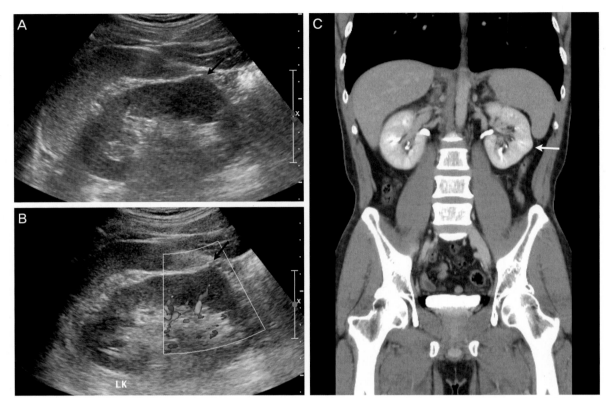

【그림 1-7】 **낙타혹** A. 초음파에서 좌신장의 중극이 돌출되어 있어 종괴와 유사하게 보인다(화살표). B. 색도플러초음파에서 정상 혈관이 이 종괴 내로 지나가고 있다(화살표). C. 관상면 CT 영상에서 정상 신장피질이 비장에 눌려 돌출되어 있는 낙타혹이 잘 보인다(화살표).

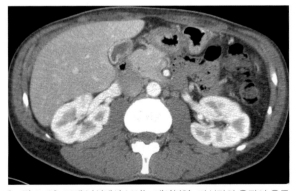

【그림 1-8】 **35세 남성에서 보이는 태아분엽** 좌신장의 윤곽이 울퉁불퉁하다. 그러나 신장실질의 부피 감소나 손상은 보이지 않아 만성 신우신염과의 구분이 가능하다.

5. 국소보상비대

역류신장병*reflux nephropathy* 등의 심한 국소 질환에 영향을 받은 신장에는 상대적으로 정상으로 유지되고 있는 신장조직이 있다. 이들 조직이 주변의 저하된 신장기능을 보상하기 위해 보상비대가 생기는데, 이들이 주변 신배를 밀거나 눌러 거짓종괴를 형성한다.

6. 신장동지방종증

신장동 내부에 있는 지방조직이 늘어날 경우, 신우는 눌리며 누두*infundibulum*는 길쭉하게 늘어나는데 이를 신장동지방종증*renal sinus lipomatosis*이라 한다(그림 1-10). 때때로 증가된 신장동의 지방 및 섬유조직으로 정상 신우보다 에코가 감소하는 경우가 있어 요로상피종양*urothelial tumor*으로 오인될 수도 있다. 그러나 요로상피종양과는 달리, 초음파영상에서 불규칙하고 불분명한 경계를 보이며, 신장동의 가운데에서 대칭적으로 위치하며, 후방음향음영*posterior sonic shadowing*을 보이고, 도플러초음파에서 정상 신장혈관이 지나가는 것이 감별점이다. 신장동지방종증의 가장 흔한 원인은 비만이며, 노화, 결석과 동반된 만

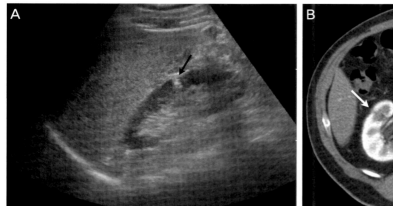
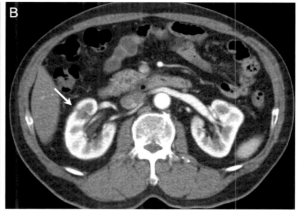

【그림 1-9】 **37세 남성의 경계실질결손** A. 신장초음파에서 우신장의 상극과 중극 경계 부위에서 밝은 에코(화살표)가 신장실질 내부에 위치하고 있다. B. 같은 부위에 신장실질을 침범하는 직선의 조영증강되지 않는 부분(화살표)이 있어 경계실질결손의 소견을 보인다.

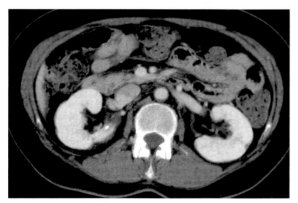

【그림 1-10】 **45세 여성의 신장동지방종증** 양쪽 신동의 지방이 증가해 있다. CT가 진단에 가장 도움이 된다.

성감염 등에서도 볼 수 있다. CT가 신우주위낭종*par-apelvic cyst*이나 요로상피종양과 신장동지방종증을 구분하는 데 가장 좋은 검사방법이다.

7. Unidentified Bright Objects

초음파검사상 신장실질에 보이는 밝은점을 unidentified bright objects; UBOs라고 부른다. 이들은 반향인공물*reverberation artifact*에 의한 후방음향음영 감소가 없는 밝은 점으로, 작은 결석이나 낭종, 석회화가 동반된 신배게실*calyceal diverticulum*, 석회화된 동맥,

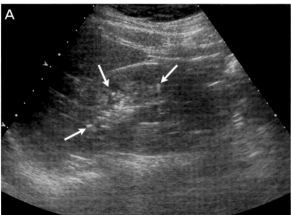
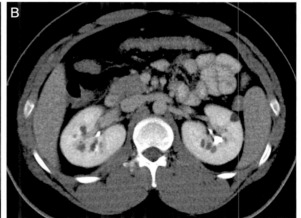

【그림 1-11】 **40세 환자의 unidentified bright objects** A. 회색조초음파에서 좌신장의 수질에 여러 개의 밝은 음영이 보인다(화살표). 뚜렷한 후방음향음영 감쇠는 관찰되지 않는다. B. 양쪽 신장에서 주로 신장수질에 위치한 낭종이 관찰된다. 이 사례에서는 unidentified bright objects의 원인은 작은 낭종에 의한 것으로 추측된다.

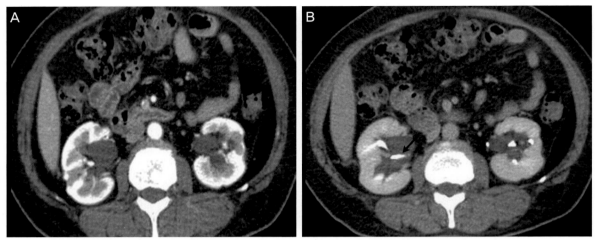

【그림 1-12】 **신우주위낭종** A. 피질기 CT영상에서 양측 신장동에 저음영의 종괴가 있어 수신증과 구별이 어렵다. B. 배설기 CT영상에서 이 종괴는 조영증강이 되지 않는 저음영의 종괴로 정상 신배(화살표)를 누르고 있는 신우주위낭종이다.

작은 혈관근지방종 등에 의해서 생길 수 있다(그림 1-11). CT나 MRI가 감별에 도움이 되나 이를 시행해도 원인을 알 수 없는 경우도 많다.

8. 거짓수신증

발달된 신장혈관, 신우주위낭종*parapelvic cyst*, 신장외신우*extrarenal pelvis* 등이 거짓수신증*pseudohydrone-phrosis*의 주원인이다. 신장혈관이 발달되어 있는 경우 수신증과 혼동을 줄 수 있으나, 색도플러초음파검사를 시행하여 내부의 혈류를 확인하면 쉽게 감별된다. 신우주위낭종의 경우에도 수신증과 유사하게 보일 수 있으나, 낭종 간의 연결이 없는 것을 확인하면 감별이 가능하다. 요로조영술상 정상 혹은 약간의 압박이나 밀려나 있는 신배와 누두를 확인할 수 있고, 지연기 조영증강 CT에서도 조영제가 차 있는 요로사이 저음영의 낭종으로 관찰되어 쉽게 감별된다(그림 1-12). 신장외신우가 신우의 확장과 유사하게 보일 수 있지만, 이는 신우가 상자모양으로 보이며 신우가 늘어나 있으나 신배의 확장은 없고 조영제의 배출이 지연되어 있지 않다는 점에서 수신증과 감별할 수 있다.

9. 신배와 유두의 변이

복합신배의 경우 단순신배보다 입구가 넓어서 신장내 역류에 쉽게 침범되어 복합신배가 많은 극쪽*polar*

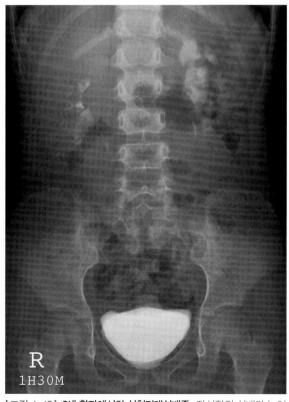

【그림 1-13】 **9세 환자에서의 선천거대신배증** 좌신장의 신배가 늘어나 있다. 우신장은 정상이다.

*area*에 역류신장병으로 인한 변형이 흔하다. 가끔씩 신장유두가 제 위치에 있지 않아서 종괴로 오인될 수 있는데, 용종이나 종양, 그리고 응고된 혈액과 유사한 충만결손의 형태로 요로조영술에서 보인다. 신배의 수가 많은 경우를 다신배증*polycalycosis*이라 부르고 선천거대신배증*congenital megacalycosis*과 흔히 동반된다(그림 1-13). 선천거대신배증은 대부분 무증상이며 기능적으로 정상이고, 선천거대요관증*congenital megaureter*과 종종 동반된다.

10. 혈관자국

신장 내 신장동맥 및 신장정맥 모두 신우나 상부누두를 가로지르면서 혈관자국*vascular impression*을 요로조영술에서 보일 수 있다. 정맥이 동맥보다 좀 더 큰 충만결손을 일으키며, 혈뇨가 동반될 수 있다(그림 1-14). 이와 같이 교차혈관*crossing vessel*에 의해 상극신배의 부분적 폐쇄를 일으켜 요통을 유발하는 경우를 프라리*Fraley's* 증후군이라고 한다. 복수의 신장동맥이 있을 때에도 신장 바깥에 혈관자국을 남길 수 있다. 하극을 담당하는 이상신장동맥*aberrant renal artery*의 경우 요관신우접합부 근처에 자국을 남길 수 있

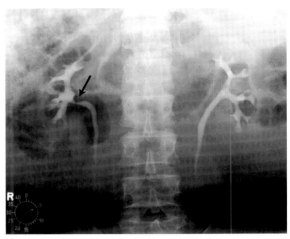

【그림 1-14】 **혈관자국** 신장의 요관신우접합부에 부드러운 경계의 충만결손이 관찰된다(화살표).

고, 선천요관신우협착증과 관련이 있는 경우가 있다.

11. 유두홍조와 신장역류

유두홍조*papillary blush*는 농축된 조영제가 정상 집합세뇨관에 모인 것을 말하며, 유두에 부채꼴모양의 음영으로 나타난다(그림 1-15). 이온계보다 비이온계 조영제에서 좀 더 자주 나타나며, 복부압박을 가할 때 더 명확히 보인다. 이는 수질해면신장*medullary*

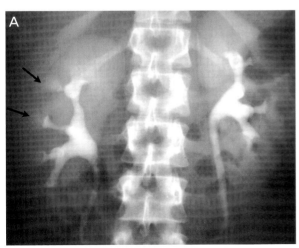
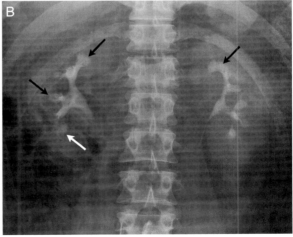

【그림 1-15】 **유두홍조와 유두솔** A. 요로조영술에서 우신장의 상극에 경계가 불분명한 부드러운 유두홍조가 보인다(화살표). 이는 정상 집합세뇨관에 조영제가 모여서 피라미드가 조영증강되는 정상 소견이다. B. 요로조영술에서 양쪽 신배 위의 신장유두를 따라서 경계가 분명하며 거친 선상의 조영제가 보인다(화살표). 이를 유두솔이라고 하며, 수질해면신장 등의 질환으로 확장된 집합세뇨관에 조영제가 모인 비정상 소견이다.

sponge kidney에서 보이는 비정상적으로 확장된 집합세뇨관에 조영제가 찬 유두솔papillary brush과 구분해야 한다.

신장역류renal backflow는 요도 내부의 압력 증가로, 배출된 조영제가 다시 신장실질로 역류하는 것을 의미하며, 신우동pyelosinus역류, 신우간질pyelointerstitial역류, 신우세뇨관pyelotubular역류, 신우정맥py-elovenous역류, 신우림프관pyelolymphatic역류의 5가지 종류가 있고(그림 1-16), 원개가 파열되는 신우동역류가 가장 흔하다(그림 1-17). 심한 폐쇄가 있는 경우, 요로조영술이나 지연기 CT영상에서 가끔 볼 수 있다.

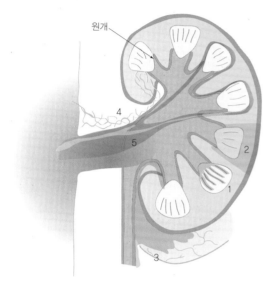

【그림 1-16】 신장역류 모식도 1. 신우세뇨관역류, 2. 신우간질역류, 3. 신우동역류, 4. 신우림프관역류, 5. 신우정맥역류의 모식도이다.

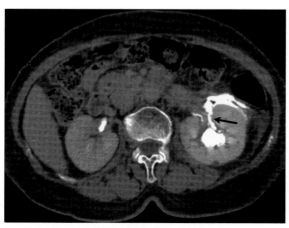

【그림 1-17】 요관결석이 있는 71세 환자에서의 신우동역류 신우까지 배출된 조영제가 신우동으로 역류되어(화살표) 신장주위공간까지 퍼져 있는 것이 보인다.

Ⅳ 상부요로의 선천기형

1. 신장

(1) 신장무발생 및 신장형성저하증

1) 편측신장무발생

편측신장무발생unilateral renal agenesis은 요관싹이 생기지 않거나 후신발생모체와 만나지 않아서 생긴다. 동측 요관, 요관 입구, 방광삼각대도 생기지 않는 경우가 많으며, 남성에서는 부고환, 정관, 정낭 등의 무발생이나 고환의 위축 또는 무발생, 요도하열hypo-spadias 등이 종종 동반된다. 여성에서는 자궁, 질의 폐쇄atresia, 중복기형duplication anomaly 등이 동반되며, 중복기형에서 폐쇄가 있는 경우 질자궁혈종hema-tocolpometra 등이 생길 수도 있고, 이를 Herlyn-Wer-ner-Wunderlich증후군이라고 부른다(그림 1-18).

2) 양측신장무발생

양측신장무발생bilateral renal agenesis은 편측성보다 드물며, 남성에서 좀 더 호발한다. 40%는 태아 상태에서 사망하며, 나머지도 출생 후 곧 사망한다. 가장 흔한 사망 원인은 심한 양수과소증oligohydroamnios으로 인한 폐형성저하증이다. 산전 초음파에서 양수과소증과 함께 태아의 신장과 방광을 찾을 수 없다.

3) 신장형성저하증

신장형성저하증renal hypoplasia은 신장이 불완전하게 성장한 것으로 크기가 작고 신배와 유두의 수도 적다. 보통은 편측성이며, 기능적으로 정상인 경우가 있지만 신장형성이상renal dysplasia과 동반되는 경

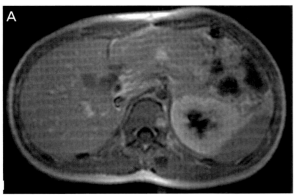

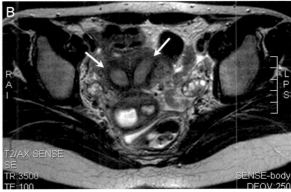

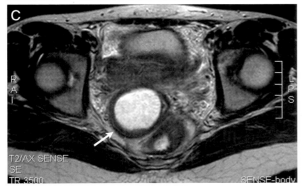

【그림 1-18】 **15세 여성 환자에서의 신장무발생 및 중복자궁** A. 복부 MR영상에서 우신장이 관찰되지 않는다. B. 골반강 MR영상에서 자궁강이 2개이며 이를 둘러싸고 있는 저음영의 접합부가 보인다(화살표). C. 2개의 자궁경부 중 우측에 폐쇄가 있어 늘어나 있다(화살표).

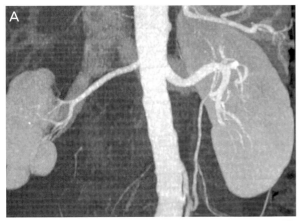

【그림 1-19】 **신장형성저하증** A. CT에서 재구성된 3차원 최대강도투사maximal intensity projection 영상에서 우신장이 좌신장에 비해 크기가 작다. 그러나 조영증강은 어느 정도 유지되고 있다. B. 초음파검사상 우신장은 크기가 약 8.4cm로 정상보다 작다. 그러나 신장실질은 남아 있다. C. 좌신장은 보상비대에 의해 그 크기가 커져 있다.

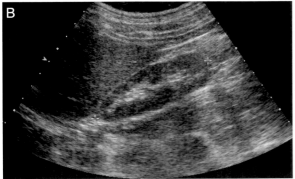

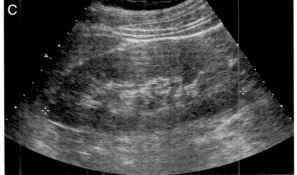

우도 있다(그림 1-19). 만성신우신염, 허혈*ischemia*, 오래 지속된 요로폐쇄 등으로 인한 후천신장위축*acquired renal atrophy*과 감별이 힘든 경우도 있다.

(2) 신장회전이상

발생기에서 신장은 골반강에서 복강으로 올라오면서 신장의 축은 수평면에서 30도 정도 전내측을 향하지만, 무회전*nonrotation*의 경우에는 신우가 수평면과 90도로 전방을 향하게 되고, 회전이상*malrotation*의 경우에는 정상과 무회전 사이의 각도로 위치하게 되며, 신우와 근위요관이 정상보다 좀 더 외측으로 향하게 된다(그림 1-20). 아주 드물게 과회전*overrotation*의 경우에는 신문이 뒤쪽으로 향하게 된다.

(3) 이소성신장과 융합이상

1) 이소성신장

이소성신장*renal ectopy*은 발생학적으로 골반강에서 이동을 적게 했거나 과이동한 경우를 말하며, 가장 흔한 경우는 골반강 내에 위치한다(그림 1-21). 아주 드문 경우에는 선천횡격막탈장*congenital diaphragmatic hernia*과 동반되어 흉강에 위치할 수도 있다. 대부분의 이소성신장은 회전이상을 같이 동반하고 있으며, 요관의 길이는 정상에 비교해 짧은데, 이러한 소견들은 신장이 움직이는 신장처짐증*nephroptosis*과의 감별점이다. 무증상인 경우가 많으나 신우신배접합부나 요관방광접합부의 폐쇄, 역류, 이소성요관과 동반될 수 있으며, 자궁, 질, 고환 등의 이상도 동반될 수 있다. 그러나 부신은 제자리에 있는 경우가 많다.

2) 교차성이소신장

교차성이소신장*crossed renal ectopia*은 요관은 제자리에 있으나 신장이 요관의 반대쪽에 위치하는 것이다. 보통 교차성이소신장은 정상적으로 위치하는 신장 아래쪽에 위치하는 L형이 많고, 요관의 방광으로의 삽입 및 방광삼각은 정상이다(그림 1-22). 대부분

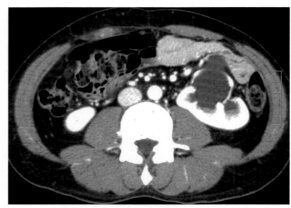

【그림 1-20】 **36세 남성에서의 신장회전이상** 좌신장의 신우가 앞쪽으로 향해 있는 신장회전이상이 있다. 신우의 확장도 동반되어 있다.

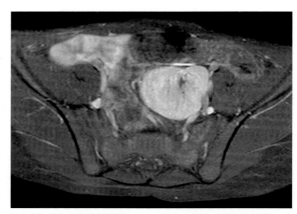

【그림 1-21】 **9세 여아에서의 이소성신장** MR영상에서 골반강에 위치한 신장이 잘 보인다.

은 증상이 없으나 초음파검사 등에서 신장무발생으로 오인할 수 있다.

3) 마제신

마제신*horseshoe kidney*은 약 400명 중 1명에서 발생하는 비교적 흔한 선천기형으로, 후신발생모체의 융합기형으로 인해 주로 신장의 하극이 붙는다. 연결되는 협부*isthmus*는 대동맥과 하장간막동맥 사이를 지나며, 정상 신장실질로 구성되는 경우도 있고, 섬유결체조직으로만 연결되는 경우도 있다(그림 1-23). 다양한 신우요관부폐쇄를 일으켜 이로 인한 염증, 결석 등이 흔하다. 마제신은 외상에도 약하고, 빌름스종양

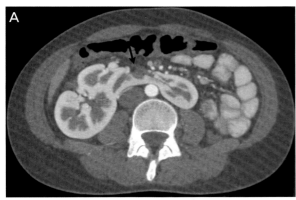
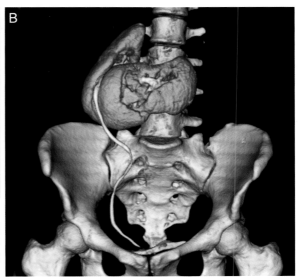

【그림 1-22】 **35세 여성에서의 교차성이소신장** A. CT에서 좌신장이 제 위치에 보이지 않으며 우신장의 하극과 닿아 있다. 좌신장의 신우(화살표)는 대동맥에서 우측에 위치하고 있다. B. 3차원 재구성 영상에서 우신장의 하극에 붙어 있는 좌신장이 잘 보인다.

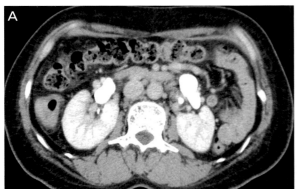
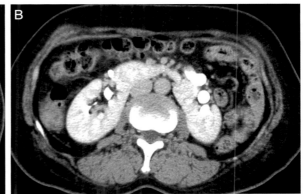

【그림 1-23】 **29세 여성에서의 마제신** A. 조영증강 후 CT에서 조영제가 찬 양쪽 신장의 신우가 앞쪽으로 위치해 있다. B. 양쪽 신장의 실질이 대동맥의 앞쪽에서 연결되고 있다.

Wilms' tumor, 요로상피종양, 신장유암종*renal carcinoid*의 유병률도 높다. 요로조영술상 신장의 축은 수직 혹은 뒤집혀 있고, 하극은 상극에 비해 내측에 위치하며, 하극신배는 신우와 요관의 내측에 위치한다.

(4) 신배게실

신배게실*calyceal diverticulum*은 이행상피*transitional epithelium*로 덮여 있는 신장실질 내부 공간으로, 가는 경부를 통해 신배와 통해 있다. 대부분의 게실은 무증상이지만 감염이나 폐쇄가 일어날 수 있다. 석회

화 중에서도 우유형칼슘*milk of calcium*이 흔하다. 요로조영술상에는 신배와 연결되어 있는 둥근 조영제가 찬 공간으로 보인다. 초음파검사나 CT에서는 내부에 조영제가 차지 않으면 신장낭종과의 구분이 어려워 지연기 조영증강 영상이 필요하다(그림 1-24).

2. 신우와 요관
(1) 선천요관신우접합부폐쇄

선천요관신우접합부폐쇄*congenital ureteropelvic junction; UPJ obstruction*는 신생아 복부종괴의 가장 흔한

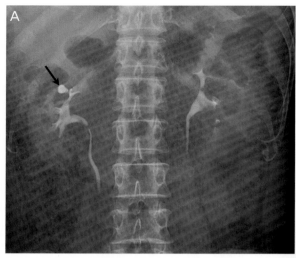

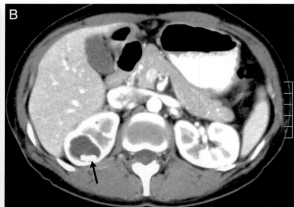

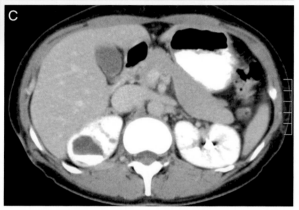

【그림 1-24】 **신배게실** A. 35세 남성의 요로조영술에서 우신장의 상극에서 신배와 연결된 둥근 신배게실이 보인다(화살표). B. 39세 여성에서 우신장의 신배게실 내부에 결석(화살표)이 초기지연영상 CT에서 보인다. C. 조영증강 후 후기지연영상 CT에서 게실 내부에 조영제가 차 있음을 알 수 있다.

원인이며, 대부분은 UPJ의 평활근육층의 결손, 이상 배열로 인하여 연동이 없어서 생기는 기능적 폐쇄이다(그림 1-25). 유착이나 요관의 꼬임, 판막이나 이상 혈관*aberrant vessel* 등으로 인한 해부학적 원인의 폐쇄는 드물다. 대부분은 초음파에서 발견되나 일부는 무증상이어서 어른이 된 후 발견되는 경우도 있다. 요로조영술 및 CT는 이상 혈관의 발견이나 종양, 결석, 염증 등으로 인한 후천적 원인의 폐쇄를 배제하기 위해서 시행한다. 수술전에 폐쇄의 정도와 신장기능의 평가를 위해 이뇨신장스캔*diuretic renal scan*이 필수적이다.

(2) 선천거대요관증

선천거대요관증*congenital megaureter*은 하부요관의 기능적 폐쇄로 인한 요관의 확장으로 방광이나 요도의 이상이 없이 생기는 경우 일차거대요관증*primary megaureter*이라고 부르기도 한다(그림 1-26). 대부분의 요관확장은 하부 1/3에서 발생하며, 신배는 보통 늘어나 있지 않다. 대부분은 무증상이나 염증, 복통, 혈뇨, 결석 등의 합병증을 일으킬 수도 있다.

(3) 대정맥주위요관

대정맥주위요관*circumcaval ureter* 혹은 하대정맥뒤요관*retrocaval ureter*은 요관이 하대정맥*inferior vena cava*의 뒤쪽을 지나 하대정맥을 감싸고 내려가는 형태의 요관을 말한다. 이는 신장 아래 하대정맥이 우측 위기본정맥*supracardinal vein* 대신에 우측 아래기본정맥*subcardinal vein*에서 형성된 경우 생기는 기형으로 요로조영술상 우측 요관은 구불구불한 주행을 보이며 수신증이 동반된다. 근위요관은 하대정맥을 지나가

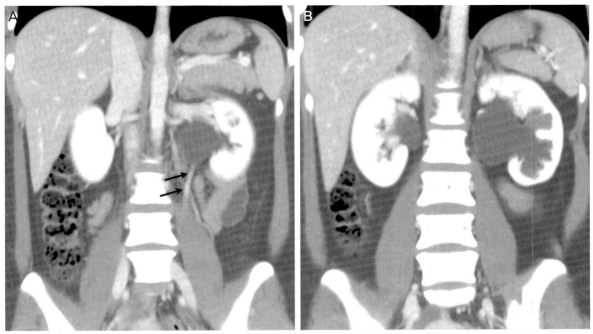

【그림 1-25】 **23세 여성에서의 선천요관신우접합부폐쇄**　A, B. 늘어나 있는 신우와 함께 급격히 좁아진 정상 굵기의 요관(화살표)이 보인다.

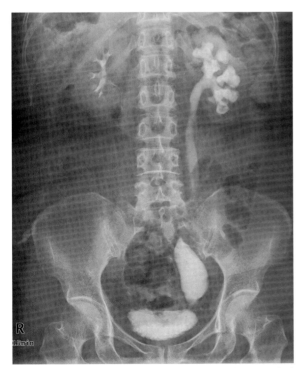

【그림 1-26】 **49세 여성의 선천거대요관증**　늘어나 있는 하부 및 상부 요관과 신배가 보인다. 상대적으로 하부요관이 더 늘어나 있다.

기 전 J 자를 좌우로 뒤집은 형태의 주행을 하고, 이후에는 동측 요추의 척추뿌리*vertebral pedicle*의 내측을 따라서 내려간다(그림 1-27). CT에서 요관이 하대정맥 뒤쪽으로 지나가서 내측에 위치함을 확인할 수 있다.

(4) 중복요관

요관을 포함한 집합계의 중복은 가장 흔한 선천기형이다. 부분중복*partial duplication*은 요관싹의 분지가 후신발생모체를 만나기 전에 이루어졌을 때 발생한다. 완전중복*complete duplication*은 중신관*mesonephric duct*에서 처음부터 2개의 요관싹이 기원했을 때 발생한다. 완전중복에서 윗부분*upper moiety*에서 시작된 요관은 방광의 아래쪽 내측으로 부착되는 이소성부착*ectopic insertion*을 보이고, 아랫부분*lower moiety* 요관은 정상적인 방광삼각으로 연결된다. 이를 Wei-gert-Meyer법칙이라고 한다. 또한 이소성부착을 한 윗부분 요관은 요관 입구의 협착*stenosis*과 요관류*ure-*

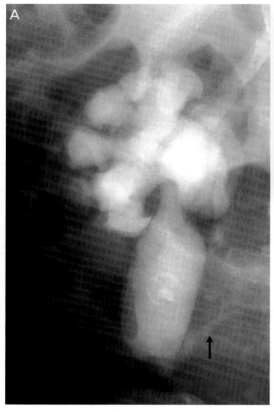

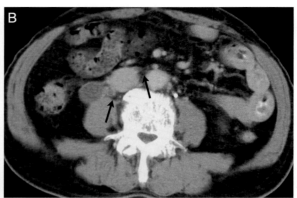

【그림 1-27】 **73세 남성의 대정맥주위요관** A. 요로조영술상 늘어나 있는 신배와 상부요관이 보이고, L자로 꺾여 내측으로 주행하는 요관 (화살표)이 보인다. B. CT에서 대정맥 좌측과 우측에 모두 위치하는 요관이 보인다(화살표).

terocele를 형성하게 되고, 아랫부분 요관은 방광요관 역류vesicoureteral reflux와 요관신우접합부ureteropelvic junction의 폐쇄를 초래하는 경우가 많다(그림 1-28).

대부분의 중복요관ureteral duplication은 증상이 없는 우연한 발견이 흔하다. 그러나 요로조영술상 윗부분 요관의 심한 폐쇄가 있는 완전중복의 경우에는 늘어나 있는 상극이 하극을 눌러 고개 숙인 백합drooping lily 형태의 모양을 나타내고(그림 1-29), 방광요관 역류가 일어난 아랫부분의 신장은 흉터를 보여 발육이 좋지 못한 옥수수이삭징후nubbin sign를 보인다(그림 1-30). 하부 폐쇄가 있는 부분중복의 경우에는 하나의 요관에서 일어난 연동이 다른 요관으로 이행되어 요역류가 일어나는 요요현상yo-yo phenomenon이 생기기도 한다.

(5) 요관류

요관류ureterocele는 방광내요관intravesical ureter의 분절성 낭성확장을 의미한다. 단순요관류와 이소성요관류로 분류할 수 있으며, 초음파, CT, 배뇨요도방광조영술에서 낭성의 방광내 종괴로 나타난다. 대부분의 단순요관류는 증상이 없으나, 이소성요관류는 증상이 있을 수 있다. 요관조영술상 요관류는 방광의 기저부에서 코브라머리모양의 경계가 좋은 원형 혹은 타원형의 병변으로 나타난다(그림 1-31). 작은 결석이나 종양에 의한 부종으로 발생한 방광내요관의 확장을 거짓요관류pseudoureterocele라고 부르고(그림 1-32), 경계가 다소 불분명하고 불규칙한 두꺼운 벽을 갖는 것이 요관류와의 차이점이다.

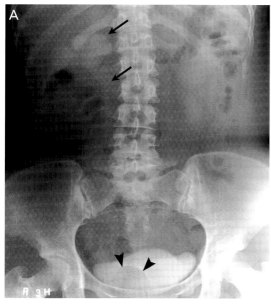

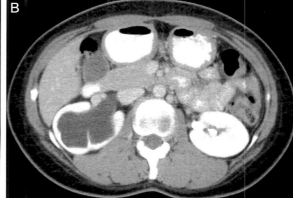

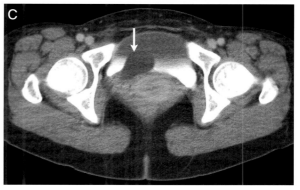

【그림 1-28】 **30세 여성에서의 완전중복요관 및 요관류** A. 조영 증강 후 3시간 지연 요로조영술에서 희미하게 늘어나 있는 상극 중복요관(화살표)이 보인다. 방광 내부에 둥근 충만결손으로 보이는 요관류(화살촉)가 있다.   B. CT상 확장된 상극의 요관과 신배가 잘 보인다.   C. 방광 내부의 요관류(화살표)가 보인다.

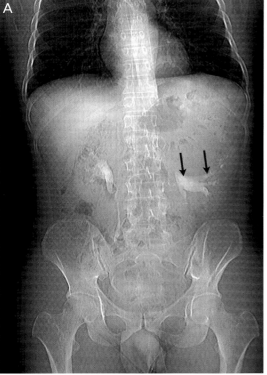

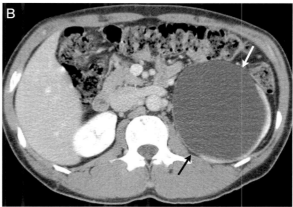

【그림 1-29】 **31세 남성에서의 상극요관폐쇄가 동반된 완전중복요관** A. 단순방사선촬영상 좌신장의 하극신배와 신우가 '고개 숙인 백합징후'(화살표)를 보인다.   B. 이는 늘어나 있는 상극신배(화살표)에 의해서 하극신배가 눌려서 생긴 것임을 CT를 통해서 알 수 있다.

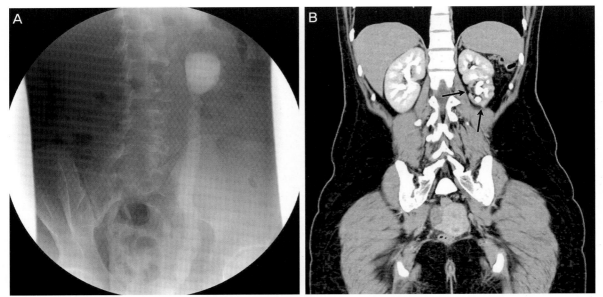

【그림 1-30】 **16세 여성에서의 하극 요관의 역류가 동반된 완전중복요관** A. 배뇨요도방광조영술상 좌신장의 하극 요관에 역류된 조영제가 보이며 수신증이 동반되어 있다. B. 관상면 재구성 CT상에서 좌신장의 하극이 위축되어 있는 '옥수수이삭징후'가 잘 보인다(화살표).

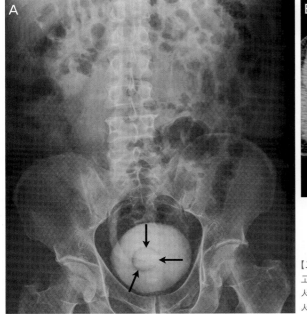

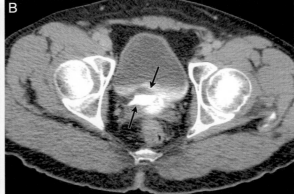

【그림 1-31】 **45세 여성에서의 요관낭종** A. 요로조영술상 경계가 좋고 일정한 저음영의 띠로 둘러싸인 타원형 병변(화살표)이 방광 내부에서 관찰된다. B. CT상 요관낭종(화살표)에 조영제가 소변과 층을 지면서 채워지고 있다.

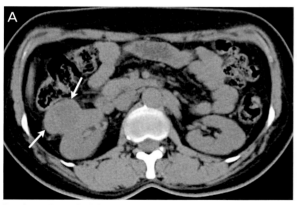
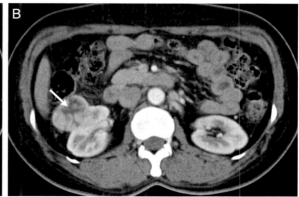

【그림 2-5】 **42세 여성에 발생한 비염색신장세포암** A. 조영증강 전 CT에서 우측 신장 상극의 외측에 외향으로 자란 경계가 명확한 신세포암 (화살표)이 그 부위에 있는 신장 윤곽을 국소적으로 융기시키고 있다. 종양의 주변부는 주위 정상 신장실질과 비슷한 밀도를, 중앙부는 낮은 감쇠를 보인다. B. 조영증강 후 CT에서 종양의 내부가 종양의 주변부보다 덜 조영증강되면서 마차바퀴모양(화살표)을 보이고 있다. 이 경우 호산과립세포종과의 감별이 필요하다.

의 내부를 향해 자라는 경우에는 신우나 신배calyx 속으로까지 파급되어 신우신배의 변형을 초래할 수 있다. 이 경우 신우신배에서 생겨 신장실질로 파급된 요로상피세포암urothelial carcinoma과 감별하기가 용이하지 않을 수 있다(그림 2-6, 표 2-3). 그러나 후자의 경우에는 국소적 신우신배의 확장, 혈액요소질소blood urea nitrogen; BUN나 크레아티닌creatinine 농도 등의 상승으로 인한 요독증uremia 혹은 종괴 밖으로의 신장실질 보존 등의 소견이 더 많이 관찰되므로, 이러한 소견을 참작하여 신장세포암과 요로상피세포암의 감별을 시도해 볼 수도 있다.

석회화calcification는 신장세포암의 8~18%에서 생기고 신장낭종의 약 1%에서도 생기므로 두 질환의 감별이 필요할 때가 있다. 신장세포암에서 생기는 석회화는 곡선형curvilinear, 점상punctate 혹은 면상floc-culent인데, 석회화의 양상만 가지고는 양성 질환과

[표 2-3] **신장세포암의 정맥요로조영술 소견**

확장성 종괴
신배의 전위 및 압박
요관의 패임
신장정맥이 막히면 신장기능감소

악성 질환을 감별하기 곤란하다. 신장세포암이 퇴행되는 과정 중에도 석회화가 생기는데, 종양 중앙에 무정형amorphous으로 나타날 수도 있고, 또는 주변부에 고리모양으로 보일 수도 있다. 석회화가 종괴의 내부에 보일 때는 악성일 가능성이 훨씬 높지만 (87%), 주변부 석회화를 보이는 종괴의 약 20%도 악성일 수 있으므로 감별진단에 주의를 요한다.

신장세포암의 예후는 그 병기에 의해 좌우된다. 신장세포암의 병기결정법으로 Robson분류가 애용되었으나, 요즘 임상에서는 AJCC의 TNM병기가 더 많이 사용되고 있다(표 2-2).

신장세포암이 신장에 국한되어 있거나 신장피질을 뚫고 신장주위지방이나 부신을 침범했지만 제로타근막Gerota's fascia 안에 국한되어 있을 경우(그림 2-7)에는 부분 혹은 근치신장절제술nephrectomy이 표준 치료법이다. 제로타근막을 뚫고 인접 부위의 근육이나 장기를 침범하거나 원격 전이가 있는 경우(그림 2-6)에는 예방적 치료가 흔히 시도된다. 신장세포암이 동측의 신장정맥이나 하대정맥에 종양혈전을 동반할 때(그림 2-2, 그림 2-6)는 근치신장절제술과 함께 혈전제거술thrombectomy을 시도한다. 비뇨기과 의사들은 수술전에 종양혈전이 하대정맥의 벽을 침범했는

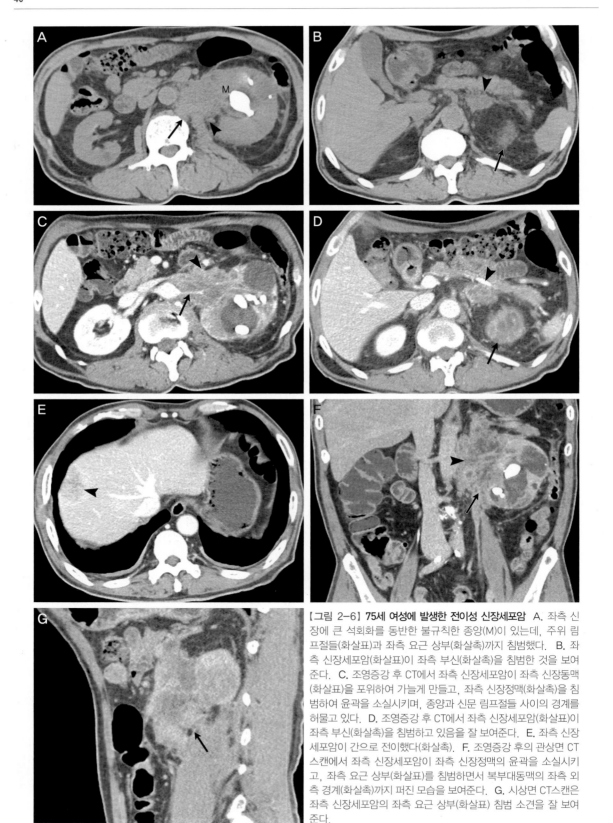

【그림 2-6】 75세 여성에 발생한 전이성 신장세포암 A. 좌측 신장에 큰 석회화를 동반한 불규칙한 종양(M)이 있는데, 주위 림프절들(화살표)과 좌측 요근 상부(화살촉)까지 침범했다. B. 좌측 신장세포암(화살표)이 좌측 부신(화살촉)을 침범한 것을 보여준다. C. 조영증강 후 CT에서 좌측 신장세포암이 좌측 신장동맥(화살표)을 포위하여 가늘게 만들고, 좌측 신장정맥(화살촉)을 침범하여 윤곽을 소실시키며, 종양과 신문 림프절들 사이의 경계를 허물고 있다. D. 조영증강 후 CT에서 좌측 신장세포암(화살표)이 좌측 부신(화살촉)을 침범하고 있음을 잘 보여준다. E. 좌측 신장세포암이 간으로 전이했다(화살촉). F. 조영증강 후의 관상면 CT 스캔에서 좌측 신장세포암이 좌측 신장정맥의 윤곽을 소실시키고, 좌측 요근 상부(화살표)를 침범하면서 복부대동맥의 좌측 외측 경계(화살촉)까지 퍼진 모습을 보여준다. G. 시상면 CT스캔은 좌측 신장세포암의 좌측 요근 상부(화살표) 침범 소견을 잘 보여준다.

지를 알고 싶어 하는데, 하대정맥벽 침범 시에는 침범된 하대정맥 분절을 절제해야 하기 때문이다.

CT와 MR영상은 신장세포암의 검색과 병기결정 및 추적검사(그림 2-8)에 좋은 검사법이다. 다중검출 CT는 진단과 병기결정의 정확도가 모두 90% 이상으로 보고되고 있다(표 2-4). 그러나 신장주위의 염증, 부종, 혈관 충혈과 종양의 신장주위지방 침범 양상이 비슷해서 최신 다중검출 CT로도 T2와 T3a 종양의 감별이 용이하지 않다. 다중검출 CT로도 종양혈전의 상부 범위 평가가 정확하지 않은 경우도 있지만 최근에 93%의 민감도를 가진다는 보고도 있다(표 2-5). MR영상은 CT에 비해 하대정맥과 주신장정맥에 종양이 침범한 종양혈전의 범위 평가가 좀 더 우수하다. 그러나 전반적으로 볼 때 신장세포암의 병기결정 정확성은 MR영상과 다중검출 CT가 비슷한 것으로 알

[표 2-4] **신장세포암의 CT 및 MR영상 소견**

대개는 구형에 가까움
단순낭종의 기준에 맞지 않음
내부에 지방성분이 없음
조영증강이 잘 됨

[표 2-5] **신장세포암의 복부영상에서 관심 가져야 할 부분**

반대측 신장
신장정맥
하대정맥
종양 주위의 국소림프절
동측의 부신
종양주위 장기
간
골격

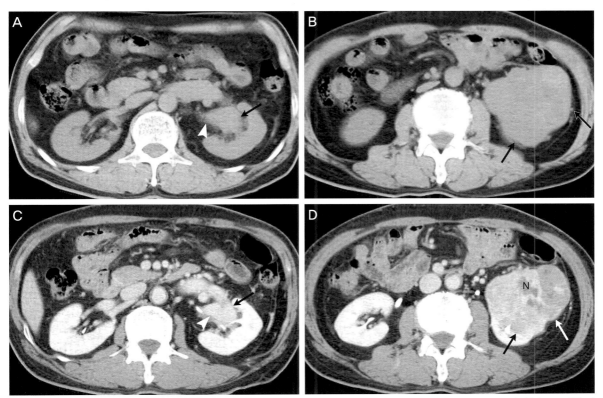

【그림 2-7】 **65세 여성에 발생한 좌측 신장세포암의 신우신배 압박** 조영증강 전(A, B)과 후(C, D)의 CT스캔에서 중앙부 괴사(N)를 동반한 거대한 신장세포암(화살표)이 좌측 신장의 신우신배를 압박하고 있는 모습(화살촉)을 볼 수 있다.

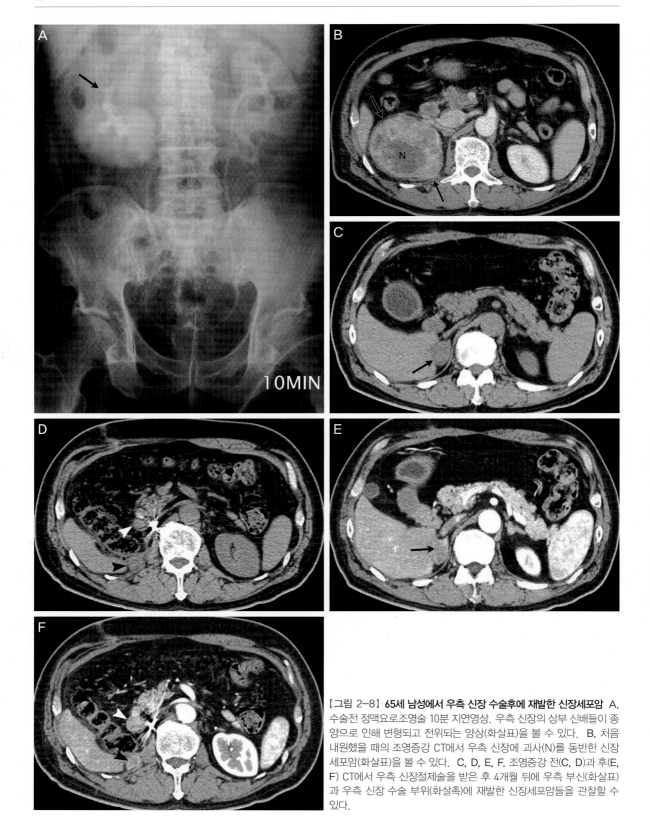

【그림 2-8】 65세 남성에서 우측 신장 수술후에 재발한 신장세포암 A. 수술전 정맥요로조영술 10분 지연영상. 우측 신장의 상부 신배들이 종양으로 인해 변형되고 전위되는 양상(화살표)을 볼 수 있다. B. 처음 내원했을 때의 조영증강 CT에서 우측 신장에 괴사(N)를 동반한 신장세포암(화살표)을 볼 수 있다. C, D, E, F. 조영증강 전(C, D)과 후(E, F) CT에서 우측 신장절제술을 받은 후 4개월 뒤에 우측 부신(화살표)과 우측 신장 수술 부위(화살촉)에 재발한 신장세포암들을 관찰할 수 있다.

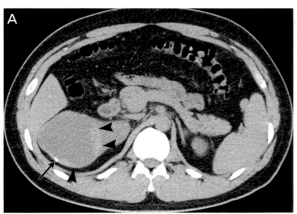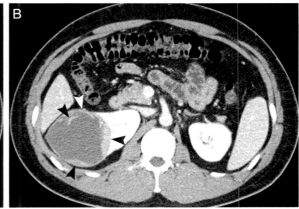

【그림 2-9】 **31세 남성의 유두모양 낭성신장세포암** A. 조영증강 전 CT에서 우측 신장에 생긴 낭성 종양의 벽에 석회화(화살표)가 있고, 낭성 종양 주변부로 고형 성분(화살촉)이 관찰된다. B. 조영증강 후 CT에서 낭성 종양의 주변부에 있는 고형 성분과 격막들이 조영증강되는 것(화살촉)을 볼 수 있다.

려져 있다.

2. 낭성신장세포암

대부분의 신장세포암은 낭성 부분을 포함할 수 있지만, 낭성 성분이 주된 소견을 보이는 신장세포암은 낭성신장세포암으로 부른다. 신장세포암의 약 10∼15%가 영상의학적으로 수액이 차 있는 낭성 종괴처럼 보인다. 낭성신장세포암은 단방성*unilocular*, 다방성*multilocular*, 분리성*discrete*의 3가지 양상으로 나타난다. 이 세 종류 중에서 단방낭성신장세포암이 가장 흔하다(그림 2-9). 낭성신장세포암의 발병 기전, 즉 신장세포암이 낭성 변화를 하는 기전으로는 악성 종양의 광범위한 낭성 괴사, 내인낭성 성장 혹은 단순낭종의 내막상피에서 기원하는 암 등의 3가지가 있다. 신장세포암의 내인낭성 성장은 단방(유두모양 낭선암*papillary cystadenocarcinoma*)이거나 다방(낭성신장세포암)일 수가 있다. 아주 드물게는 양성 상피종양이 위와 비슷한 단방성 혹은 다방성의 육안적 소견을 보일 수도 있다. 이 경우에는 낭성신장세포암과의 감별에 생검이 필요하게 된다.

단방낭성신장세포암은 상당히 큰 부분의 낭성 성분을 가진다. 낭성 종괴의 벽은 통상적으로 두껍고 불규칙하다. 낭성 종괴의 내부는 지저분하거나 부스러기*debris*를 가지는 경우가 많다. 다방낭성신장세포암은 불규칙하고 두꺼운 섬유성 격막으로 분리된 서로 통하지 않는 다양한 크기의 낭종을 가진 모습으로 나타난다. 피막이나 격막에 비정상조직석회화*dystrophic calcification*를 동반할 수 있다(그림 2-9). 합병증을 동반한 합병낭종*complicated cyst*과 낭성신장세포암을 구분하기 어려울 때가 종종 있다.

신장의 낭성 병변은 경도 혹은 중등도의 출혈, 감염, 괴사, 반흔*scar*, 석회화 등의 합병증을 동반할 수가 있어서 영상의학 분야에서 광범위하고 다양한 양상을 보이는데, 이로 인해 진단과 치료에 어려움을 초래하기도 한다. 이러한 신장의 낭성 병변이 추적검사로 관찰만 해도 무방한 양성 질환인지, 수술로 절제되어야 하는 악성 종양인지, 아니면 향후 다른 평가와 수술 가능성도 고려해야 하는 불확정 종괴인지 잘 구분하기 위한 방법으로 Bosniak분류법이 널리 이용되고 있다(표 2-6).

수술이 필요 없는 범주 Ⅱ와 수술이 필요한 범주 Ⅲ의 감별은 치료방침 결정에 필수적임에도 불구하고, 같은 병변을 두고도 판독자들 간에 여전히 이견이 많다. 이러한 어려움을 감안해서 1993년에 Bosniak은 중간 단계인 ⅡF 범주(여기서 F는 follow-up, 즉 추적검사를 뜻한다)를 추가해 원래 자신의 분류법을 수정

[표 2-6] 신장의 낭성 종괴를 CT로 구분하는 Bosniak분류법

분류	양상	치료
I	단순낭종	수술 필요 없음
II	격막, 미량의 석회화, 조영증강되지 않는 고밀도 낭종, 감염 낭종 (IIF : III에 가까워 추적영상검사 필요)	수술 필요 없음
III	다방성, 출혈성, 진한 석회화, 수가 많거나 두꺼워진 격막, 조영증강되지 않는 고형 성분	신장보존수술
IV	불규칙한 윤곽, 조영증강되는 고형 성분	근치신장절제술

했다. IIF 병변은 표준적인 범주 II의 병변보다 합병
증이 좀 더 진행된 것이다. 그 안정성을 규명하기 위
해 초기에는 6개월마다, 그 후에는 매년 검사해서 유
심히 관찰한 후 종괴의 양상이나 크기에 전혀 변동이
없으면 양성으로 취급한다. 그러나 낭성 종괴의 양상
에 변화가 있거나 종괴가 커지면 악성 가능성을 배제
하기 위해 시험적 적출술exploration이 필요하다.

3. 신장림프종

신장의 실질에는 림프모양lymphoid 조직이 없기 때문
에 신장에는 원발림프종의 발생이 드물다. 이차적 림
프종은 비호지킨림프종non-Hodgkin lymphoma에서 흔
히 생기는데, 특히 말기에 잘 생기며 주로 양측성일
경우가 많다(표 2-7).

신장의 림프종은 다음과 같이 몇 가지의 상이한 CT
소견으로 나타난다.

① 약 50%에서는 다발결절성종괴(조영증강 스캔에

[표 2-7] 신장림프종의 특징

> 대개는 전신 림프종에 동반됨
> 통상 양측성으로 나타남
> 다병소, 미만성 혹은 국소성 양상
> 후방음향음영증강이 없는 낮은 에코의 종괴로 나타남
> 종종 상당한 림프절종대와 동반됨

서는 저밀도 음영)로 나타난다(그림 2-10). 이러한 결절
성 돌출로 인해 신장실질이 확장되고 변형된다. 신장
의 크기는 크거나 정상일 수도 있다.

② 약 25%는 인접 림프절의 림프종 이식implant에
서부터 생기는 신장림프종으로, 침습된 신장은 대
부분 전위가 된다. 침습되지 않은 신장은 정상 구조
와 배뇨기능을 보유하고 있다. 후복막강retroperitone-
al space의 림프종이 신우에까지 확장되기도 한다(그림
2-11).

③ 약 10%에서는 림프종의 미만성 침윤으로 인해
양측 신장이 전반적으로 커지나 신장의 모양은 유지

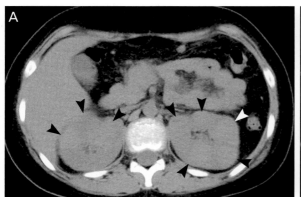
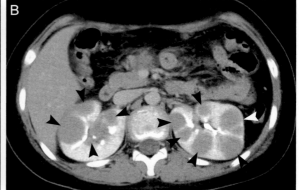

【그림 2-10】 **31세 남성의 버킷림프종** A. 조영증강 전 CT에서 정상 신장실질과 비슷하거나 약간 높은 결절들(화살촉)이 커진 양측 신장에 산재
되어 있다. B. 조영증강 후 CT에서 커진 신장에 발생한 균질한 림프종들(화살촉)이 주위의 정상 신장실질보다 덜 조영증강되는 양상을 보인다.

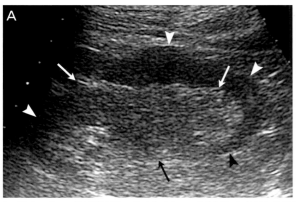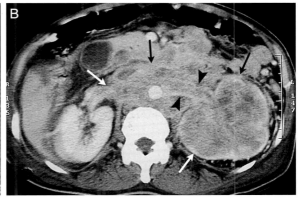

【그림 2-11】 **57세 남성의 큰 B세포림프종** A. 신장초음파검사의 횡단면스캔에서 좌측 신장의 앞쪽 피질(화살촉)을 제외한 대부분의 부위를 비교적 균질한 종괴(화살표)가 가득 채우고 있다. B. 조영증강 후 CT에서 좌측 신장실질 대부분과 신장동을 침범한 후에, 좌측 신장혈관(화살촉)을 압박하면서 샌드위치처럼 만들고, 대동맥과 하대정맥을 둘러싸면서 우측 신문까지 확산되어 있는 거대한 림프종(화살표)이 있다.

되고, 신장내집합관으로의 침윤에 의해 배뇨기능이 감소되는 양상을 보인다.

④ 불규칙하고 국소성 단일 고형 종괴가 신장 내에 위치할 수 있다.

⑤ 그 외에도 신장주위공간*perirenal space*으로의 미만성 침윤, 신장동*renal sinus*의 침윤과 근위요관의 포위*encasement*, 신장기능상실 등이 있다.

신장의 림프종은 조영증강 후에 조영이 잘 된 정상 신장실질과 잘 구분되지 않으며, 옅은 얼룩모양*lightly speckled*이나 10~30HU의 비균질한 조영증강 소견을 보인다.

4. 신장에 전이를 일으키는 종양들

부검에서는 지름이 2~3mm 되는 작은 전이신장암이 원발신장암보다 3배나 많다고 한다. 신장으로 전이된 종양은 대개 그 크기가 작고 다발성이며(때로는 단독의 큰 종양일 수도 있다), 증상이 거의 없고 혈행성으로 전파되는 경우가 많다. 이때 신장의 양측성 침범은 약 50% 정도에서 보인다. 신장으로 전이를 잘 하는 종양의 흔한 순서로는 폐암(그림 2-12), 유방암, 반대측 신장세포암, 대장암, 위암, 자궁경부암, 난소암, 췌장암 그리고 전립선암의 순서이다. 이 신장전이 종양들은 대개 조영증강 전 CT에서 주위 신장

실질과 구별이 잘 안 되지만, 조영증강 후의 CT에서는 주위 신장실질보다 감소된 밀도를 보이는 경우가 대부분이다.

신장으로 전이된 종양과 원발신장암과의 감별은 때로는 어려울 수가 있다. 하지만 신장 외의 원발암이 완전히 치유된 후에도 신장에 종양이 발견되면 원발신장종양의 가능성도 함께 생각해야 한다.

5. 성인에서 발생하는 빌름스종양

소아에서 가장 흔히 발견되는 고형 복부종괴인 빌름스종양*Wilms' tumor*은 1~3세에 자주 발생하는데, 원시적인 태생적 신장조직에서 기원하며, 잠복고환증*cryptorchidism*, 요도하열*hypospadias*, 반쪽비대*hemihypertrophy*, Beckwith-Wiedemann증후군, 무홍채증*aniridia*, Drash증후군 등과 잘 동반된다.

빌름스종양에서는 대부분 가성피막*pseudocapsule*이 확인되고, 석회화는 신경모세포종*neuroblastoma*보다는 드물지만 약 15%에서 동반될 수 있다. 이 종양은 신장 내 종양으로서 신배의 왜곡을 초래하는데, 주위의 혈관을 전위시킬 수는 있어도 둘러싸지 않는 특징을 가지고 있다.

빌름스종양 환자에서는 진단이나 추적검사를 할 때 같은쪽 혹은 반대쪽 신장에 다른 신장모세포종증

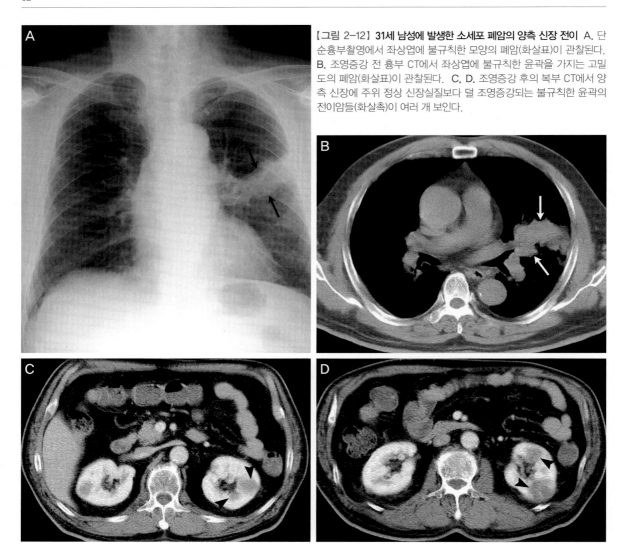

【그림 2-12】 **31세 남성에 발생한 소세포 폐암의 양측 신장 전이** A. 단순흉부촬영에서 좌상엽에 불규칙한 모양의 폐암(화살표)이 관찰된다. B. 조영증강 전 흉부 CT에서 좌상엽에 불규칙한 윤곽을 가지는 고밀도의 폐암(화살표)이 관찰된다. C, D. 조영증강 후의 복부 CT에서 양측 신장에 주위 정상 신장실질보다 덜 조영증강되는 불규칙한 윤곽의 전이암들(화살촉)이 여러 개 보인다.

*nephroblastomatosis*이 있는지를 CT로 잘 확인해야 할 필요가 있는데, 이는 빌름스종양의 전구체*precursor* 병변이 되기 때문이다. 실제로 이 종양을 가진 환자의 약 25%와 무작위 신생아 사망 부검 증례의 약 1%에서 신장실질 내에 신장모세포종증이 존재했다는 보고가 있다.

이 종양은 성인에서도 발생할 수 있으나 매우 드물다. 낭성 혹은 괴사성 변화를 잘하는 경향으로 인해 초음파검사나 CT에서 복합*complex* 종괴로 관찰될 수 있다. 성인에서 발생하는 빌름스종양은 신장세포암과 구별되는 특징적 소견이 없기 때문에, 수술전에

신장세포암으로 오인되는 경우가 많다.

6. 신장육종

발생 빈도가 드문 이 종양은 대부분 신장피막에서 발생하는 것처럼 보이나, 커질 경우에는 신장을 변형 혹은 변위시키기는 해도 신장실질로는 침윤하지 않는다. 몇몇 예외를 제외하고는 평활근육종*leiomyosarcoma*, 혈관주위세포종*hemangiopericytoma*, 지방육종*liposarcoma*, 섬유황색육종*fibroxanthosarcoma*, 골육종*osteosarcoma* 등으로, 다양하고 상이한 조직형을 영상의학적으로 구별하기는 곤란하다. 때때로 신장요관방

광단순촬영kidney, ureter and bladder; KUB이나 CT 등의 소견으로 지방육종과 골육종의 진단이 가능하다.

과립구육종granulocytic sarcoma은 골수성백혈병my-elogenous leukemia과 통상적으로 관련될 수 있는데, 골수외부위extramedullary site에서 분화가 덜 된poorly differentiated 골수세포myeloid cell로 구성된 종양으로 아주 드물게는 신장을 침범할 수도 있다.

III 양성 신장종양

낭종을 제외한 신장의 양성 종양에는 혈관근지방종angiomyolipoma, 선종adenoma, 호산과립세포종onco-cytoma, 다방낭신장종multilocular cystic nephroma, 혈관종hemangioma, 림프관종lymphangioma, 방사구체종양juxtaglomerular tumor(레닌종reninoma) 등이 있다. 상당수의 양성 신장종양은 신장세포암과 구별하기 힘들어서 수술적 절제의 과정을 밟는 경우가 많다.

1. 혈관근지방종

신장의 혈관근지방종은 혈관, 지방 및 평활근을 다양한 비율로 가지는 비균질성 과오종hamartoma의 일종으로 가장 흔한 양성 신장종양이다. 신장피질에는 혈관성분은 있으나 지방과 평활근성분이 존재하지 않는데도 이러한 종양이 생길 수 있다. 혈관이나 근육조직만 있고 지방성분이 적은 혈관근지방종minimal fat angiomyolipoma의 경우에는 비투명세포신장세포암과의 감별이 용이하지 않을 수도 있다. 1가지 혹은 2가지의 구성성분만 가지면 혈관근육종, 지방종, 근종, 혈관지방종, 근육지방종 등으로 불리기도 한다.

혈관근지방종은 피막 없이 천천히 자라는 팽창 종괴이다. 이 종양은 다양한 성분으로 구성되기 때문에 초음파검사나 CT에서 비균질하게 보인다(그림 2-13, 2-14). 초음파적으로 수많은 음향계면acoustic interface을 가지기 때문에 초음파검사에서 대개는 신장실질에

비해 고에코로 보인다(그림 2-14). 그 에코는 신장동과 비슷하거나 더 높을 수가 있다. 소신장세포암 중에서 어떤 것은 주변의 정상 신장피질보다 높은 에코를 보이기도 하지만, 혈관근지방종은 특히 크기가 작을 경우 소신장세포암보다 더 높은 에코를 가지는 경우가 많다. 소신장세포암은 종양 주위에 낮은 에코의 달무리halo가 있으며 종양 내부에 작은 낭종들을 가지는 경우가 많아 혈관근지방종과 감별되기도 한다.

혈관근지방종을 가진 환자의 약 10~20%에서 결절성경화증tuberous sclerosis이 수반되고, 결절성경화증 환자의 약 80%에서 신장의 혈관근지방종이 동반된다. 결절성경화증과 관련 없이 산발적으로 발생하는 종양의 경우 대개 40세 이상의 중년 여성에서 호발하는데, 이때 90% 이상이 편측성이다. 반대로 결절성경화증 환자에서 발생한 종양은 크기가 작고 다발성 혹은 양측성으로 생기며, 때때로 신장의 낭성 질환이나 신장세포암을 동반한다. 또 성별의 차이가 없으며, 대부분의 환자에서 증상이 없거나 고혈압이 있을 수 있지만, 종양의 출혈이 발생할 경우에는 옆구리통증, 혈뇨와 옆구리종괴의 증세를 보이기도 한다.

성인 신장의 종괴 내부에서 저밀도의 다량 혹은 소량의 지방성분이 관찰되면 혈관근지방종의 진단적 가치가 높다(그림 2-13, 2-14). 초음파검사에서 이 종양은 전형적으로 경계가 명확한 고에코 종괴로 관찰된다. 그러나 크기 3cm 이하 소신장세포암의 약 1/3에서나 석회화된 신장세포암에서도 상기 소견이 관찰되므로, 고에코 종괴 내에 낭성 변화가 없고 종괴 주위로 달무리가 없다는 점에 유의해서 소신장세포암과의 감별을 시도해 볼 필요도 있다.

CT로는 얇은 절편과 작은 관심영역region of interest; ROI을 사용하는 조영증강 전 스캔으로 큰 도움을 받을 수 있다. -20HU 이하의 밀도일 경우에는 혈관근지방종의 진단이 거의 확정적이지만, 어떤 혈관근지방종은 -10~-20HU 사이의 밀도를 보일 수도 있다. 그러나 이 지방성분은 빌름스종양의 일부에서도 보

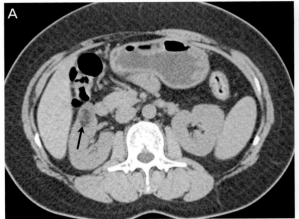
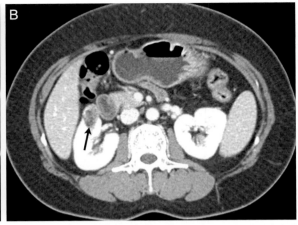

【그림 2-13】 51세 여성의 신장에 발생한 혈관근지방종 A. 조영증강 전 CT에서 우측 신장 중극의 앞쪽에 피하지방과 비슷한 낮은 밀도(화살표)를 포함한 비균질 종괴가 관찰된다. 이 종양의 경계는 약간 불규칙하다. B. 조영증강 후 CT에서 우측 신장종괴 내부에는 조영증강되는 고형부분과 조영증강되지 않는 낮은 밀도의 지방성분(화살표)이 혼재되어 있다.

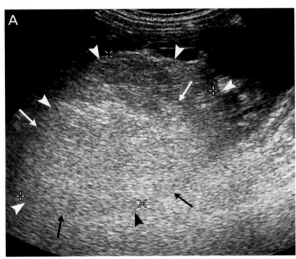

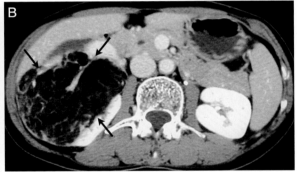

【그림 2-14】 47세 여성의 신장에 발생한 큰 혈관근지방종 A. 신장초음파검사의 횡단면스캔에서 우측 신장(화살촉)에 에코가 높은 큰 종양(화살표)이 있다. B. 조영증강 후 CT에서 우측 신장에 낮은 밀도의 지방성분과 조영증강되는 혈관성분을 함유하는 큰 종양(화살표)이 있다.

일 수 있으므로 진단에 주의를 요한다. 혈관근지방종 내의 혈관이나 평활근에 해당하는 비지방non-fatty성분의 음영은 그 혈류분포에 따라 조영증강이 다양하게 나타난다.

MR영상에서는 T1, T2 강조영상에서 종양 내의 지방성분이 고신호강도로 나타난다. 또한 화학변위영상chemical shift imaging, 지방억제영상 등을 이용해 종양 내의 지방성분을 입증하면 혈관근지방종 진단을 내릴 수 있다. 이 종양은 혈관분포가 많기 때문에 가

돌리늄DTPAGadolinium diethylenetriamine penta-acetic acid; Gadolinium DTPA로 조영증강이 될 수 있다.

혈관근지방종은 양성이지만 출혈이 발생하는 경향을 가지고 있는데, 이는 종양의 크기와 관계가 있어 4cm 이하의 종양은 문제를 일으키는 경우가 드물다. 그러나 동맥류aneurysm 같은 변형을 일으킨 혈관이 파열될 경우 종양 내부로나 신장주위공간으로 출혈이 발생함을 CT나 MR영상으로 알 수가 있다(표 2-8).

크기가 작고 증상이 없는 혈관근지방종일 가능성이

[표 2-8] **혈관근지방종의 특징**

30~50대(특히 여성), 결절성경화증 환자의 80%에서 발병
혈관근지방종을 가진 환자의 20%에서 결절성경화증 수반
경계가 명확한 고에코 종괴
소량의 지방성분이라도 CT에서 검색 가능
동맥조영술에서 동맥류를 동반한 신생혈관
크기가 4cm 이하이면 출혈 가능성 희박

높은 경우에는, 비침습적 영상진단법인 CT스캔으로 이 종양을 계속 추적검사해서 수술을 피할 필요가 있다. 그러나 종양이 크거나 출혈을 했을 경우에는 색전술 또는 부분신장절제술을 고려해야 한다. 혈관근지방종과 신장세포암은 둘 다 비교적 흔한 질환이므로 공존할 수도 있다.

2. 선종

선종은 근위세뇨관상피세포에서 기원하는 양성 종양으로, 악성 종양인 신장세포암과 대조해서 부르는 양성 종양의 이름이다. 이 선종이 확실한 존재인지 혹은 이 선종이 결국은 전이 잠재력을 가진 신장세포암으로 진행되는 것인지에 대해서는 지금까지도 논란이 계속되고 있다. 1997년 이후에야 선종이 신장종양 중에서 별도의 범주에 속한다고 분류하게 되었다. 조직형에 따라 신장선종은 유두모양 선종*papillary adenoma*, 후신장선종과 호산과립세포종으로 구분된다. 유두모양 선종은 유두모양 성분의 양에 따라 고형, 낭성 혹은 혼합형의 3가지 양상을 보인다. 사실 선종과 암*carcinoma*의 구별을 가능하게 하는 믿을 만한 조직학적 기준은 아직까지 없다. 역사적으로 어떤 크기 이하(예를 들어 3cm)의 병변은 선종으로 고려되었으나, 비침습적 영상법이 광범위하게 사용됨에 따라 소신장세포암들이 많이, 또 우연히 발견되기도 하므로 이러한 기준은 이제 그 신빙성을 잃고 있다. 현재까지 선종과 잘 분화된 소신장세포암을 구별할 만한 영상적 기준은 없다. 3cm 이하의 크기를 가지며 경계가 명확하고 평활하며 균질한 종괴로서, 주변 신장실질과 에코가 같고 조영증강 전 CT에서 신장과 밀도가 같으며(그림 2-15) 조영제 주입 후에 균질하게 조영증강되면, 이 종양은 양성이거나 혹은 서서히 자라는 병변일 가능성이 많다. 한편 종양의 모양이 불규칙하거나 조영제 주입 후에 비균질하게 조영증강되면 좀 더 악성 병변임을 암시한다.

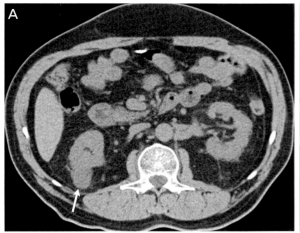
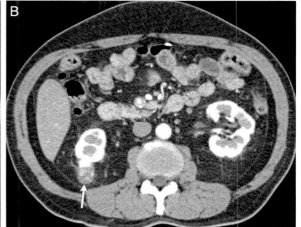

【그림 2-15】 **60세 남성의 신장에 발생한 신장선종** A. 조영증강 전 CT에서 우측 신장의 후방으로 돌출한 균질한 외향 종괴(화살표)가 있다. B. 조영증강 후 CT에서 우측 신장의 경계가 명확한 작은 종양(화살표)이 조영증강 전과 달리 약간 비균질하게 조영증강되고 있다.

3. 호산과립세포종

호산과립세포종은 신장의 선종 중에서 가장 흔한 임상적 및 조직학적 형태로서, 근위세뇨관상피세포에서 기원하며, 과립성 호산세포질이 있는 큰 상피세포를 가진다. 남성에서 더 호발하고 신장세포암처럼 50~60대에서 빈발한다. 다발성 종양의 증례 보고도 있다. 다른 선종과 마찬가지로 이 종양을 자신 있게 진단할 수 있는 비침습적 영상검사에서의 특징적 소견은 없다.

이 종양은 경계가 잘 그려지는 다양한 크기의 큰 종괴인데, 크기가 작은 호산과립세포종은 전형적으로 평활하고 원형이며, 균질한 조영증강을 보인다. 조영제 주입 전에는 주위 신장실질과 같거나 신장보다 낮은 밀도를 보이는데, 조영제 주입 후에는 주위 신장실질보다 조영증강이 덜 되고 석회화가 드물다. 그러나 이러한 모습은 신장세포암에서도 흔하게 나타난다. 크기가 큰 종양에서는 그 중앙부에 별모양 반흔stellate scar이 흔히 발견되고 조영제 주입 후의 CT 스캔에서는 중앙부에 마차바퀴spoke wheel모양의 낮은 밀도 영역으로 나타나지만 비염색신장세포암에서도 이러한 소견이 보일 수 있기 때문에, 이것 자체가 이 질병의 특이적 진단은 아니다(그림 2-16). 몇몇 경우에서 혈관조영술의 특징이 호산과립세포종의 진단을 암시할 수도 있지만, 대부분의 경우에서는 혈관조영술에 나타나는 소견들이 특징적이지 않다. MR영상에서 이 종양은 T1 강조영상에서 저신호강도를, T2 강조영상에서 중간신호강도를 보이는 경향이 있다. 중심부 반흔이 보일 경우에는 T1 강조영상에서 아주 낮은 신호강도를, T2 강조영상에서 고신호강도를 보일 수 있다. 이 병변은 조영증강되지만, 반흔은 통상적으로 조영증강되지 않는다(그림 2-16, 표 2-9).

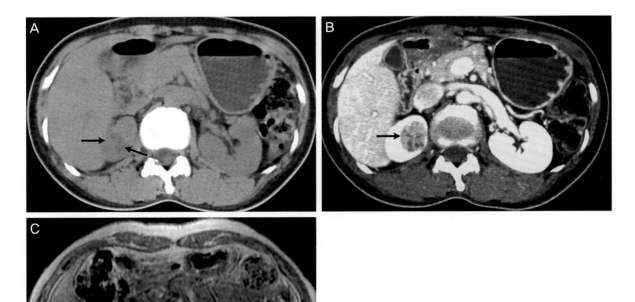

【그림 2-16】 54세 여성의 신장에 생긴 호산과립세포종 A. 조영증강 전 CT에서 우측 신장 상극의 중앙부에 경계가 잘 그려지는 비균질한 종양(화살표)이 보이는데, 내부에 별모양 반흔이 의심된다. B. 조영증강 후 CT에서 종양(화살표)의 중앙부에 낮은 밀도로 조영증강되지 않는 마차바퀴모양이 관찰된다. C. 조영증강 T1 강조 MR영상(반복시간 ÷에코시간＝120/4.2msec)에서 경계가 잘 그려지는 우측 신장종양(화살표)의 내부가 조영증강 CT와 유사한 마차바퀴모양을 보인다.

[표 2-9] **호산과립세포종의 특징**

50~60대 남성에서 호발
고형 성분의 팽창하는 신장종괴
초음파검사에서 주위 신장실질과 같거나 비균질한 에코
CT에서 비균질한 조영증강
가성피막
큰 종괴일 경우 특징적인 별모양 반흔
마차바퀴모양의 동맥조영술 소견

[표 2-10] **다방낭신장종의 특징**

50%는 3세 이하 남아에서 생김
50%는 40세 이상 여성에서 생김
팽창하는 다방낭신장종괴
집합계로 탈출
CT에서 조영증강되는 격막
출혈은 드묾
동맥조영술에서 혈관분포상태가 적거나 없음

4. 다방낭신장종

다방낭신장종은 큰 단일 피막 내에 섬유성 격막을 가지는 다수의 작은 낭종으로 구성된 양성 신장종양이다. 이 병변은 피막 형성이 잘 되어 있고 다방성의 비교통성non-communicating 낭종을 가지는 단독성solitary, 국소적focal, 경계가 좋은well circumscribed 양성 종괴이다. 낭종들은 다양한 두께를 가지는 격막들로 나누어진다. 이 격막은 섬유성 조직이거나 이형성dysplastic 조직 혹은 미분화된 신장조직을 함유하기도 하지만 신장실질은 없다. 대개 큰 종양으로 나타나고 가끔 격막이나 피막에 석회화가 존재하기도 한다.

성인에서는 여성에서 더 많이 발생하여, 남성에 많이 발생하는 낭성신장세포암과 대조를 이룬다. 이 종양은 증상을 일으키지 않을 수도 있지만, 종양이 커질 경우 혈뇨나 통증을 유발할 수도 있다.

이 병변은 양성이기 때문에 정확한 진단이 내려지면 수술을 피할 수 있지만, 신장세포암이나 빌름스 종양도 다낭성multicystic 종괴로 보일 수 있다. 두껍고 조영증강이 되는 격막이 있을 경우에는 신장세포암의 가능성을 배제할 수 없으며, 이 병변은 수술로 절제해야만 한다. 그러나 종양이 신우 내로 탈출herniation하는 소견은 다방낭신장종에서 더 많이 관찰된다. 다방낭신장종이 신장세포암으로 변화하지는 않는다(표 2-10).

5. 혈관종

혈관종은 신우에 생기는 양성 종양으로, 발생 빈도가 드문 질환이다. 모세관모양capillary, 해면모양cavernous, 정맥류모양cirsoid 혹은 혼합형으로 존재하며, 집합관 근처의 수질에 잘 생긴다. 대개 20~40대에 호발하나 어떤 연령에도 생길 수 있으며, 가끔 간헐적 혈뇨를 동반하기도 한다. 드물게 이 종양은 Klippel-Trenaunay증후군이나 Sturge-Weber증후군과 동반되기도 한다. 이 종양에서는 혈액으로 차 있는 정맥호venous lake가 모여서 신장수질로 들어간다.

혈관조영술에서는 굽어지고 가지치기를 한 것 같은 신장내 동맥intrarenal artery들로 구성된 저혈관성 종괴로 나타날 수 있다. CT에서는 경계가 잘 구분되는 신장수질성 종괴로 조영증강이 감소된 양상을 보일 수 있다. 10대나 젊은 성인에서 4~5년 이상 간헐적으로 육안적 혈뇨가 보이면 이렇게 희귀한 양성 종양도 의심해야 한다. 하지만 영상 소견만으로 확진하는 것은 제한적이어서 적극적인 추적관찰 내지 수술 또는 생검이 필요할 수 있다.

6. 방사구체종양(레닌종)

발생 빈도가 드문 방사구체세포의 종양은 레닌renin의 자율적autonomous 분비와 관련된 고혈압을 유발한다. 젊은 환자에서 말초혈관에서의 레닌 수치가 상승하고 신장동맥은 정상이며 신장 내에 작거나 중등도 크기(지름 2~6cm)를 가지는 신장피질 종괴가 보이면 이 종양을 의심해야 한다. 대개 작고 고형인 이 종양을 제거하면 이 종양으로 인한 고혈압을 치료할 수 있다.

참고문헌

1. Ashley RA, Reinberg YE. Familial multilocular cystic nephroma: a variant of a unique renal neoplasm. Urology 2007;70:179. e9-10.

2. Blick C, Ravindranath N, Muneer A, et al. Bilateral renal angiomyolipomas with invasion of the renal vein: a case report. ScientificWorldJournal 2008;8:145-148.

3. Dyer R, DiSantis DJ, McClennan BL. Simplified imaging approach for evaluation of the solid renal mass in adults. Radiology 2008;247:331-343.

4. Moch H, Cubilla AL, Humphrey PA, et al. The 2016 WHO Classification of Tumours of the Urinary System and Male Genital Organs-Part A: Renal, Penile, and Testicular Tumours. Eur Urol 2016;70;93-105.

5. Mogorovich A, Giannarini G, De Maria M, et al. Multifocal and bilateral renal oncocytoma: a case report and review of the literature. Arch Ital Urol Androl 2007;79:130-134.

6. Prasad SR, Surabhi VR, Menias CO, et al. Benign renal neoplasms in adults: cross-sectional imaging findings. AJR Am J Roentgenol 2008;190:158-164.

7. Sim JS. Benign renal tumors. In: Kim SH, ed. Radiology illustrated: Uroradiology. Philadelphia: WB Saunders, 2003, pp.69-70.

8. Sim JS. Malignant renal parencmal tumors. In: Kim SH, ed. Radiology illustrated: Uroradiology. Philadelphia: WB Saunders, 2003, pp.95-97.

9. Weibl P, Lutter I, Breza J, et al. Cystic renal cell carcinoma: rare clinical finding. Radiographic variations of tumor/cyst appearance and further diagnostic work-up. Bratisl Lek Listy 2006;107:96-100.

10. Yunus SA, Usmani SZ, Ahmad S, et al. Renal involvement in non-Hodgkin's lymphoma: the Shaukat Khanum experience. Asian Pac J Cancer Prev 2007;8:249-252.

11. Zagora RJ. Renal masses. In: Zagoria RJ. Genitourinary radiology: The requisites. 2nd ed, Philadelphia: Mosby, 2004, pp.80-125.

CHAPTER 3

신장의 감염질환과 신장유두괴사

정대철

I 신장의 감염

1. 급성신우신염

급성신우신염renal acute pyelonephritis은 급성으로 발생하는 신장집합계renal collecting system나 신장실질renal parenchyma의 세균성 감염이다. 대부분의 경우 상행성요로감염ascending urinary tract infection으로 발병하며 대장균Escherichia coli, 클레브시엘라Klebsiella, 프로테우스Proteus 등이 주된 원인균이다. 나머지 경우에서는 원격감염병소로부터 혈행을 타고 전파되어 (혈행감염hematogenous infection) 신장감염renal infection을 일으키는데, 주 원인균은 포도구균Staphylococcus 등이다. 혈행감염의 경우 다발성 신장농양renal abscess의 형태로 잘 진행된다. 당뇨 또는 사람면역결핍바이러스human immunodeficiency virus; HIV 감염이나 이식환자 같은 면역저하상태 등이 상부요로감염의 선행요인predisposing factor이 될 수 있다.

감염 초기 신장은 염증반응으로 인한 간질부종interstitial edema에 이어서 관류이상이 발생해 신장은 부어오르고 요배설이 지연되며, 신배calyx의 가장자리가 부종에 눌려서 소실되고 신장주위공간perirenal space의 침윤과 제로타근막Gerota's fascia의 비후가 동반된다(그림 3-1). 상행성요로감염에서는 신우신배계pelvocalyceal system에서부터 역방향으로 파급되어 간질과 신장피질의 염증으로 진행되며 신장의 엽구조를 따라 분포(대엽성 분포lobar distribution)하는 경향이

있는 반면, 혈행감염의 경우에는 신장피질에서부터 염증반응이 시작되어 신장의 엽구조와 관계없이 진행된다. 혈관경련수축vasospasm과 세뇨관폐쇄tubular obstruction로 인해 정맥요로조영술intravenous urography이나 CT에서 정상 기능이 남아 있는 세뇨관과 염증이 진행된 세뇨관이 번갈아 보이는 줄무늬신장조영영상striated nephrogram 소견이 보이며, 더 진행하면 반점형patchy 또는 국소신장종괴의 형태를 보이게 된다. 이외에도 신배조영지연delayed calyceal opacification 소견 등 병태생리학적 변화를 반영하는 영상 소견들이 보일 수 있다(그림 3-1). 그러나 초기 신우신염의 경우 정맥요로조영술에서 대부분 정상으로 나타나며, 초음파검사에서도 합병증이 없는 경우 정상 소견을 나타낸다. 다만 신장실질의 부종으로 인해 에코가 감소하거나 출혈이 동반된 경우 에코가 증가할 수도 있고 출력도플러초음파검사power Doppler ultrasonography에서 삼각형모양의 관류결손 소견을 보일 수 있다. 방사선피폭이 없다는 장점 때문에 임신부의 신장검사에 유용하며, 경피배액을 위한 길잡이로 편리하게 이용할 수 있다. CT는 급성신우신염의 경중도, 파급 범위, 합병증 병발 유무를 평가하는 데 가장 효과적인 검사법이며 신우신염의 진행에 따른 신장의 육안적 · 기능적 변화를 가장 잘 보여준다. MR영상은 CT나 초음파검사보다 진단효과가 더 낫지는 않지만, 조영제 부작용이 우려되는 환자나 방사선피폭을 피해야 하는 소아 환자에게 사용한다.

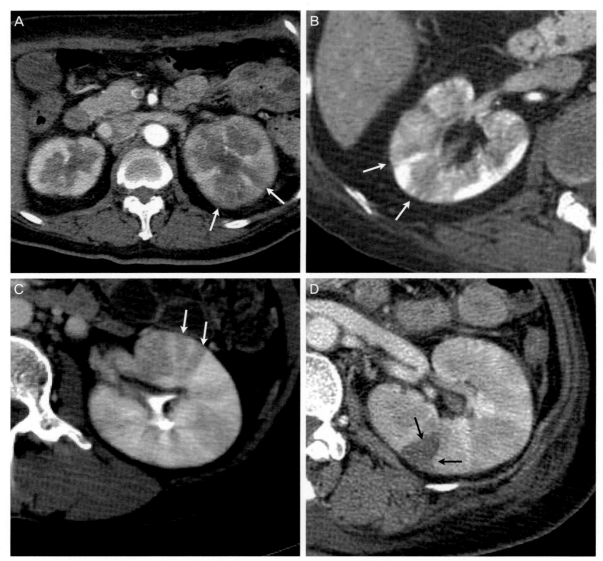

[그림 3-1] **급성신우신염의 CT 소견** A. 급성신우신염 초기 조영증강 CT영상에서 좌측 신장의 부종(화살표), 신장실질 조영지연 소견 등을 보인다. B, C, D. 조영증강 CT에서 신장피질부의 국소적 저감쇠 병변(B의 화살표)이 보이거나, 다수의 방사상 저감쇠 병변과 정상 신장조직이 번갈아 보이는 줄무늬신장조영영상을 보인다(C의 화살표). 더욱 진행되어 초기 병변들이 합쳐지면 국소적 쐐기모양의 저감쇠 병변으로 보인다(D의 화살표).

2. 급성신우신염의 합병증

(1) 신장농양과 신장주위농양

급성신우신염을 적절히 치료하지 못할 경우 신장농양으로 진행할 수 있는데, 특히 당뇨, 약물남용, 방광요관역류vesicoureteral reflux, 신장결석renal calculi 등의 선행요인이 있는 경우에 호발하는 것으로 알려져 있다. 다중농양 형성은 혈행감염을 시사하는 소견

이다. 초음파검사상 두꺼운 외벽을 가지고 내부 에코 증가 소견을 보이는 낭성 종괴의 형태로, CT에서 조영증강되는 두꺼운 외벽을 가진 저감쇠 병변으로 보인다. 제로타근막의 비후, 신장주위지방조직의 침윤 등 이차 소견도 진단에 도움을 준다. 혈행감염의 경우 신장농양이 신장피막을 뚫고 주위 후복막강retroperitoneal space으로 퍼져 나가 신장주위농양perirenal

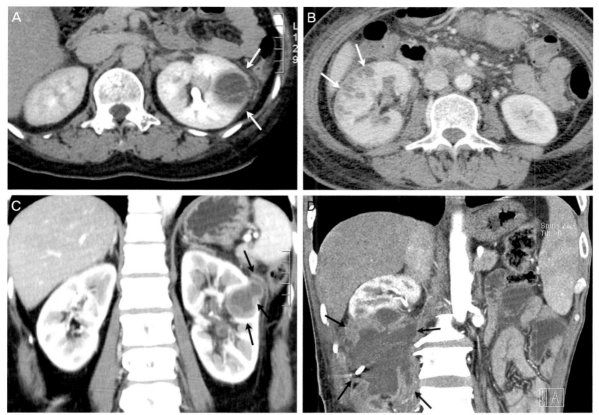

【그림 3-2】 **신장농양과 신장주위농양** A. 조영증강 CT에서 좌측 신장에 국소적으로 둥근 형태의 조영증강되는 두꺼운 외벽을 가진 저감쇠 병변이 보인다(화살표). B. 조영증강 CT에서 우측 신장의 비후 소견과 함께 다수의 저감쇠 병변들이 신피질에서 보이고 있다(화살표). 혈행감염으로 인한 신농양의 증례이다. C, D. 조영증강 CT에서 신장피질 부위의 농양이 신장피막을 뚫고 신장주위공간(C의 화살표)과 후복막강(D의 화살표)으로 확산된 양상을 보여주고 있다.

*abscess*을 만들기도 하는데, 이러한 소견이 보일 때는 악성 종양의 신장주위 파급, 신장주위혈종*perirenal hematoma*이나 소변종*urinoma*과의 감별이 필요하다(그림 3-2).

(2) 기종성신우신염

기종성신우신염*emphysematous pyelonephritis*이란 신장실질 내 기종*pneumatosis*을 형성하는 급성의 괴사신우신염으로, 드물지만 사망률이 40%나 되는 응급질환이다. 대부분 당뇨 환자에게서 병발하며 여성에게서 더 많이 호발한다. 대장균이 주 원인균이며 클레브시엘라나 프로테우스 등의 기종형성균으로도 생긴다. 단순방사선촬영에서 신장실질 내 중앙에서 바깥으로

뻗어 나가는 양상의 선상 공기음영이 특징인데 신장피막하 또는 신장주위조직에서 공기음영을 볼 수 있다. CT는 공기음영의 파급 양상을 더 정확히 보여준다. 공기가 신장주위조직으로 퍼진 후에 초음파검사를 시행하면 공기 때문에 발생한 후방음향음영으로 인해 신장 자체가 보이지 않는 소견(gassed-out kidney)이 나타나기도 한다(그림 3-3).

(3) 화농신장

화농신장*pyonephrosis*은 요로폐쇄 후 확장된 상부 신장집합계의 감염으로, 신장실질의 급격한 파괴를 동반하는 응급질환이다. 요로폐쇄는 주로 결석 때문에 발생하지만 드물게 종양, 후복막섬유증*retroperitoneal fi-*

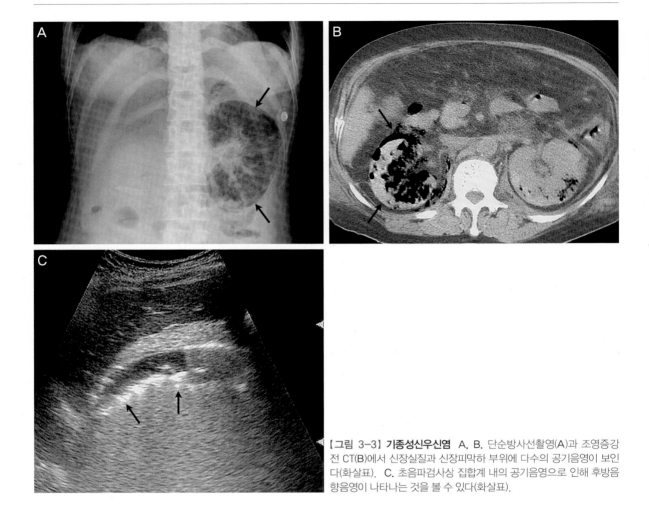

【그림 3-3】 **기종성신우신염** A, B. 단순방사선촬영(A)과 조영증강 전 CT(B)에서 신장실질과 신장피막하 부위에 다수의 공기음영이 보인 다(화살표). C. 초음파검사상 집합계 내의 공기음영으로 인해 후방음 향음영이 나타나는 것을 볼 수 있다(화살표).

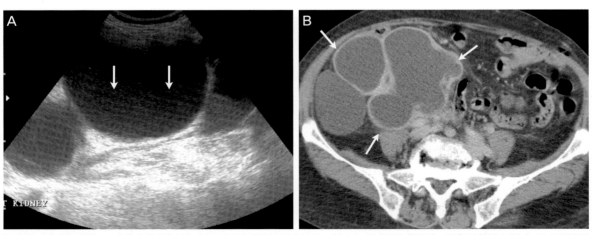

【그림 3-4】 **화농신장** A. 초음파검사상 소변-부스러기경계(화살표)가 보이고 있으며, 경계면이 움직이는 것을 관찰할 수 있다. B. 조영증강 CT에서 우측 신장집합계의 확장 소견이 보이고, 중등도 이상의 감쇠를 보이는 물질로 가득 차 있으며 광범위한 신장실질의 소실을 보이고 있 다(화살표).

brosis, 수술후 유착, 신경성방광*neurogenic bladder* 등으로 인해 유발될 수도 있다. 초음파검사에서 늘어난 신장집합계 내부에 비균질 에코를 보이는 부스러기*debris*들이 아래쪽으로 가라앉은 것을 볼 수 있으며, 소변과의 경계면이 움직이는 소견(shifting urine-debris level), 신장집합계 내부 공기음영 소견 등의 특이 소견이 보일 수 있지만 약 40%에서 단순수신증*hydronephrosis* 소견만 나타난다. CT는 늘어난 신장집합계 내부의 소변-부스러기경계, 공기-소변경계를 잘 보여줄 뿐만 아니라(그림 3-4), 신우*renal pelvis*벽의 비후 소견, 비균질한 신장조영영상, 신장주위지방침윤, 신장주위근막비후, 신장주위공간 교통격막*bridging septa* 비후 소견 등 화농신장의 이차 변형 소견들도 잘 보여준다. 확진과 신속한 치료를 위해 즉시 경피도관배액술*percutaneous catheter drainage*을 시행해서 농을 확인하고 완전히 배액해야 한다.

3. 만성신우신염

임상적으로 만성신우신염*chronic pyelonephritis*은 세균감염과 방광요관역류가 오랜 기간 반복되면서 신장반흔*renal scarring*이 형성되고 신배가 파괴되는 경우를 말하지만, 실제 신장에 지속적 세균감염이 있는

것을 증명하기는 쉽지 않아 정의에는 혼란이 많다. 영상의학적으로는 방광요관역류, 요관폐쇄, 신경성방광 등으로 인해 생기는 신장반흔 소견을 말한다. 실제 대부분의 만성신장손상은 유아나 소아기 때 시작해서 성인이 된 후까지 서서히 진행하며 신장반흔의 대부분은 주로 신장 양극 부위에 발생한다. 양극 부위의 국소신장반흔으로 인한 신장실질 소실을 보상하기 위해 반흔주위 정상 신장조직의 비대*hypertrophy*가 일어나게 되면 결과적으로 신장을 변형시킨다. 정맥요로조영술에서 곤봉형 신배, 신장실질의 퇴축과 함몰 소견을 보인다(그림 3-5). 반흔이 신장 전체로 진행한 중증 만성신우신염의 경우 위축신장*atrophic kidney*으로 보인다. 초음파검사와 CT는 퇴축된 신장실질의 불규칙적 윤곽과 신장실질 소실 소견을 잘 보여준다. 만성신우신염은 급성신우신염에 대한 치료가 부적절해서 발생하지만, 요로폐쇄*urinary obstruction*나 요로결석증*urolithiasis*, 당뇨병 같은 기저질환이 없는 단순급성신우신염이 성인에게 발병하는 경우 쉽게 치유되며, 신장손상은 없다.

4. 황색육아종신우신염

황색육아종신우신염*xanthogranulomatous pyelonephritis*

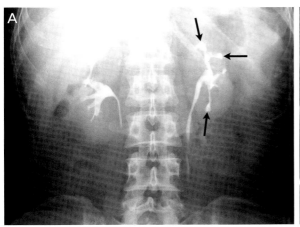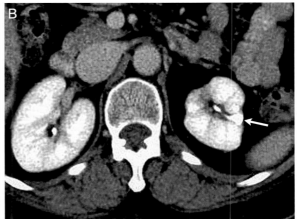

【그림 3-5】 **만성신우신염** A. 정맥요로조영술상 좌측 신장이 작아져 있고 신장실질반흔 소견이 보인다. 반흔 아래쪽 신배가 무뎌진 소견을 보이고 있다(화살표). B. 조영증강 CT영상에서 좌측 신장실질의 소실 소견과 함께 무뎌진 곤봉형 신배가 잘 보인다(화살표).

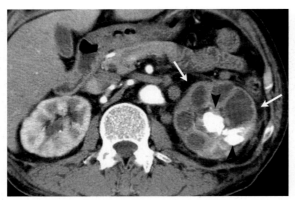

【그림 3-6】 황색육아종신우신염 조영증강 CT영상에서 커져 있는 좌측 신장의 늘어난 신장집합계 내부에 저감쇠의 물질이 가득 차 있는 양상(화살표)이며 신배 내부에 고감쇠의 결석(화살촉)이 있다.

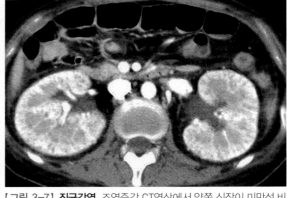

【그림 3-7】 진균감염 조영증강 CT영상에서 양쪽 신장이 미만성 비후 소견을 보이고 신장피질에 저감쇠를 보이는 수많은 소농양들이 산재해 있다.

은 만성세균성 신장감염의 드문 형태로 대부분 요로 결석과 폐쇄에 병발되는 육아종신장감염이다. 중년이나 노년의 여성에서 흔히 볼 수 있고 주 원인균은 대장균이나 프로테우스이다. 대부분 신장결석, 당뇨, 폐쇄신장병obstructive nephropathy, 비뇨기계 수술력을 가진 환자에게 나타난다. 육안적으로 광범위한 신장비후, 신장결석, 신우주위 섬유화, 수신증을 보이고 신장실질조직 내에 다수의 농양, 조직괴사와 황색결절이 보인다. 조직학적으로 다수의 염증세포침윤 이외에 특징적으로 풍부한 지질을 함유한 포말세포질foamy cytoplasm을 갖는 거대세포가 보인다.

약 85%에서 광범위형으로, 15%에서 국소형으로 신장을 침범하며 국소형의 경우 신장종양과 감별하기 어려울 수도 있다. 단순방사선촬영에서 중등도 음영을 보이는 층판형lamellated 사슴뿔결석staghorn calculus과 함께 불규칙하게 비후된 신장조직은 신장주위공간에 경계가 불명확한 종괴처럼 보인다. 대부분의 경우 정맥요로조영술에서 신장조영영상이 나타나지 않고 CT에서도 신장비후, 신우수축 소견과 결석, 저감쇠를 보이며 고름으로 인해 늘어난 신배들을 잘 볼 수 있다(그림 3-6). 이 영상 소견은 신장결핵renal tuberculosis, 화농신장, 편평세포암squamous cell carcinoma 등과 감별해야 한다.

5. 진균감염

진균감염fungal infection 중에서 요로 진균감염의 50% 정도를 차지하는 칸디다알비칸스Candida albicans로 인해 발생하는 칸디다증candidiasis이 가장 흔히 신장을 침범한다. 전신성 칸디다증에서는 혈행성으로 신장에 전파되어 칸디다신우신염을 일으키고, CT에서 간, 비장, 신장 등에 생긴 미세농양microabscess들이 다수의 저감쇠 병변들로 보일 수 있다. 원발신장칸디다증은 혈행감염이나 다른 주요 장기의 병변 없이 신장에서만 생기며, 질 등으로부터 직접 상행성으로 감염되는 경우가 대부분이다(그림 3-7). 정맥요로조영술상 조영제의 배설지연, 신장유두괴사, 수신증을 보일 수 있고 진균덩이fungus ball를 형성한 경우 신장집합계에 다수의 충만결손filling defect 소견을 보일 수 있다.

6. 연화판증

연화판증malakoplakia은 요로감염에 대한 만성염증반응의 결과로 발생하는 드문 질환으로, 주로 방광에서 발생하고 약 15% 정도가 신장에서 병발한다. 박테리아에 대한 탐식작용에 이상이 생겨 형성된 특이적 봉입체(미하엘리스-구트만소체Michaelis-Gutmann body)를 병리학적 특징으로 한다. 여성에서 4배 정도 더 호발

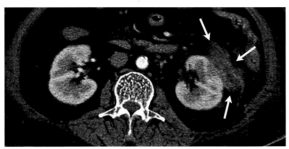

【그림 3-8】 **연화판증** 조영증강 CT에서 불규칙한 모양의 종괴가 좌측 신장의 외연에서 돌출하여 신장주위공간으로 확산된 양상을 보인다(화살표).

하며, 초음파검사상 다양한 에코를 보이고 경계가 불확실한 종괴의 형태로 보인다. CT에서 약한 조영증강 소견을 보이는 종괴가 1개 또는 여러 개 보일 수 있지만 미만성 병변으로 신장 및 신장주위공간을 침범한 증례도 보고되었다(그림 3-8).

II 신장유두괴사

신장유두괴사renal papillary necrosis는 만성세뇨관간질신장병chronic tubulointerstitial nephropathy을 일으키는 다양한 질환에서 발생하며, 신장수질 내측inner renal medulla의 혈류공급의 장애와 이에 따른 신장유두renal papillary의 국소적 또는 미만성 허혈괴사로 나타난다. 일시적 허혈상태가 회복되어 정상 혈류공급이 회복되면 병변 부위는 정상적으로 회복되지만, 허혈상태가 지속되면 불가역적 응고괴사coagulation necrosis, 세뇨관섬유화, 경색증infarction이 초래된다. 신우신염pyelonephritis, 폐쇄요로병obstructive uropathy, 낫적혈구병sickle cell disease, 결핵tuberculosis, 결석calculi, 진통제analgesics, 신정맥혈전증renal vein thrombosis, 당뇨병diabetes mellitus이 그 주요 원인들이다.

1. 원인질환

당뇨병은 신장유두괴사의 가장 흔한 원인이며 인슐린의존성당뇨병insulin-dependent diabetes mellitus 환자의 약 25%에서 보고된다. 종종 요로감염, 저하된 신장기능과 연관되며 명확한 당뇨신장병diabetic nephropathy이 없는 환자에서도 나타날 수 있다. 당뇨병 환자에서 신장유두 부위에 급성세균성감염과 신장유두의 동맥경화증vascular sclerosis으로 인한 혈류공급 저하가 신장유두 말단 부위의 경색유사괴사infarct-like necrosis를 유발한다. 초기에는 신장의 크기가 증가하지만 말기로 갈수록 점차 작아지고 반흔이 생긴다. 진통제신장병analgesic nephropathy은 중년 여성에서 흔하며 진통제의 과다복용으로 유발된다. 환자의 50%에서 요로감염이 동반되며, 고름뇨pyuria와 탈락한 신장유두sloughed papillae로 인해 요로폐쇄urinary obstruction가 흔히 나타난다. 경미한 경우에는 1개 또는 몇 개의 유두만 침범되어 신장은 정상 크기를 유지하지만, 진행된 경우에는 미만성 섬유화와 신장실질위축으로 쭈그러진다. 낫적혈구병에서는 낫혈구화sickling로 인한 신장수질의 허혈이 신장유두괴사의 주요 원인이다. 초기에는 신장의 크기가 커지지만 점차 크기가 작아지면서 반흔화 된다. 신장유두 또는 신장피질의 석회화와 신장주위혈종 등이 동반될 수 있다. 신우신염에서 신장유두괴사를 초래할 수 있으며 대부분 감염이 동반된다. 그러나 감염은 신장유두괴사의 원발성 원인으로 구분되기는 하지만 폐쇄나 당뇨병으로 인해 이차적으로도 유발될 수 있다.

2. 영상 소견

신장유두괴사는 양측성으로 발생할 수 있지만, 신우신염, 폐쇄요로병, 결핵, 신정맥혈전증 환자들에서는 종종 편측성으로 나타난다. 괴사가 진행되는 패턴에 따라 수질형태medullary form, 유두형태papillary form, 제자리괴사necrosis in situ의 3가지로 구분할 수 있다. 수질형태는 괴사-공동화cavitation가 유두 중심 부위에서 일어나고, 유두형태는 주변 부위에서 발생해서 유두 바깥쪽을 감싸면서 진행하여 결국 유두의

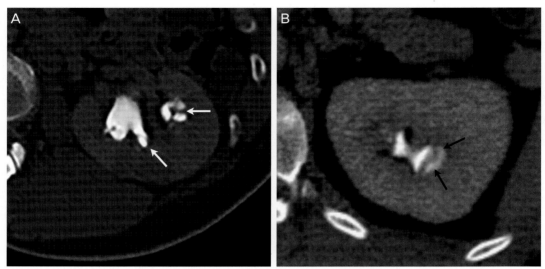

【그림 3-9】 **신장유두괴사의 CT 소견** A, B. 지연기 CT에서 신장유두괴사 부위에 조영제로 채워진 틈새 소견들을 관찰할 수 있으며 (A의 화살표), 괴사된 신장유두를 둘러싼 형태의 반지모양을 보인다(B의 화살표).

탈락sloughed papillae이 일어나게 된다. 배출기 CT, 정맥요로조영술, 역행요로조영술 등에서 괴사된 신장유두가 조영제로 둘러싸인 고리모양의 음영을 관찰할 수 있다(그림 3-9). 탈락한 신장유두는 집합관계나 요관 내에 충만결손으로 나타나며, 탈락된 유두 주변부를 따라 원형의 석회화를 보이기도 하고, 요로폐쇄를 일으키기도 한다. 제자리괴사는 괴사된 유두가 탈락되지 않고 위축되면서 석회화된 경우를 말하며, 석회화 후 떨어져 나가 작은 요로결석이 되기도 한다. 치유단계healing stage에서 상피화가 끝난 괴사부위는 위축-공동화되어, CT요로조영술CT urography이나 고식적 요로조영술에서 뭉툭한 곤봉모양의 신배 형태를 보인다. 또한 괴사 부위의 신장실질 두께가 감소되어 신장의 부분·전체 위축이 나타난다. 신장유두괴사는 해당 신장피질 내 신장단위nephron들의 이차적 위축을 야기하는데, 이는 신장유두부를 지나가는 헨레고리loops of Henle의 괴사 때문이

다. 신장피질의 소실과 신장기둥column of Bertin의 보상비대 등이 동반되어 결국 불규칙한 신장 외형을 보이게 된다(그림 3-5). 초음파검사는 신장유두괴사의 진단에 잘 사용되지 않지만, 신장유두괴사 초기에는 유두가 초음파투과테로 둘러싸인 고에코의 병소들로 보일 수 있다. 탈락한 신장유두와 함께 진행된 경우에는 신배와 연결된 공동들을 신장수질 부위에서 관찰할 수 있다. 제자리괴사의 경우 전형적인 화환형태garland pattern의 석회화들을 관찰할 수 있다. 작고 위축된 신장, 고리모양의 수질석회화ring-shaped medullary calcification, 신장실질 내 조영제로 채워진 틈새contrast-filled cleft, 배출된 조영제 내 고리모양의 충만결손ring-shaped filling defect 등의 병리학적 변화 소견뿐 아니라, 탈락한 신장유두에 의한 수신이나 신우와 요관 내에 석회화를 함유한 충만결손 소견도 CT에서 관찰할 수 있다.

참고문헌

1. 오영택. 제5장 신낭종과 신유두괴사. 대한비뇨생식기영상의학회. 비뇨생식기영상진단 1-비뇨기영상. 제1판. 일조각, 2009, 74-91쪽.

2. 정대철. 제3장 신장의 감염성 질환과 비뇨생식기결핵. 대한비뇨생식기영상의학회. 비뇨생식기영상진단 1-비뇨기영상. 제1판. 일조각, 2009, 53-63쪽.

3. 조재흥 외. 제11장 감염 및 염증성 질환. 대한비뇨기과학회. 비뇨기과학. 제3판. 고려의학, 2001, 135-206쪽.

4. Cho JY, Lee BT. Renal infection. In: Kim SH, ed. Radiology Illustrated: Uroradiology. Philadelphia: WB Saunders, 2003:247-272.

5. Craig WD, Wagner BJ, Travis MD. Pyelonephritis: Radiologic-pathologic review. Radiographics 2008;28:255-277.

6. Jung DC, Kim SH, Jung SI, et al. Renal papillary necrosis: review and comparison of findings at multi-detector row CT and intravenous urography. Radiographics 2006;26:1827-1836.

7. Kim SH. Renal papillary Necrosis. In: Kim SH, ed. Radiology Illustrated: Uroradiology. Philadelphia: WB Saunders, 2003, pp.311-323.

8. Kim SH, Kim B. Renal parenchymal disease. In: Pollack HM, ed. Clinical Urography. 2nd ed. Philadelphia: WB Saunders, 2000, pp.2673-2674.

9. McClennan BL. Inflammatory Disease. In: Pollack HM, ed. Clinical Urography. 2nd ed. Philadelphia: WB Saunders, 2000, pp.913-976.

10. Miller O 2nd, Hemphill RR. Urinary tract infection and pyelonephritis. Emerg Med Clin North Am 2001;19:655-674.

신장외상

CHAPTER 4

심영섭, 전혜정

신장외상renal trauma은 전체 복부외상의 약 10%에서 발생하고 총기나 칼로 인한 관통상penetrating injury은 심한 신장외상의 약 50%를 차지한다.

둔기외상blunt trauma에는 자동차사고, 운동 중의 직접 타격direct blow, 측부나 복부의 직접외상 등이 있다. 자동차사고에서 갑작스런 감속으로 인한 손상이나 충돌손상crash injury은 타박상contusion, 열상lacera-tion, 신장실질renal parenchyma의 찢김avulsion을 초래하는데, 이러한 손상이 발생하면 신장줄기renal pedicle의 긴장tension으로 인해 신장동맥과 신장정맥의 내막intima이 찢어질 수 있고 이어서 혈전이 생길 수 있다.

신장생검renal biopsy, 경피신장창냄술percutaneous nephrostomy, 신장혈관성형술renal angioplasty 등의 의료행위 중에도 신장이 손상될 수 있다.

신장줄기손상이나 요관신우접합부ureteropelvic junc-tion의 완전절단 등이 아닌 신장손상에서는 환자 상태가 안정되어 있다면 보존적·비수술적 치료가 선호되기 때문에 신장손상의 유형, 손상 정도를 정확히 평가하는 것이 적절한 치료법을 결정하는 데 중요하다.

영상을 통한 평가방법에는 초음파검사, MR영상, CT 등이 있는데, 특히 조영증강 CT를 이용하면 신장실질과 신장줄기 그리고 연관된 복부장기와 후복막강retroperitoneal space의 손상을 신속하고 정확하게 평가할 수 있기 때문에 환자 치료방침 결정에 가장 중요한 검사방법이다.

Ⅰ 신장외상의 임상적 측면

신장에 발생한 대부분의 둔기손상blunt injury은 보존요법으로 치료할 수 있지만, 관통상 또는 감속손상de-celeration injury 등의 경우에는 심한 신장손상과 잘 동반되며 지속적인 육안적 혈뇨를 보이거나 혈역학적으로 불안정할 수도 있다.

둔기손상이 있을 때 육안적 혈뇨는 비뇨기계의 심각한 손상을 나타내는 징후이다. 그러나 신장손상 환자의 25~50%에서 혈뇨증상 없이 신장줄기를 포함한 요관신우접합부의 손상이 있을 수 있고, 혈뇨의 양이 신장손상의 정도와 비례하지는 않는다. 만약 환자가 등이나 옆구리의 관통상을 입은 경우에는 3상triphasic 이상의 다중시기 CTmultiphasic CT로 평가해야 한다. 또한 신장에 관통상을 입은 환자는 혈뇨증상이 없더라도 신장혈관이나 요관이 절단될 수 있으며 다른 장기의 손상도 동반될 수 있다.

CT를 사용하기 전에는 심한 신장외상을 받은 대부분의 환자들에게 시험개복술explore laparotomy을 시행했지만, 최근에는 임상 소견과 CT영상 소견을 종합해 수술의 필요성을 결정한다. 자동차사고, 옆구리 직접 타격, 높은 곳에서의 낙상 등은 급속한 감속으로 인한 손상을 초래하는데, 이러한 감속손상은 신장줄기 중심부를 신전stretch시키고 신장혈관의 폐쇄나 찢김, 요관의 찢김 등을 유발하게 된다.

Ⅱ 신장외상의 평가에서 영상의학의 역할

1. 정맥요로조영술

1980년대까지 복부외상 환자 중 혈뇨가 있는 경우 대부분 정맥요로조영술intravenous urography을 시행했지만 요즘에는 CT로 평가하는 경우가 많다.

정맥요로조영술상 신장음영 소실과 변형, 조영제의 혈관외유출extravasation 소견이 보이면 신장이 심하게 손상된 것을 의미하며, 즉시 CT나 혈관조영술angiography을 시행해야 한다.

다량의 정맥조영제를 주입하고 10분 후에 한 번만 사진을 찍는 일회용 정맥신우조영술one-shot intravenous pyelography; one-shot IVP은 관통상을 입은 환자 등 혈역학적으로 불안정한 환자에서 사용되는데, 이 검사의 목적은 신장손상 정도를 평가하는 것보다는 요로계의 혈관손상 유무, 반대쪽 신장의 기능 유무를 평가하는 것이다.

2. 초음파검사

초음파검사ultrasonography; US는 검사비용이 비교적 경제적이고 적용범위가 다양하며 이동성이 용이한 비침습적 검사라는 장점이 있다. 몇몇 가이드라인에서는 신장외상이 의심되는 환자에게 스크리닝 검사로 FAST(focused abdominal sonography for trauma)를 시행할 것을 권장하고 있다. 초음파검사로는 신장실질의 찢김 유무, 혈종hematoma의 유무와 크기 등을 알 수 있다. 또한 복강 내 복수의 유무를 80~90%의 민감도sensitivity로 정확히 알아낼 수 있다. 그러나 신장실질의 손상 정도 평가에는 제한이 있어 신장외상의 거짓음성false negative 가능성이 크고, 검사자의 숙련도에 따라 정확도가 달라지며, 큰 혈관손상을 평가할 수 없다는 단점이 있다. 색도플러color Doppler 또는 출력도플러power Doppler 초음파검사는 외상으로 인한 신장 관혈류의 이상을 쉽게 진단할 수 있다. 조영증강 초음파contrast enhanced ultrasound를 시행하여

이러한 단점을 극복할 수 있다는 보고가 있으나 이 역시 제한적이다. 신장외상 소아환자의 추적검사로서 추천되기도 한다.

3. 컴퓨터단층촬영술

컴퓨터단층촬영술computed tomography; CT은 신장의 손상 정도를 평가하는 데 가장 적절한 검사방법이다. 신장실질 내의 작은 손상, 신장실질과 집합계collecting system의 열상, 혈종과 소변종urinoma의 정도와 범위, 연관된 복막강이나 후복막강의 손상 등을 포함한 신장의 모든 손상 부위와 정도를 정확하게 파악할 수 있다.

CT프로토콜은 신장혈관과 집합계를 포함한 비뇨기계 전반을 평가하는 데 중요하며 조영증강 CT를 이용해 신장의 생리학적·형태학적 정보를 얻을 수 있다. 조영제의 양은 보통 성인에서 120~150mL, 소아에서 1~2mL/kg를 사용하고 주입속도는 3~4mL/s가 적합하다. 신장실질의 손상 평가에는 신장조영기nephrographic phase영상이 많은 정보를 제공하며, 신장혈관을 정확하게 평가하기 위해서는 다중절편multislice CT에서 0.5~1.25mm의 얇은 절편이 바람직하지만, 신장실질은 두께 2.5~5mm의 절편에서도 평가할 수 있다. 심한 신장손상이나 신장주위에 상당량의 액체가 고여 있는 경우, 조영제의 유출leakage 여부를 평가하기 위해 10분 지연영상 등의 배설기excretory phase CT영상을 얻어서 집합계나 요관의 열상을 간과하지 않도록 해야 한다. 신장외상이 의심되는 환자에서 CT검사의 목적은 정확한 신장외상 등급을 확인하고, 신장의 기저 질환 유무와 손상받지 않은 신장의 기능 확인 및 동반된 다른 복강 내 손상을 확인하는 것이다.

4. 자기공명영상

자기공명영상magnetic resonance imaging; MRI은 신장의 해부학 구조를 가장 우수하게 보여주며, CT 조영제에 과민성이 있는 환자에게 CT 대신 사용할 수 있

는 검사이다. 그러나 MR영상은 운동인공물*motion ar-tifact*과 긴 검사시간 때문에 급성신장손상을 입은 환자에게는 제한적으로 사용된다. 전리 방사선 노출이 없어 신장외상 소아환자의 추적검사로 추천되기도 한다.

5. 혈관조영술

신장의 혈관손상 여부는 최근 다중절편 CT로 쉽고 신속하게 발견되므로 진단을 위한 혈관조영술*angiogra-phy*은 별도로 시행할 필요가 거의 없어졌다. 동정맥류*arteriovenous aneurysm*, 거짓동맥류*pseudoaneurysm*, 동맥출혈*arterial bleeding* 등의 색전술이 필요한 경우에만 혈관조영술을 시행하는 경우가 많다. 신장외상 환자의 최근 치료방침은 환자가 혈역학적으로 불안정하거나 복강 내 조절되지 않는 혈종 혹은 다발성 손상이 있지 않는 한 수술을 최소화하는 것이다. 이를 통해 불필요한 신장절제술을 시행하지 않고 환자의 신장을 유지할 수 있다. 이러한 비수술적 치료방침에 있어 혈관조영술은 중요한 역할을 하며 필요하면 혈관조영술을 반복 시행할 수도 있다. 최근 연구에서는 CT에서 혈관 밖으로 조영제 유출이 관찰되는 경우나 신장주위혈종*perirenal hematoma*의 크기가 큰 경우(perirenal hemato-ma rim distance > 4cm) 등에 혈관조영술을 제안했다.

6. 핵의학검사

외상 당시에는 거의 이용하지 않지만 손상된 신장의 기능 평가, 치료받은 신장의 기능을 재평가하거나 추적검사할 때 유용하다.

Ⅲ 신장외상의 영상 소견

1. 신장타박상

타박상은 국소간질부종*interstitial edema*, 혈뇨의 신장실질로의 소량 누출 등을 유발할 수 있다. 타박상을 입은 신장실질은 출혈이 있기 때문에 조영제 주입 전 CT에서 약간 높은 감쇠*attenuation*를 보이며, 감소된 신장조영영상이 보인다. 조영제 주입 후 CT에서는 세뇨관*tubule*의 압력이 증가해서 조영제 배설이 지연된다.

2. 피막하혈종

피막하혈종*subcapsular hematoma*이란 출혈이 신장실질과 피막하에 위치할 때를 말한다. 특징적인 렌즈모양*lenticular* 또는 반원모양*semicircular*으로 보이지만 흔히 신장주위혈종과 구분하기 어려운 경우도 있고 가끔 두 혈종이 함께 존재하기도 한다.

3. 신장주위혈종

신장주위혈종이란 혈액이 신장실질과 제로타근막*Gerota's fascia* 사이에 고여 있는 것을 말한다. 이로 인해서 측방추근막*lateroconal fascia*의 비후, 인접한 대장이 압박을 받고 신장이 전위*displacement*되는 소견을 보일 수 있다. 이때 신장의 변형은 거의 없지만 피막하혈종의 경우 신장의 변형이 흔히 발생한다. 신장주위혈종은 신장주위를 둘러싸면서 존재하고 아주 커질 수도 있다. 신장이 혈종 때문에 앞쪽으로 밀리는 경우가 가장 많고 정중선을 넘을 수도 있다.

4. 신장열상

신장열상은 조영증강 CT에서 신장실질에 불규칙한 선모양이나 쐐기모양의 결손으로 보인다. 완전열상은 집합관*collecting duct*이 찢어져서 소변이 새어 나가는 것으로 정의한다. 신장골절은 신장실질이 완전히 끊어짐*discontinuity*을 의미하고 조각난*shattered* 신장은 신장실질이 분열*fragmentation*되어 여러 개의 조각으로 쪼개지는 것을 말한다.

5. 혈관폐쇄

혈관폐쇄는 감속손상의 주요 합병증이다. 조영증강

CT에서 신장은 전혀 조영증강되지 않고 다만 피막동맥으로부터 혈액을 공급받는 피막하실질의 얇은 테두리 부분만 조영되는데 이를 피질테징후*cortical rim sign*라고 한다.

6. 혈관의 찢김
둔기손상으로 인한 신장동맥이나 신장정맥의 찢김은 대량의 출혈을 일으켜 여러 군데의 후복막강으로 혈액이 퍼져 나간다. 신장정맥보다 신장동맥이 찢기면 신장실질이 잘 조영증강되지 않는다.

자창*stab wound*은 대부분 신장동맥의 분지를 찢어서 다량의 출혈을 유발한다. 신장의 자창손상의 주요 합병증으로는 지연기의 재출혈, 신장의 거짓동맥류 등이 있다.

Ⅳ 신장외상의 정도에 따른 분류

신장외상의 분류법에는 여러 가지가 있지만, 지금은 CT영상에 기초한 AAST(the American Association for the Surgery of Trauma)분류법을 많이 사용하고 있다(표 4-1). AAST분류법은 신장손상 정도를 손상의 깊이, 혈관이나 집합계의 손상 유무에 따라 분류한 것으로 CT영상 소견과 일치한다(그림 4-1).

1. 1등급 손상
1등급*grade I* 손상은 전체 신장손상에서 80% 정도로 가장 흔히 일어난다. 영상 소견은 정상이면서 혈뇨가 있거나 신장실질의 파열 없이 피막하혈종만을 보인다(그림 4-2).

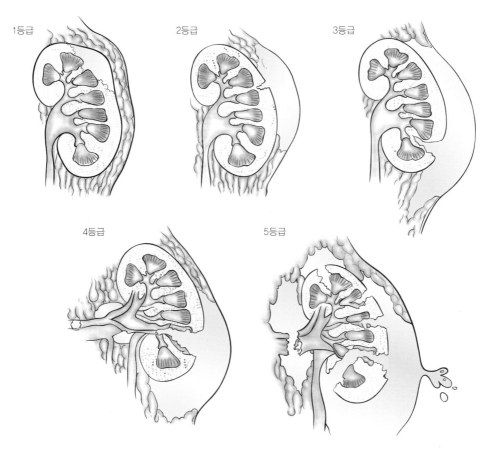

[그림 4-1] **AAST분류법에 따른 신장손상의 등급**

[표 4-1] 신장손상의 AAST분류법

등급	손상 유형	정의
1	타박상 혈종	미세혈뇨 또는 육안적 혈뇨, 비뇨계검사 정상 비팽창성 피막하혈종
2	혈종 열상자상	비팽창성 신장주위혈종 소변의 유출이 없음 신장피질 손상 깊이가 1cm 미만
3	열상	신장피질 손상 깊이가 1cm보다 깊고 집합관의 파열이나 소변의 유출 없음
4	열상 혈관	신장실질열상이 신장피질, 신장수질, 집합계 를 포함하고 소변의 유출 동반 주신장동맥이나 주신장정맥 손상 및 계속되는 출혈
5	열상 혈관	조각난 신장 신문의 찢김손상이 신장의 혈액공급을 차단

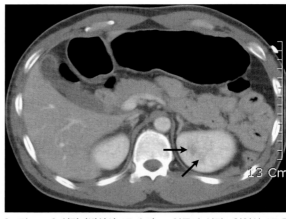

【그림 4-3】 **신장타박상의 CT 소견** 조영증강 신장조영영상 CT에서 경계가 불분명한 저밀도 병소(화살표)가 좌측 신장의 안쪽에서 보인다.

타박상은 병소가 잘 구분되지 않을 수 있고, 뚜렷하게 조영증강이 감소한 부위로 보일 수도 있다(그림 4-3). 반면에 분절성*segmental* 경색의 경우, 조영증강이 잘 된다는 점에서 구별할 수 있다. 간혹 타박상이 조영증강 전 CT에서 출혈로 인해 약간의 고밀도 병소로 나타나기도 한다.

신장피막과 신장실질 사이의 피막하혈종은 조영증강 전 CT에서 고밀도로 보이고 신장에 변형을 초래할 수 있다. 신장피막하혈종은 초승달모양, 양쪽이 볼록한*biconvex*모양으로 보인다. 혈종이 지속되면 석회화될 수도 있고 조영증강 후에만 구별되어 보일 수도 있다.

2. 2등급 손상과 3등급 손상

2등급*grade II* 손상은 1cm 미만의 조영제 누출이 없는 신장실질열상이 있는 경우이다(그림 4-4). 후복막강에 국한되고 팽창하지 않는 신장주위혈종을 보일 수 있다.

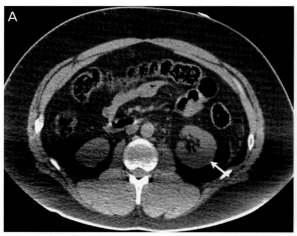
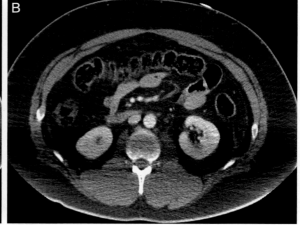

【그림 4-2】 **1등급 손상** A. 조영증강 전 CT에서 좌측 신장의 피막하에 소량의 혈종이 관찰된다(화살표). B. 조영증강 CT에서 신장실질의 손상은 보이지 않는다.

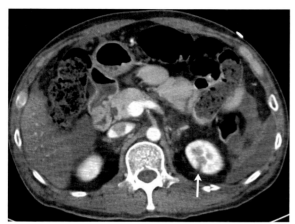

【그림 4-4】 **2등급 손상** 좌측 신장실질의 후방에 1cm 미만의 저밀도 선모양 음영이 있으며 이는 열상으로 인한 소견이다(화살표). 좌측 신장주위에 혈종은 보이지 않는다.

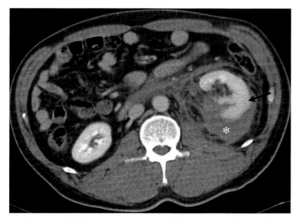

【그림 4-5】 **3등급 손상** 좌측 신장실질이 1cm 이상 찢어져 있으며(화살표), 좌측 신장주위로 혈액이 고여 있다(*).

3등급*grade III* 손상은 집합관의 파열과 조영제 누출이 없는 깊이 1cm 이상의 신장실질파열이 있는 경우인데, 신장실질의 파열이 신장피질, 신장수질을 포함하지만 집합계는 손상되지 않은 경우이다(그림 4-5).

3. 4등급 손상

4등급*grade IV* 손상은 집합계를 포함해서 신장피질, 신장수질의 손상을 초래하거나 신장 주혈관의 손상을 초래한 경우이다(그림 4-6).

CT에서 배설된 조영제를 포함한 소변이 신장 주변으로 누출되면 4등급 손상을 의미한다. 이 소견은 배설기에만 나타날 수도 있기 때문에 배설기스캔을 꼭 평가해야만 한다. 4등급 손상에서는 분지동맥의 혈전이나 박리*dissection*, 열상으로 부분경색을 유발하는데, CT에서 신장실질의 부분적 또는 방사상*radial*의 선모양이나 쐐기모양의 조영증강되지 않는 소견으로 나타난다(그림 4-7).

4. 5등급 손상

5등급*grade V* 손상에는 조각나거나 활력이 소실된 신장*shattered kidney*, 요관신우접합부 찢김 또는 완전절단, 신장동정맥의 혈전증 등이 포함된다(그림 4-8).

요관신우접합부 파열은 성인보다 소아에서 많이 일

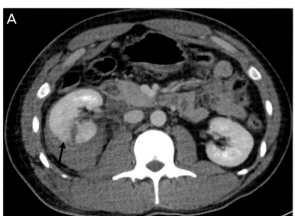
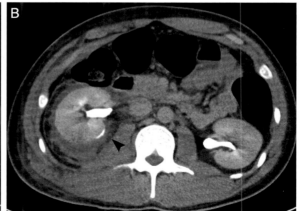

【그림 4-6】 **4등급 손상** A. 우측 신장의 후방에 열상이 관찰되며 신장수질과 집합계까지 손상이 있는 것으로 보인다(화살표). B. 2일 후 시행한 추적검사에서 소변의 유출이 관찰되고 있다(화살촉).

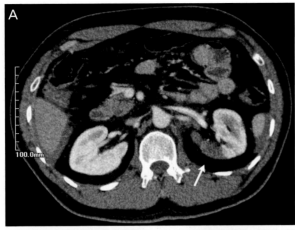

[그림 4-7] 신장경색을 보인 4등급 손상 A. 외상을 입은 후 좌측 신장의 안쪽이 신장경색으로 인해 명확한 경계를 보이며(화살표) 조영증강되지 않고 있다. B. 관상면 조영증강 CT에서 삼각형으로 조영증강이 되지 않은 신장경색 부위가 보인다(화살표). C. 혈관조영술에서 좌측 신장동맥분지가 손상된 것을 알 수 있다(화살표).

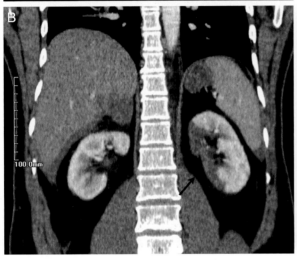

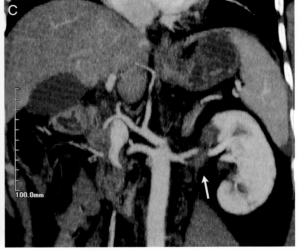

어난다. 부분파열의 경우 CT에서 원위요관에 조영제가 찰 수도 있으나 완전절단의 경우 조영제가 차지 않는다. 신우나 요관과의 연결 부위 안쪽에 소변이 고여 있으면 신우에 자상이 있거나 요관신우접합부의 찢김을 의심해야 한다.

신우의 손상은 전체 신장손상의 5%에서 일어나고 보통 다른 장기의 손상을 동반한다. 이때 혈뇨가 없을 수도 있다. 대동맥과 신장 사이에 혈종이 있거나 손상된 신장이 바깥쪽으로 전위되었으면 신우손상을 추측할 수 있다.

둔기손상이 있을 때 신장혈관에 흔히 일어나는 손상은 신장동맥폐쇄이다. 신장동맥이 심하게 신전되면 혈관내막이 찢어져 박리, 혈소판 응집platelet ag-

gregation, 혈관폐쇄를 초래한다. 외상성 신장경색renal infarction은 외상 후 곧바로 생길 수도 있고 한참 후에 생길 수도 있다. 이는 감속손상의 주요 합병증이다.

동맥의 혈관내막만 손상되었을 때는 혈뇨도 없고 후복막강 출혈도 없을 수 있다. 신장동맥이 폐쇄되면 분절성의 경계가 명확하고 조영증강이 되지 않는 신장실질의 부분이 나타나고 신장 형태는 그대로 유지된다.

신장정맥만 다치는 경우는 거의 없고 대개 신장동맥이나 신장실질의 손상과 동반되는 경우가 많다. 신정맥혈전의 CT 소견은 신장이 커지고 조기 신장조영영상이 감소하며, 신장수질-피질기가 길어지고 신우

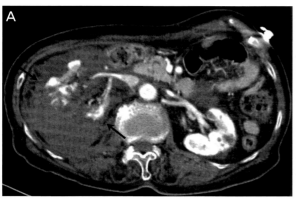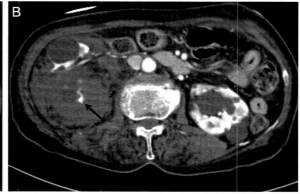

【그림 4-8】 **조각난 신장** A. 우측 신장이 3조각 이상으로 산산조각이 나 있고(화살표) 신장주위로 혈액이 고여 있다. B. 우측 신장의 하극에서 조영제의 혈관외유출이 관찰된다(화살표).

신배계의 조영이 감소하거나 없어진다. 신장정맥이 파열되면 피막하의 안쪽 또는 주위를 둘러싼 혈종이 생기거나 신장 주변으로 혈종이 생긴다.

최근 이러한 AAST분류법에 개정이 필요하다는 연구들이 나오고 있다. 기존의 4등급 손상을 위험성에 따라 4a와 4b로 나누어야 하며 그 기준으로서 다량의 신장주위혈종, 조영제의 혈관외유출, 내측부*medial* 신장실질열상을 제시했다. 그 밖에 조각난 신장을 5등급에서 4등급으로 낮추어야 한다는 제안과 거짓동맥류*pseudoaneurysm*, 동정맥루*arteriovenous fistula*와 같은 혈관손상도 분류법에 추가해야 한다는 의견이 있다.

흔한 합병증이다. 신장낭종의 파열과 출혈은 CT의 감쇠계수 측정으로 구별할 수 있다(그림 4-10).

요관신우접합부협착이나 신장결석*renal calculi*으로 인한 만성수신증은 신우 내의 압력이 높기 때문에 파열되기 쉽다.

소아의 신장은 성인에 비해 외상에 약하다. 이는 흉곽*thoracic cage*이 약해서 방어가 약하고 복부근육이 성인보다 약하며 소아의 체격에 비해 신장이 차지하는 비율이 높기 때문이다. 소아의 선천신장기형으로는 수신증, 신장외신우*extrarenal pelvis*, 방광요관역류*vesicoureteral reflux* 등이 있는데 이 경우 미미한 외상에도 쉽게 손상받는다. 신장외상을 입은 소아의 12.6%가 비정상 신장을 가지고 있다.

Ⅴ 비정상 신장의 외상

선천신장기형은 위치와 크기, 모양 때문에 정상 신장보다 외상에 의해 쉽게 손상될 수 있다. 요추 앞에서 신장실질이 서로 연결되는 마제신*horseshoe kidney*은 뒤의 요추 때문에 흔히 쉽게 외상을 입고, 요관신우접합부폐쇄로 인한 수신증*hydronephrosis*은 외상에 쉽게 파열되어 소변종*urinoma*이 잘 형성된다(그림 4-9).

신장낭종*renal cyst* 환자에서는 외상으로 낭종이 파열되거나 낭종 속으로 출혈이 일어나는 형태가 가장

Ⅵ 의인성 신장외상

초음파유도하에 시행하는 경피신장생검은 신장실질질환 진단과 이식신장의 거부반응 진단에 흔히 이용되는 비교적 안전한 시술이다. 가끔 합병증으로 신장주위혈종, 신장동맥분지의 열상, 동정맥루, 거짓동맥류 등이 동반될 수 있다.

대부분의 생검으로 인한 동정맥루는 자연치유되지만 혈관 중재적 시술*intervention*로 효과적인 지혈이

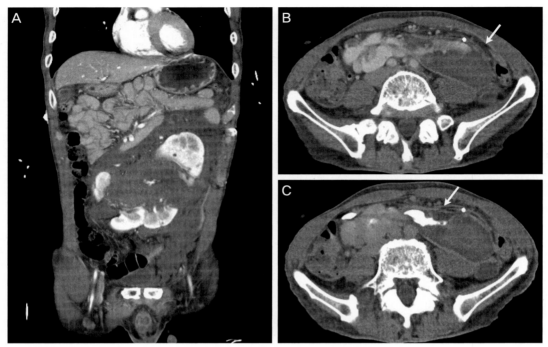

【그림 4-9】 **마제신 손상** A. 조영증강 CT에서 마제신의 중간부위에 신장실질 손상과 주변의 많은 혈종이 관찰된다. B. 추적검사로 시행한 조영증강 CT에서 혈종의 양이 감소되었다(화살표). C. 그러나 손상부위로부터 소변의 유출이 관찰되고 있다(화살표).

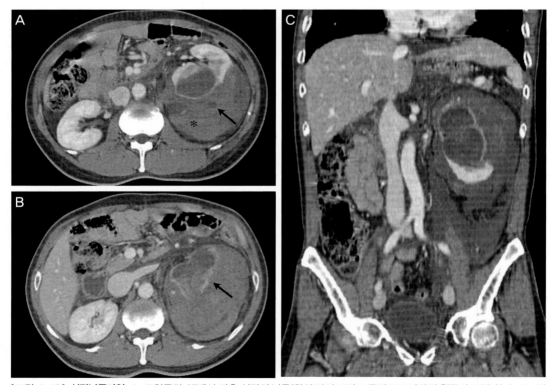

【그림 4-10】 **신장낭종파열** A. 조영증강 CT에서 좌측 신장의 낭종(화살표)이 보이고 주변으로 다량의 혈종이 보인다(*). B. 신장낭종의 경계가 불규칙하고 일부 낭종벽이 소실되어(화살표) 다량의 출혈 소견을 보인다. C. 관상면 CT에서 신장낭종과 신장주위혈종이 잘 보인다.

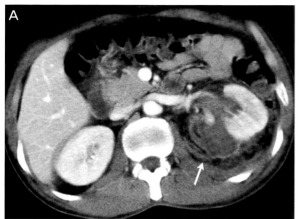

【그림 4-11】 거짓동맥류의 CT와 혈관조영술 소견 A. 3주 전에 좌측 신장에 체외충격파쇄석술을 시행받고 육안적 혈뇨를 주소로 내원한 환자의 CT에서, 좌측 신우가 출혈과 혈종으로 확장되어 있고 일부 출혈은 신장주위까지 파급된 소견을 보인다(화살표). B. 좌측 신장혈관 조영술에서 신장동맥 후방분지에서 거짓동맥류(화살표)를 보인다. C. 미세도관을 이용해 젤폼과 코일로 색전술을 시행한 후의 혈관조영술에서 거짓동맥류가 거의 완벽하게 없어졌음을 알 수 있다(화살표).

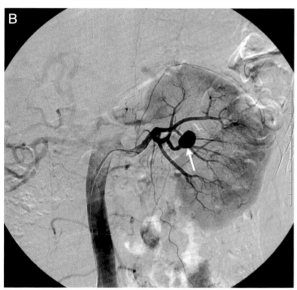

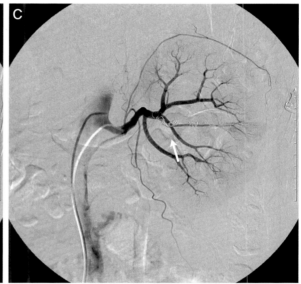

가능하고, 혈관손상으로 인한 신장기능의 저하, 혈뇨, 고혈압 등을 미연에 방지할 수 있다. 유도철사를 사용하는 혈관성형술이나 스텐트시술 시 유도철사로 인해서 신장혈관을 손상시킬 수도 있으므로 주의해야 한다.

체외충격파쇄석술*extracorporeal shockwave lithotripsy*은 요로결석에 유용한 치료법이지만, 합병증으로 신장주위혈종, 신장파열, 신장열상 등이 발생할 수 있으므로 체외충격파쇄석술 후 지속적인 복통이 있다면 출혈이나 잠재적인 합병증이 있는지를 검사해야 한다(그림 4-11).

Ⅶ 신장외상의 합병증

신장외상의 합병증은 전체 신장외상 환자의 3~33%에서 발생하는 것으로 보고되었다. 합병증으로 소변의 유출, 감염된 소변종, 이차성 출혈, 신장주위농양, 거짓동맥류, 고혈압, 동정맥루, 폐의 합병증 등이 있는데 소변의 유출은 신장외상의 가장 흔한 합병증이고, 소변종은 신장외상을 입은 환자의 1~7%에서 생길 수 있다(그림 4-12).

조영증강 후 5~20분 후의 지연기 CT는 소변종의 진단에 중요하다. 요오드가 들어간 소변은 시간이 지

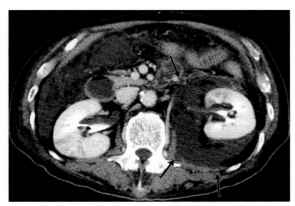

【그림 4-12】 **소변종의 CT 소견** 전립선비대증으로 인해 양쪽 요관이 약간 확장되어 있던 상태에서 외상을 입은 후 요관이 파열되어 누출된 소변이 신장주위를 감싸고 있다(화살표).

남에 따라 밀도가 증가한다. 대부분의 소변종은 피막하에 위치하거나 제로타근막 내의 신장주위공간에 위치하지만 양이 많을 경우 정중선을 넘어 반대편 신장주위로까지 퍼질 수 있다.

감염된 소변종이나 신장주위농양은 소변종의 국한성 때문에 발생하거나 세균이 온몸에 퍼져 생길 수 있고 또는 동반된 췌장이나 장의 손상으로도 생길 수 있는데, 감염된 소변종이나 신장주위농양은 경피도관배액술percutaneous catheter drainage로 치료할 수 있다.

3, 4등급 이상의 심한 신장외상을 입은 환자, 특히 자상을 입은 환자에서 이차성 출혈이 생기는데 이는 외상성 거짓동맥류, 동정맥루 등으로 인해 발생할 수 있다. 손상 후 이차성 출혈이 일어날 때까지의 평균 기간은 12일이다.

거짓동맥류는 의료시술 후에 생길 수 있는 합병증 중 하나이고, 그 밖에 자상이나 신장외상 후에도 생길 수 있다. 도플러초음파로 검사하면 무에코의 병소에서 소용돌이모양의 혈류를 보인다. 혈관조영술이 진단과 치료에서 가장 기본적인 검사법인데, 혈관조영술상 주신장동맥이나 분지에서 나오며 원형 또는 난원형으로 조영증강된다.

작은 동정맥루는 대부분 자연치유되지만 외상 후 생긴 것은 저절로 낫지 않으며 신장기능을 저하시키거나 고혈압이나 혈뇨가 조절되지 않을 수도 있다.

이러한 합병증 발생 확인을 위해 보통 외상 후 48시간 후에 추적검사하는 것을 권장했다. 그러나 최근 연구에서는 임상증상이 없는 AAST 3등급 이하와 소변 유출이 없는 4등급 환자의 경우 추적검사가 필요 없다는 의견도 있다.

참고문헌

1. Al-Qudsh HS, Santucci RA. Complications of renal trauma. Urol Clin North Am 2006;33:41-53.

2. Buckley JC, McAninch JW. Revision of current American Association for the Surgery of Trauma Renal Injury grading system. J Trauma 2011;70:35-37.

3. Cantasdemir M, Adaletli I, Cebi D, et al. Emergency endovascular embolization of traumatic intrarenal arterial Pseudoaneurysm with N-butyl cyanoacrylate. Clin Radiol 2003;58:560-565.

4. Chong ST, Cherry-Bukowiec JR, Willatt JM, et al. Renal trauma: imaging evaluation and implications for clinical management. Abdom Radiol 2016;41:1565-1579.

5. Dugi DD III, Morey AF, Gupta A, et al. American Association for the Surgery of Trauma grade 4 renal injury substratification into grades 4a (low risk) and 4b (high risk). J Urol 2010;183:592-597.

6. Federle MP. Renal trauma. In: Pollack HM, McClennan BL, eds. Clinical urography. Vol 2. 2nd ed. Philadelphia: WB Saunders, 2000, pp.1772-1784.

7. Kamel JR, Berkowitz JF. Assessment of the cortical rim sign in posttraumatic renal infarction. J Comput Assist Tomogr 1996;20:803-806.

8. Kautza B, Zuckerbraun B, Peitzman AB. "Management of blunt renal injury: what is new?". Eur J Trauma Surg 2015;41:251-258.

9. Kawashima A, Sandler CM, Corl FM, et al. Imaging of renal trauma: a comprehensive review. Radiographics 2001;21:557-574.

10. Knapp PM, Kulb TB, Lingeman JE, et al. Extracorporeal shock wave lithotripsy-induced perirenal hematomas. J Urol 1988;139:700-703.

11. Lin WC, Lin CH, Chen JH, et al. Computed tomographic imaging in determining the need of embolization for high-grade blunt

renal injury. J Trauma Acute Care Surg 2013;74:230-235.

12. Moudouni SM, Hadj Slimen M, Manunta A, et al. Management of major blunt renal lacerations: is a nonoperative approach indicated? Eur Urol 2001;40:409-414.

13. Park SJ, Kim JK, Kim KW, et al. MDCT Findings of renal trauma. AJR Am J Roentgenol 2006;187:541-547.

14. Smith JK, Kenney PJ. Imaging of renal trauma. Radiol Clin North Am 2003;41:1019-1035.

15. Titton RL, Gervais DA, Hahn PF, et al. Urine leaks and urinomas; diagnosis and imaging-guided intervention. Radiographics 2003;23:1133-1147.

신장낭종

CHAPTER 5

조은석, 오영택

낭성신장병은 흔히 발견되는 단순낭종에서부터 유전적 질환에 연관되어 나타나는 낭종에 이르기까지 유전적·발생적·후천적 원인으로 인한 다양한 질환군들을 포함하고 있다. 낭성신장병의 분류는 이들의 발생 원인과 조직학적 특징 그리고 임상양상 등이 다양해서 단순하게 분류하기 어렵다. 환자의 과거력과 영상 소견들에 근거해서 진단하지만, 간혹 악성 낭성 병변과 양성 낭성 병변을 구별하기 어려운 경우도 있다.

I 단순신장낭종

단순신장낭종simple renal cyst은 매우 흔한 신장 병변으로 액체로 찬fluid-filled, 비종양nonneoplastic 양성 병변으로 정의된다. 대부분의 낭종은 단방성unilocular이며 주로 피질cortex에서 발생해서 표면 밖으로 돌출하는 형태를 보이지만 수질medullar에서 발생하기도 한다. 크기는 몇 mm에서 몇 십 cm에 이르기도 한다. 현미경 소견으로는 낭종 내부가 특징이 없는 입방형cuboidal 또는 평평한flat 모양의 상피세포들로 둘러싸여 있으며 종종 불연속적인 배열을 보인다. 피막capsule은 여러 층의 아교질collagen을 포함한 섬유조직으로 되어 있으며, 간혹 단핵구monocyte의 침윤과 헤모시데린hemosiderin, 칼슘 등이 침착된다. 연령이 높아질수록 더 흔한 것으로 보아 후천 병변으로 생각되고 있다. 발생 빈도는 30세 이하에서 드물고 소아

에서는 거의 없으며 일반적으로 남녀 차이는 없다. 발생 원인은 밝혀지지 않았지만, 신장혈관의 손상으로 인해 수질간질섬유증medullary interstitial fibrosis과 세뇨관폐쇄tubular obstruction가 유발되어 낭종이 발생하는 것으로 생각되고 있다. 간혹 고형 종괴가 주변의 정상 세뇨관을 폐쇄시킬 경우, 세뇨관의 확장으로 인해 이차로 낭종이 형성되는데 이러한 낭종을 보초낭종sentinel cyst이라고 한다. 대부분의 낭종은 증상이 없지만 크기가 클 경우에는 만져질 수 있고, 옆구리의 불편감 또는 통증, 혈뇨가 나타날 수 있다. 간혹 고혈압이 나타날 수 있으며, 드물게 신장정맥압박으로 인한 단백뇨proteinuria와 적혈구증가증polycythemia 등이 나타날 수 있다.

단순방사선촬영술plain radiogragphy에서 신장낭종

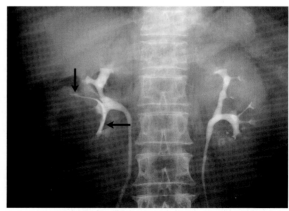

【그림 5-1】 **단순신장낭종의 정맥요로조영술 소견** 방사선투과과 종괴로 인해 분사되고 변위된 신우신배계를 관찰할 수 있다(화살표).

[표 5-1] 낭성 신장 병변의 Bosniak분류법

분류	설명	관리
I	단순 양성 낭종 얇은 벽으로 되어 있으며 낭종 내부에 중격, 석회화, 고형 종괴 없음 물과 비슷한 CT계수를 보이며 조영증강되지 않음	특별한 검사 필요 없음
II	양성 낭종 낭종 내부에 인지 가능한 조영증강을 보일 수 있는 소수의 얇은 중격을 포함 낭종벽 또는 중격 내에 미세한 석회화 또는 미세하게 두꺼워진 짧은 분절의 석회화가 동반된 경우 경계가 좋고 조영증강이 되지 않는, 균질하게 높은 감쇠를 보이는 3cm 미만의 낭종(고밀도 낭종)	특별한 검사 필요 없음
IIF	다수의 얇은 중격 또는 미세하게 규칙적으로 두꺼워진 낭종벽이나 중격이 있는 낭종 낭종벽과 중격을 인지할 수 있는 조영증강이 필요할 수 있으며, 두껍고 결절형의 석회화를 보일 수 있으나 측정 가능한 조영증강은 없음 대부분 경계가 좋음 조영증강이 되지 않고 높은 감쇠를 보이는 낭종으로, 3cm보다 크고 낭종이 전체적으로 신장 안에 위치	양성임을 증명하기 위해 추적관찰 필요 (악성일 가능성 5%)
III	불확실한 낭성 종괴 측정 가능한 조영증강을 동반한 불규칙하거나 규칙적으로 두꺼워진 낭종벽 또는 중격이 있는 경우 이에 속하는 낭종들은 양성이거나(예, 출혈성 낭종, 만성감염성 낭종, 다방낭신장종), 악성일 수 있음(낭성신장세포암, 다방낭성신장세포암)	악성 가능성이 있어 수술적 제거 필요 (악성일 가능성 50%)
IV	악성 낭성 종괴 분류 III에 해당하는 소견을 모두 갖고 있으며, 조영증강이 되는 연조직 성분이 낭종벽 또는 중격에 인접하거나 독립되어 포함된 경우	명백한 악성으로 수술적 제거 필요 (악성일 가능성 75~90%)

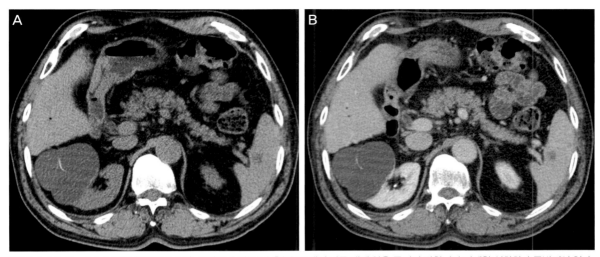

【그림 5-8】 Bosniak II 신장낭종의 CT 소견 조영증강 전(A)과 후(B) CT에서 낭종 내에 얇은 중격이 관찰되며 미세한 석화화가 동반되어 있다.

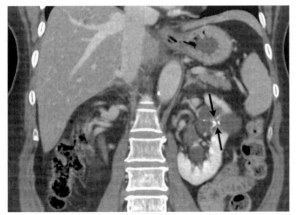

병변을 진단하고 분류하는 데 매우 유용하지만 병변의 크기, 양질의 CT검사, 다른 영상검사 소견과 연관 분석, 관찰자의 Bosniak분류법 숙련도와 친숙도에 따라 판독자가 병변을 분류하는 정확도에 차이를 보일 수 있다. 따라서 환자의 치료방침을 결정할 때는 Bosniak분류법과 함께 환자의 연령, 증상, 가족력, 다른 의학적 상태 등을 고려해야 한다.

【그림 5-9】 **Bosniak IIF 신장낭종의 CT 소견** 조영증강 후 관상면 CT에서 낭종 내에 다소 불규칙한 중격과 두껍고 불규칙한 석회화 소견이 관찰된다(화살표).

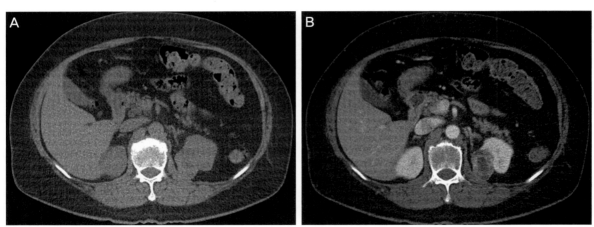

【그림 5-10】 **Bosniak III 신장낭종의 CT 소견** 조영증강 전(A)과 후(B) CT에서 내부에 불규칙하고 두꺼워진 중격들을 관찰할 수 있다.

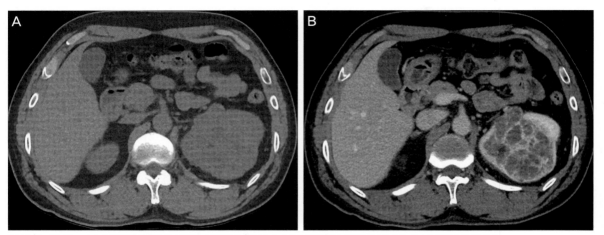

【그림 5-11】 **Bosniak IV 신장낭종의 CT 소견** 조영증강 전(A)과 후(B) CT에서 불규칙한 벽과 고형 성분들이 관찰된다.

sclerosis, 신장수질낭종형성medullary cyst formation을 일으킨다. 원인은 밝혀지지 않았으며, 실험모델을 이용한 연구 보고에 따르면 세뇨관독소tubular toxin가 관련되어 있다.

이환된 환자는 다뇨polyuria, 다음증polydipsia, 빈혈anemia, 말기신부전end-stage renal failure 등의 임상증상을 보인다. 소아형juvenile type과 성인형adult type으로 나눌 수 있으며, 소아형은 상염색체열성 유전형태를 보이고, 안과적ophthalmologic · 신경학적neurologic 이상과 골격이형성skeletal dysplasia, 간섬유증hepatic fibrosis 등이 종종 동반된다. 성인형은 신장 이외에는 이상이 동반되지 않는다.

초음파검사상 매끄러운 경계를 보이는 정상 또는 크기가 작은 신장과 함께 신장실질의 에코가 증가되어 있으며, 작은 크기의 낭종들을 신장수질과 신장피질수질접합부renal corticomedullary junction에서 볼 수 있다(그림 5-16A). CT나 MR영상에서도 위축된 신장에 작은 낭종을 볼 수 있으며(그림 5-16 B), 지연기영상을 촬영하면 작은 신장수질 낭종renal medullary cyst과 확장된 신배dilated calyx를 감별하는 데 유용하다.

되며, 이 낭종들 사이에는 교통이 없는 것이 특징이다. 그러나 수신증형에서는 불완전한 폐쇄로 인해 낭종과 다른 낭종이나 신우와의 교통이 있을 수 있다.

임상증상은 복부종괴로, 신생아 때 가장 많은 복부종괴 중 하나이다. 80%가 편측성이지만 20%에서 반대쪽 신장에 요관신우접합부협착ureteropelvic junction stenosis이나 요관기형ureteral anomaly 등이 동반되어 심한 신부전을 초래하는 경우가 있다.

다낭성형성이상신장은 대부분 신장 전반에 걸쳐 발생하지만 간혹 국소적으로 발생할 수도 있고 양쪽에서 발생하기도 한다. 반대쪽에 이상이 없고 종괴효과mass effect가 없는 경우에는 수술 치료를 하지 않는다.

초음파검사 소견에서는 신장 내에 다양한 크기와 모양의 낭종이 있으며, 특히 크기가 큰 낭종일수록 바깥쪽에 위치한다. 낭종들 사이에 교통이 없으며 신장동이나 신장실질을 관찰할 수 없다. 간혹 신장실질이 존재하는 경우에는 정상보다 고에코echogenic 소견을 나타낸다(그림 5-17). 산전초음파검사에서도 임신 20주에 조기진단이 가능하며 태아의 한쪽 신장에 다수의 작은 교통이 없는 낭종들과 증가된 신장실질 에코로 비교적 쉽게 진단할 수 있고, 추적검사에서 낭

IX 다낭성형성이상신장

다낭성형성이상신장multicystic dysplastic kidney은 비유전성 발달이상developmental abnormality으로, 다수의 신장낭종과 기능을 가진 신장실질이 없는 것이 특징이다. 태생기에 요관싹ureteric bud이 폐쇄되어 발생하는 것으로 생각된다. 요관싹의 폐쇄가 임신 8~10주에 나타나면 전형적인 신우-누두부폐쇄형pelvoinfundibular atresia type 다낭성형성이상신장이 생기고, 임신 10~35주에 나타나면 수신증형hydronephrotic 다낭성형성이상신장이 생기는 것으로 생각된다. 요관싹이 더 이상 자라지 않으면 신장실질이 형성되지 않고, 대신 신장은 다양한 크기의 많은 낭종들로 대치

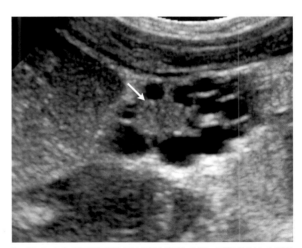

【그림 5-17】 다낭성형성이상신장의 영상 소견 초음파검사 소견상 신장 내에 다수의 낭종이 관찰되며 낭종들 사이에 교통이 없다. 낭종들 사이에 고에코의 형성이상신장실질이 관찰된다(화살표).

종들의 수와 크기가 증가함을 알 수 있다. 단순방사선촬영술과 정맥요로조영술에서 복부종괴를 보이며, 신장기능이 없기 때문에 조영제의 출현을 볼 수 없고 간혹 테두리석회화peripheral rim calcification가 보이기도 한다. CT에서 다수의 교통이 없는 낭종들을 관찰할 수 있으며, 조영증강 CT에서 신장실질에 조영증강이 나타나지 않는다.

X 후천낭성신장병

후천낭성신장병acquired cystic kidney disease은 여러 가지 만성원발신장병chronic primary renal disease과 연관해서 생기는 낭성 질환으로 투석을 시행한 환자에서 좀 더 흔히 발견되지만 투석을 시행하지 않은 만성

신장병chronic renal disease 환자에서도 발견된다. 이 병의 발병 기전이 명확히 규명되지는 않았지만 투석 기간과 밀접한 연관성을 보인다. 후천낭성신장병은 투석을 받은 지 1∼3년에 10∼20%, 3∼5년에 40∼60%, 5∼10년에 90% 이상의 유병률을 보인다. 복막투석과 혈액투석 환자들 사이의 유병률은 비슷하다.

이 질환의 진단 기준은 기저 낭성신장병 없이 만성신부전으로 투석을 받은 과거력이 있고 양쪽 신장에 발생하며 적어도 5개 이상의 낭종을 보이는 경우이다. 이 질환은 출혈과 석회화가 흔히 동반되며, 신장세포암 발생률이 높다. 신장세포암은 투석을 받은 환자에서 흔히 발생하며, 비교적 젊은 나이의 환자들에서 높은 발병률을 나타내는 것으로 보고되고 있다. 이에 대한 설명으로 정상 신장의 노폐물 배설에 비해 투석의 경우 이러한 배설이 완전히 이루어지지 않아

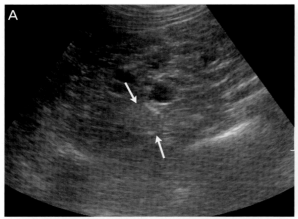
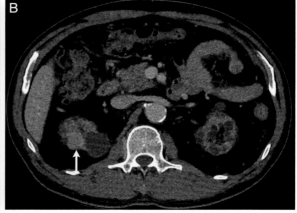
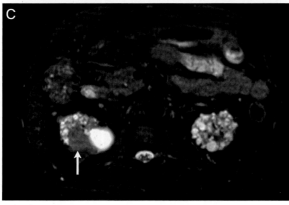

【그림 5-18】 **후천낭성신장병의 초음파검사와 CT 소견** A. 초음파검사에서 크기가 작고 신장실질의 에코가 증가된 신장이 관찰되며 내부에 여러 개의 낭종들이 있다. 상극부에 내부의 고형 결절이 동반된 종괴가 관찰된다(화살표). B. 조영증강 CT에서 크기가 작은 양쪽 신장 내에 여러 개의 낭종들이 관찰되며, 조영증강되는 고형 종괴는 동반된 신장세포암이다(화살표). C. MRI T2 강조영상에서 양쪽 신장 내에 여러 개의 낭종들이 있고, 낮은 신호강도의 신장세포암이 관찰된다(화살표).

서, 상대적으로 많은 독성물질이 저류하게 되어 독성물질의 영향으로 인해 신장세포암의 발생이 증가된다는 가설이 제안되고 있다.

초음파검사를 이용하면 신장의 크기가 작고 고에코의 신장실질이 신장주위지방*perinephric fat*과 구별이 잘 되지 않아 동반되는 합병증의 검사는 제한적이다. 후천낭성신장병 환자에서 고형 종괴를 동반한 경우에는 신장세포암의 가능성을 의심해야 한다(그림 5-18 A). CT검사에서는 크기가 작은 신장에 수많은 작은 낭종들을 볼 수 있고 출혈이나 석회화 등도 관찰할 수 있다. 신장세포암은 저감쇠 병변이 조영증강을 나타낼 때 의심할 수 있다(그림 5-18 B, C).

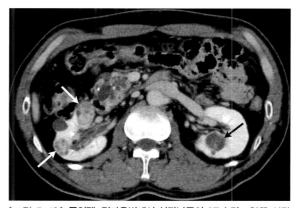

【그림 5-19】 **폰히펠-린다우병에서 신장낭종의 CT 소견**　양쪽 신장에 여러 개의 낭종이 있으며, 일부 낭종에서는 낭종 내에 고형 종괴를 동반한 신장세포암이 관찰되고 있다(화살표). 췌장에도 여러 개의 낭종들이 동반되어 있다.

XI 폰히펠-린다우병에서의 신장낭종

폰히펠-린다우병*von hippel-lindau disease*은 상염색체우성으로 유전되는 병이다. 망막혈관종증*retinal angiomatosis*, 소뇌혈관모세포종*cerebellar hemangioblastoma*, 척수혈관모세포종*spinal hemangioblastoma*을 동반하며, 부고환에 유두낭선종*papillary cystadenoma*, 약 10~17%에서 부신*adrenal gland*에 크롬친화세포종*pheochromocytoma*을 동반하고, 췌장에는 낭종, 암, 미세낭선종*microcystic adenoma*, 비기능도세포종양*non-functioning islet cell tumor* 등의 여러 가지 질환이 생길 수 있다. 신장낭종은 59~63%에서 발생하며, 24~45%에서 신장세포암을 동반한다. 이때 동반되는 신장세포암의 75%는 양측성이며, 87%가 다발성인 것으로 알려져 있다. 초음파검사나 CT에서 신장 병변의 대부분은 낭종으로 생각되지만 신장세포암의 작은 병소들을 볼 수 있는데, 이를 확인하는 데는 초음파검사보다 조영증강 CT가 더 적합한 검사법이다(그림 5-19).

XII 결절성경화증에서의 신장낭종

결절성경화증*tuberous sclerosis*은 상염색체우성으로 유전되는 유전모반증*hereditary phakomatosis*이다. 결절성경화증 환자의 70~90%에서 신장에 혈관근지방종*angiomyolipoma*을 동반하고, 다수의 낭종을 동반하기도 한다. 신장의 혈관근지방종은 간혹 자연적으로 출혈을 일으켜서 피막하혈종*subcapsular hematoma* 또는 후복막혈종*retroperitoneal hematoma*을 유발한다. 동반되는 중추신경계기형으로는 표재피질과오종*superficial cortical hamartoma*이나 뇌실주위뇌실막하결절*periventricular subependymal nodule* 등이 있으며, 그 밖에 골격기형*skeletal anomaly*, 심장횡문근종*cardiac rhabdomyoma*, 폐기형*pulmonary anomaly* 등이 동반되고 얼굴혈관섬유종*facial angiofibroma*, 샤그린반점*Shagreen patch*, 망막모반*retinal phakoma*이 생길 수 있다. 낭종의 모양은 단순신장낭종과 유사한 모양을 보이며, 소아에서 흔하게 보인다. 간혹 많은 낭종을 보여 상염색체우성다낭신장병과 감별해야 한다.

혈관근지방종은 초음파검사에서 고에코로 관찰되어 신장낭종과 구별이 쉽지만, 크기가 작은 고에코의 신장세포암과 구별이 어려운 경우가 종종 있다. CT

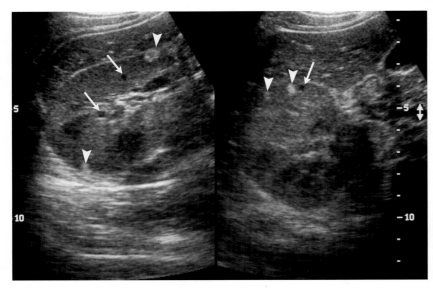

【그림 5-20】 결절성경화증에서의 신장 낭종 초음파검사 소견 초음파검사에서 신장 내에 크기가 작은 낭종들이 관찰되며(화살표), 고에코의 혈관근지방종이 동반되어 있다(화살촉).

에서 지방의 존재를 확인하면 혈관근지방종은 확진이 가능하지만, 지방이 적은 혈관근지방종의 경우는 신장세포암과 유사한 소견을 보여 구별하기 어렵다(그림 5-20).

XIII 사구체낭성신장병

사구체낭성신장병glomerulocystic kidney disease은 조직학적으로 보우만 공간Bowman space 확장에 의한 사구체낭종glomerular cyst을 특징으로 하는 질환이다. 매우 작은 크기의 낭종들이 주로 신장피질에 국한되어

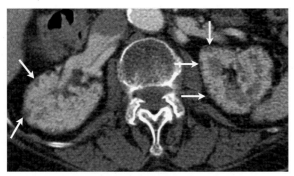

【그림 5-21】 사구체낭성신장병의 CT 소견 작은 크기의 낭종들이 주로 신장피질에 국한되어 있다(화살표).

나타난다(그림 5-21). 발병 원인으로 소변 흐름urine flow의 폐쇄나 유전자 변이 등이 추정되고 있으나 아직 발생 기전이 확실히 밝혀지지 않았다.

XIV 신장동낭종

신장동낭종renal sinus cyst은 신우주위낭종peripelvic cyst, parapelvic cyst으로 알려져 있다. 신우주위낭종은 원래 신장실질에서 세뇨관폐쇄로 인해 생성된 단순신장낭종과는 다르게 신장동의 림프관폐쇄lymphatic obstruction로 인해 생성된 낭종을 의미하지만, 통상적으로 신장동에서 발견되는 낭종을 모두 신우주위낭종이라 부른다.

초음파검사에서는 신장동에서 여러 개의 낭종을 관찰할 수 있다. 수신증hydronephrosis이나 두드러진 신장혈관과 구별하기 어려운 경우가 있지만, 초음파검사로 잘 추적할 경우 수신증과 달리 늘어난 신배로 연결되지 않는다. 색도플러초음파검사color Doppler ultrasonography를 이용하면 두드러진 신장혈관과 쉽게 구분할 수 있다. 신장동 내의 낭종들이 서로 연결된 것처럼 보여 수신증과 구별이 어려울 경우 정맥요

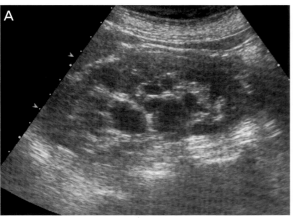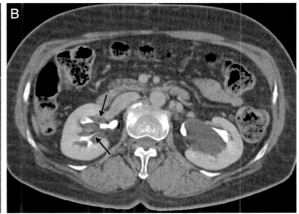

【그림 5-22】 **신장동낭종의 초음파검사와 CT 소견** A. 초음파검사에서 신장동 내에 낭성 병변이 관찰되지만 늘어난 신배와의 연결은 관찰되지 않는다. B. CT 지연기영상에서 잡아당겨진 신우와 신배(화살표) 사이에서 신장동낭종이 관찰된다.

로조영술이나 CT에서 지연기영상을 이용하면 진단하기 쉽다(그림 5-22).

정맥요로조영술에서 신장동의 종괴효과로 인해 신배누두*calyceal infundibulum*들이 벌어지거나 연장된다. 지연기에 촬영된 조영증강 CT상 잡아당겨진 신우와 신배 사이에서 낭종을 볼 수 있다.

참고문헌

1. Bosniak MA. Diagnosis and management of patients with complicated cystic lesions of the kidney. AJR Am J Roentgenol 1997;169:819-821.
2. Bosniak MA. Difficulties in classifying cystic lesions of the kidney. Urol Radiol 1991;13:91-93.
3. Bosniak MA. Problematic renal masses. RSNA categorical course in Genitourinary. Radiology 1994;183-192.
4. Bosniak MA. The current radiological approach to renal cysts. Radiology 1986;158:1-10.
5. Hartman DS. Cystic disease. In: Pollack HM, McClennan BL, eds. Clinical Urography. 2nd ed. Philadelphia: WB Saunders, 2000, pp.1245-1412.
6. Hartmann DS. Renal cystic disease: current concepts and controversies. RSNA categorical course in Genitourinary. Radiology 1994;203-210.
7. Kim AY, Kim SH, Kim YJ, et al. Contrast-enhanced power Doppler sonography for differentiation of cystic renal lesions: preliminary study. J Ultrasound Med 1999;18:581-588.
8. Kim B. Renal cysts and cystic diseases. In: Kim SH, ed. Radiology Illustrated: Uroradiology. Philadelphia: WB Saunders, 2003, pp.173-206.
9. Robbin ML, Lockhart ME, Barr RG. Renal imaging with ultrasound contrast: current status. Radiol Clin North Am 2003;41:963-978.
10. Siegel CL, Mcfarland EG, Brink JA, et al. CT of cystic renal masses: analysis of diagnostic performance and interobserver variation. AJR Am J Roentgenol 1997;169:813-818.
11. Wilson TE, Doelle EA, Cohan RH, et al. Cystic renal masses: a reevaluation of the usefulness of the Bosniak classification system. Acad Radiol 1996;3:564-570.

신장실질질환과 이식신장

CHAPTER **6**

박성빈

I 신장실질질환

1. 정의와 분류

신장실질*renal parenchyma*질환이란 신장실질, 즉 사구체*glomerulus*, 세뇨관*tubule*, 간질*interstitium*, 혈관

blood vessel을 침범하는 질환이며, 전신질환의 신장 침범도 포함된다. 신장실질질환은 사구체질환*glomerular disease*, 세뇨관간질질환*tubulointerstitial disease*, 혈관병*vascular disease*으로 분류된다(표 6-1).

[표 6-1] 신장실질질환의 분류

분류		대표 질환들
사구체질환	일차 사구체질환	Acute poststreptococcal glomerulonephritis
		Minimal change disease
		Focal segmental glomerulosclerosis
		Membranous nephropathy
		Membranoproliferative glomerulonephritis
	이차 사구체질환	Diabetic nephropathy
		Lupus nephritis
		Goodpasture's syndrome
		Vasculitis(Henoch–Schönlein purpura, polyarteritis nordosa, hypersensitivity angiitis, Wegener's granulomatosis)
		Deposition(amyloidosis, Waldenström's macroglobulinemia)
		Hereditary disease(Alport's syndrome, Fabry's disease, nail–patella syndrome)
		Infectious disease(hepatitis, HIV infection, bacterial endocarditis)
		Neoplastic disease(lymphoma, leukemia)
세뇨관간질질환		Acute tubular necrosis
		Tubulointerstitial nephritis
		Tubular obstruction(multiple myeloma, oxalate nephropathy)
혈관병		Nephrosclerosis(benign or malignant)
		Renal artery stenosis
		Renal vein thrombosis
		Thrombotic microangiopathy(hemolytic uremic syndrome, thrombotic thrombocytopenic purpura)
		Sickle cell nephropathy
		Scleroderma

(1) 사구체질환

사구체질환은 말기신장병end-stage renal disease의 주요 원인이다. 사구체의 증식과 괴사가 특징이며, 신장이 일차침범 장기일 수도 있지만(일차사구체질환primary glomerulopathy), 전신질환의 일부분으로도 나타날 수 있다(이차사구체질환secondary glomerulopathy). 영상소견은 질환의 단계에 따라 다르며, 급성기에는 대칭적으로 크기가 증가하지만 만성화되면 매끈하게 크기가 감소한다.

(2) 세뇨관간질질환

세뇨관간질질환에는 급성세뇨관괴사acute tubular necrosis, 세뇨관간질신장염tubulointerstitial nephritis과 세뇨관폐쇄를 일으키는 다른 질환들이 포함된다.

　급성세뇨관괴사는 급성신부전acute renal failure의 주요 원인이며, 세뇨관 내에 세포부스러기celluar debris의 침착으로 인해 발생한다. 저혈압, 탈수 또는 다른 신독성물질과 연관된 허혈 후에 발생하며, 가역적이다. 세뇨관간질신장염은 세뇨관과 간질의 다양한 원인으로 인한 염증반응이다.

(3) 혈관병

양성과 악성 신장경화증nephrosclerosis, 신장동맥협착renal artery stenosis, 신정맥혈전증renal vein thrombosis, 죽상색전증atheroembolic disease 등이 있다. 용혈요독증후군hemolyticuremic syndrome, 특발혈전혈소판감소자색반병idiopathic thrombotic thrombocytopenic purpura 등의 작은 혈관이나 사구체 혈관벽의 괴사와 함께 혈전을 일으키는 혈전미세혈관병thrombotic microangiopathy도 포함된다.

2. 영상의학진단을 위한 총체적 접근

신장병 진단에 가장 유용한 형태적 기준은 신장 크기, 윤곽, 침범 질환의 편측성이다. 대부분의 신장실질질환은 급성기에 매끄러운 양측성의 크기 증가를 보이다가 만성기에는 위축된 양측성의 크기 감소를 나타낸다. 그렇지만 혈관병은 편측성과 양측성 그리고 크기 증가와 감소를 모두 보일 수 있다.

　신장 크기는 가장 중요한 진단 단서이다. 신장 크기 감소는 형성 저하, 괴사, 위축, 섬유화 등으로 인해 발생한다. 신장 크기 증가는 액체 축적, 이상단백질의 침착, 염증이나 종양세포의 침범, 사구체나 미세혈관의 증식, 세포비대 등으로 인해 발생한다. 정상 신장 지름이 9~13cm이며, 9cm 이하는 일반적으로 이상이 있는 것으로 간주한다. 신장기능이상이 있을 때 크기에 따라서 급성과 만성을 감별할 수 있다.

　신장의 윤곽과 편측성도 중요한 진단 단서이다. 윤곽이 매끈하면서 신장실질 두께가 일정하다면 전체 신장을 침범한 총체적 질환이다. 양측성을 보인다면 총체적 질환이거나 전신질환의 침범이다. 편측성을 보인다면 유전질환은 아니고 신장 자체만을 침범한 질환이다.

3. 영상검사법

신장실질질환은 대부분 신장생검renal biopsy으로 진단하지만, 영상검사도 중요한 역할을 할 수 있다. 신장실질질환 영상검사의 목적은 신장 크기의 측정, 요관폐쇄의 배제, 신장실질의 형태적 변화를 평가하는 것이다.

(1) 단순방사선촬영술과 정맥요로조영술

단순방사선촬영술plain radiography에서는 신장의 크기나 석회화calcification 존재 등을 확인할 수 있다. 정맥요로조영술intravenous urography은 신장유두괴사renal papillary necrosis 등의 집합계collecting system 이상을 보여준다.

(2) 초음파검사

초음파검사는 신장실질질환에서 처음 시행하는 검사로 사용되며, 질소혈증azotemia이 있는 환자에서 요

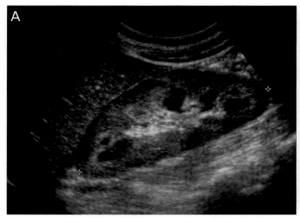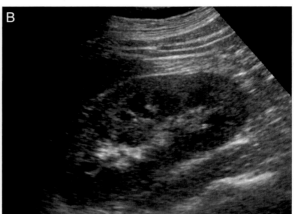

【그림 6-1】 **신장실질질환의 다양한 초음파검사 소견** A. 사구체신염으로 진단된 22세 여성. 신장은 정상 크기이며 신장피질의 에코가 주위 간보다 증가했고 신장피질-수질구분도 감소했다. B. 사구체신염으로 진단된 30세 남성. 신장은 정상 크기이며, 에코의 증가 소견도 없다.

로폐쇄*urinary tract obstruction* 배제, 신장 크기의 측정과 신장 에코 평가에 사용된다.

신장 에코는 신장피질 에코*renal cortical echogenicity*와 신장피질-수질구분*renal corticomedullary differentiation*으로 평가한다. 신장실질 에코의 변화는 신장실질질환 초음파검사의 진단에서 가장 널리 알려진 소견이다. 정상 신장피질 에코는 주변 간이나 비장보다 낮으며, 성인에서 신장피질 에코가 간이나 비장보다 높다면 신장실질질환이 있는 것이다. 간과 에코가 비슷하다면 70%의 경우에서 정상 신장기능을 보인다. 한편 초음파검사에서 정상 신장으로 보이는 경우에도 의미 있는 신장실질질환 환자일 수 있음을 아는 것이 중요하다(그림 6-1).

신장피질-수질구분은 또 다른 중요한 요소이다. 정상에서 신장수질 에코는 신장피질보다 약간 낮다. 신장피질-수질구분의 변화가 있다면 신장실질질환의 가능성이 높지만 민감도는 약 20% 정도이다. 신장실질질환에서 신장피질-수질구분은 유지될 수도 있고 감소할 수도 있으며 더 뚜렷해질 수도 있다. 전반적인 신장실질 에코의 증가는 질환의 나쁜 예후를 시사한다.

(3) 도플러초음파검사

도플러초음파검사*Doppler ultrasonography*는 신장혈관과 혈역학 변화*hemodynamic change*를 검사할 수 있는 쉽고 비침습적 검사방법이다. 신장 내 혈관들을 보는 데는 출력도플러초음파검사*power Doppler ultrasonography*가 색도플러초음파검사*color Doppler ultrasonography*보다 우수하다. 도플러스펙트럼 분석에서는 저항지수*resistive index*를 가장 많이 사용하는데, 도플러 저항지수는 다음과 같이 정의하며, 신장병으로 인해 발생할 수 있는 신장혈류의 변화를 정량화할 수 있는 유용한 지표이다.

$$저항지수 = (최고수축속도peak\ systolic\ velocity$$
$$-이완말기속도end\ diastolic\ velocity)$$
$$\div 최고수축속도$$

엽간동맥*interlobar artery*이나 궁상동맥*arcuate artery*에서 측정하며, 신장의 3곳(상극*upper pole*, 하극*lower pole*, 극간*interpole*)에서 측정해서 평균을 구한다. 정상은 0.7 이하이며, 정상 평균 수치는 0.59~0.63으로 알려져 있다.

세뇨관간질질환이나 혈관병에서는 저항지수가 0.8 이상으로 증가하지만, 사구체질환에서는 정상을 보

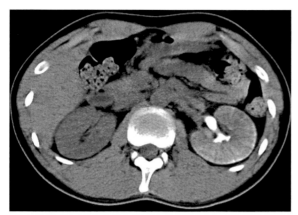

【그림 6-5】 좌측 요관방광접합부결석으로 인한 쇼크 신장조영영상
조영증강 전 CT에서 혈관수축으로 인한 좌측 신장의 반점형 또는 줄무늬 신장조영영상을 보이며, 이전 검사 후 지연배출된 조영제가 좌측 신우에 보인다.

융해의 주요 원인은 외상, 허혈 또는 고온 근육손상, 약이나 독소에 노출된 경우, 극심한 근육활동 등이다. 횡문근융해와 연관된 급성신부전은 미오글로빈뇨*myoglobinuria*의 발견이나 크레아티닌포스포키나아제*creatinine phosphokinease* 수치의 상승 등으로 진단할 수 있다.

　정맥요로조영술과 CT에서 신장 크기가 증가하고 줄무늬신장조영영상*striated nephrogram*을 보인다. 그렇지만 이 소견은 비특이적이며, 신장혈류를 변화시킬 수 있는 저혈압이나 신정맥혈전, 급성요로폐쇄 등에서도 나타난다(그림 6-5). 흔한 초음파검사 소견은

신장 크기 증가, 신장피질 에코 증가, 현저한 신장피라미드*renal pyramid*이다. MR영상에서는 T1 강조영상에서 신장피질-수질구분이 유지된다(그림 6-6).

2) 운동 유발 비미오글로빈뇨 급성신부전

운동 유발 비미오글로빈뇨 급성신부전*exercise-induced nonmyoglobinuric acute renal failure*은 젊고 건강한 사람에서 격렬한 운동 후 심한 허리통증과 반점형 신장혈관수축*patchy renal vasoconstriction*을 보이는 임상 증후군이다. 대부분의 환자들은 운동 전 진통제*analgesics*를 복용한 병력이 있다. 병태생리는 궁상동맥이나 엽간동맥 수준의 신장혈관수축으로 추정된다.

　초음파검사 소견은 비특이적이며, 즉시 시행한 조영증강 CT에서 여러 개의 반점형 조영감소 부분을 보인다(그림 6-7). 몇 시간 후에 다시 시행한 CT에서 처음에 조영되지 않던 부분이 반점형 또는 쐐기모양으로 조영증강된다. 지연된 반점형 신장조영영상이 특징적 소견이지만 다른 여러 질환에서도 나타날 수 있다.

3) 조영제 유발 급성신부전

조영제 유발 급성신부전*contrast material-induced acute renal failure*은 조영제 주사 후 발생하는 심각한 합병증이다. 정확한 빈도와 발병 기전*pathogenesis*은 알려

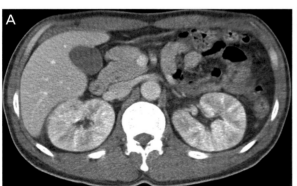
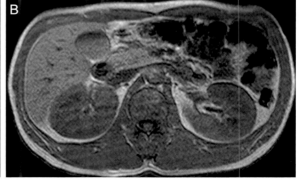

【그림 6-6】 횡문근융해로 인한 급성신부전 A. 조영증강 후 CT에서 양쪽 신장의 반점형 또는 줄무늬신장조영영상을 보인다. B. T1 강조 MR 영상에서 양쪽 신장의 전반적인 부종이 있으며, 상대적으로 저신호강도의 신장수질이 보존되어 신장피질-수질구분이 유지되어 있다. 그러나 그러한 소견을 보이는 병리학적 근거는 아직 규명되지 않았다.

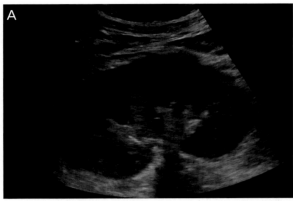
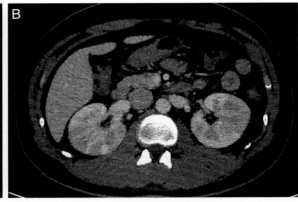

【그림 6-7】 **운동 유발 비미오글로빈뇨 급성신부전** A. 초음파검사에서 신장은 부종을 보이며, 신장피질의 에코가 증가되어 있다. B. 조영증강 후 CT에서 양쪽 신장의 반점형 또는 줄무늬신장조영영상을 보인다.

져 있지 않지만, 다른 신독소처럼 급성세뇨관괴사를 일으키는 것으로 추정된다. 조영제 사용 후 24시간이 지나서 질소혈증이 발생할 때 진단된다.

정맥요로조영술에서 지속된 진한 신장조영영상*persistent dense nephrogram*을 보이는 경우 조영제 유발 급성신부전을 시사한다.

4) 신장피질괴사

신장피질괴사*renal cortical necrosis*는 급성신부전 원인의 약 2%를 차지하는 드문 질환이다. 발병 기전은 명확치 않으나 혈관경련수축*vasospasm*, 미세혈관손상*microvascular injury*과 파종혈관내응고*disseminated intravascular coagulation* 등의 다인성 원인이 거론된다.

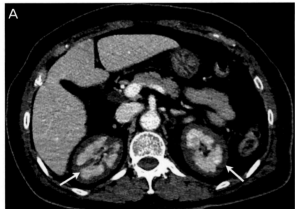
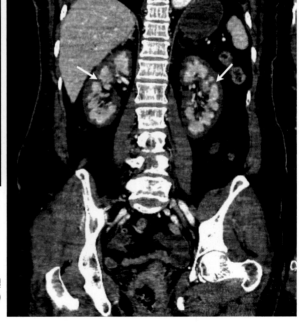

【그림 6-8】 **신장피질괴사** A, B. 조영증강 후 CT에서 양쪽 신장피질을 따라서 조영증강되지 않는 이른바 테징후*peripheral rim sign*(화살표)를 보인다.

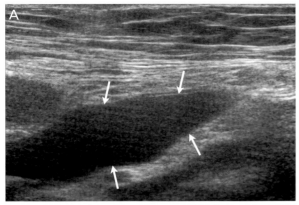
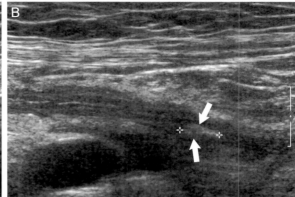
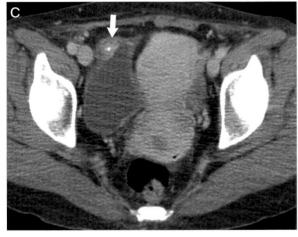

【그림 6-11】 신장이식 환자에서 생긴 요관방광접합부결석으로 인한 요로폐쇄의 영상 소견 초음파검사(A, B)와 CT(C)에서 요관방광접합부결석(굵은 화살표)으로 인한 요로폐쇄로 수신증과 수뇨증(화살표)을 보인다.

6-11), 경피신장창냄술percutaneous nephrostomy을 통한 관설치tube placement가 저압배액low-pressure drainage과 신장기능 유지에 유용하다.

(3) 요로폐쇄

요로폐쇄는 이식 후 첫 6개월 동안에 대략 2%에서 발생한다. 이식신장에서 폐쇄는 어느 위치에서나 발생할 수 있지만 요관을 방광에 이식한 위치에서 호발하며, 90% 이상의 요관협착이 원위부 1/3에서 발생한다(그림 6-11).

초음파검사로 수신증을 진단할 수 있지만 부종, 이식거부반응rejection reaction과 동반된 섬유화가 정상적인 수신증이 생기는 것을 막을 수 있으며, 몇몇 환자들은 의미 있는 폐쇄가 있어도 수신증이 생기지 않거나 미미할 수 있다. 또한 수신증이 과신장된 방광으로 인해 이차로 생길 수도 있다.

3. 이식신장 주변의 액체저류

이식신장 주변의 액체저류peritransplant fluid collection는 소변종, 혈종hematoma, 림프낭종, 농양abscess을 포함하며, 발생 빈도는 전체 신장이식 환자의 약 50%까지 보고된다. 임상적 의미는 크기, 위치 그리고 크기의 증가 여부에 따라 결정된다. 수술 직후에는 적은 양의 혈종이나 장액종이 반달모양의 이식신장 주변 액체저류로 흔히 나타난다. 크기의 증가는 중재적 시술intervention을 고려할 수 있기 때문에 기초검사baseline study로 크기를 기록해야 한다. 크기는 소변의 유출, 농양 또는 혈관손상 등으로 인해 증가할 수 있다. 액체저류 원인들의 감별진단에 이식 후 발생 기간이 도움이 된다. 소변종과 혈종은 대부분

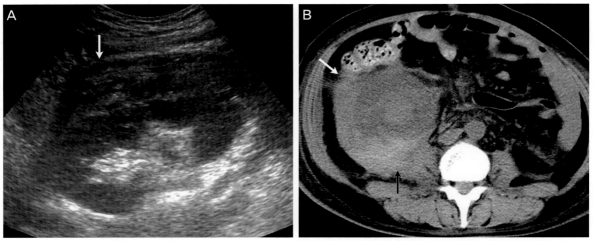

【그림 6-12】 **신장이식 환자에서 생긴 혈종의 영상 소견** 초음파검사(A)와 CT(B)에서 이식신장 주변에 고에코와 고농도를 보이는 급성혈종이 있다(화살표).

이식 직후 발생하며, 림프낭종은 4~8주 후에 발생한다. 그렇지만 초음파검사 소견은 비특이적이며, 최종 진단은 단지 흡인으로만 알 수 있다.

(1) 혈종

혈종은 이식 직후 가장 흔하지만, 저절로 또는 생검 후에 생길 수 있다. 흔히 크기가 작으며 자연적으로 소실된다. 크기가 큰 혈종은 이식신장을 전이시키거나 압박해서 수신증을 유발할 수 있다. 초음파검사상

복잡한 양상을 보인다(그림 6-12).

급성혈종은 고에코를 보이며 시간이 경과할수록 에코가 감소한다. 만성혈종은 물과 비슷하거나 심지어 무에코로 나타나며 격막을 가질 수 있다. 또한 좀 더 복잡한 저류로 나타나며, 임상적으로 감염의 증거가 있다면 농양을 의미한다.

(2) 림프낭종

림프낭종은 가장 흔한 이식신장 주변의 액체저류이

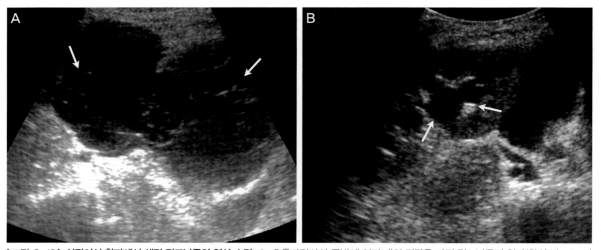

【그림 6-13】 **신장이식 환자에서 생긴 림프낭종의 영상 소견** A. 초음파검사상 골반에 여러 개의 격막을 가진 림프낭종이 있다(화살표). B. 이러한 림프낭종의 압박으로 인해 이식신장의 수신증이 동반되었다(화살표).

다. 흔히 약 15%의 환자에서 4~8주에 나타나며 수술 후 정상 림프 경로의 손상 때문에 발생한다. 대부분은 우연히 발견되며 치료가 필요하지는 않다. 그렇지만 종괴효과*mass effect*로 인해 수신증과 신장기능저하를 유발하거나 하지, 고환*testis*, 복벽, 음순*labium*에 부종이 생길 수 있다. 초음파검사상 림프낭종은 무에코이며 격막이 있는 경우도 있다(그림 6-13). 작은 림프낭종은 초음파검사로 집중 감시하면 되고, 크기가 크거나 자라는 양상으로 수신증을 일으킨다면 배액해야 한다.

(3) 감염과 농양

80% 이상의 신장이식 환자들이 이식 후 1년 동안에 적어도 1번은 감염을 경험하게 된다. 따라서 초기 진단과 중재적 시술이 이식신장의 기능 소실을 막고 환자의 예후를 향상시킬 수 있다. 이식신장 주위 농양은 흔치 않은 합병증이며, 이식 후 몇 주 이내에 발생한다. 신우신염이나 림프낭종, 혈종 또는 소변종에서 기인할 수 있다.

감염과 농양의 초음파검사 소견은 다양하다. 국소 신우신염은 국소적으로 증가되거나 감소된 에코를 보인다. 농양은 초음파검사상 비특이적인 복합성의 낭성모양을 보인다(그림 6-14). 화농신장*pyonephrosis*은 열이 있는 환자에서 늘어난 신우신배계*pelvocalyceal system*를 채우는 지저분하고 낮은 에코를 보인다.

4. 이식신장기능장애

이식신장기능장애의 원인들은 급성세뇨관괴사, 이식거부반응(초급성*hyperacute*, 급성*acute*, 만성*chronic*), 약물독성*drug toxicity* 등이다. 초음파검사상 이식신장의 크기 증가, 신장피질의 두께 증가, 신장피질 에코의 변화, 신장피질-수질구분의 감소, 신장피라미드의 두드러짐, 집합계의 두께 증가 그리고 신장동 에코의 감소 등을 보인다. 그러나 초음파검사 소견은 주관적이며, 음성예측률은 17%에서 50%로 다양하다. 저항지수 0.8 이상의 증가는 이식신장기능장애의 비특이 지표이며, 이완기혈류의 역전은 드물게 나타난다. 이식신장기능장애의 여러 원인들은 경피초음파유도하 생검으로 구분할 수 있다.

(1) 도플러초음파검사와 저항지수

저항지수의 상승은 처음에는 거부반응의 특이 지표로 여겨졌지만, 여러 연구에 따라 현재는 이식신장기능장애의 비특이 지표로 여겨진다. 연속적인 저항지수의 측정과 더불어 임상·생화학 지표를 고려하면 생검 시행 여부의 판단에 유용하다. 0.7 이하의 저항

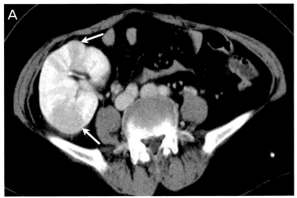
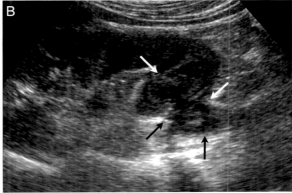

【그림 6-14】 **이식신장의 급성신우신염과 농양** A. 조영증강 후 CT상 여러 개의 쐐기모양을 보이는 부분들이 보이는데 이는 급성신우신염의 소견이다(화살표). B. 항생제치료 후에도 계속되는 고열을 보인 환자에서 시행한 초음파검사상 저에코의 병변이 신장주위로 확장되는 농양(화살표)을 형성한 것이 보인다.

지수는 정상이며, 0.9 이상의 저항지수는 의미 있는 것으로 판단해야 한다. 저항지수가 0.7~0.9인 경우는 추적검사와 임상ㆍ생화학 지표를 고려해야 한다.

(2) 급성세뇨관괴사

이식 초기에 흔히 발생하며, 급성세뇨관괴사 환자의 10~30%에서 투석이 필요하다. 이식 후 즉시 발생하며, 대부분은 첫 48시간 내에 발생한다. 이식신장의 허혈성 변화 때문이며, 대부분은 7~10일에 기능이 회복되지만 몇 주까지도 지속될 수 있다.

(3) 급성이식거부반응

급성이식거부반응은 이식 초기에 약 40%의 환자에서 발생하며, 이식 후 1~3주에 가장 높은 빈도를 보인다. 초기에 진단되면 고용량의 스테로이드나 항체치료로 정상화할 수 있다. 그렇지만 급성이식거부반응은 장기적으로 나쁜 예후의 지표이다. 거부반응은 요로폐쇄, 감염 그리고 약물독성 등의 이식신장기능장애를 보이는 여러 원인들과 감별해야 한다. 거부반응은 일반적으로 증상이 없지만, 감기와 비슷한 증상이나 요감소oliguria, 부종swelling, 압통tenderness 등을 보일 수 있다.

급성세뇨관괴사와 거부반응 모두 도플러초음파검사상 저항지수의 증가를 보이지만, 거부반응이 좀 더 높은 저항지수를 보인다. 이완기혈류의 소실이나 역전은 대부분 급성이식거부반응에 기인한다(그림 6-15, 6-16). 일단 조직학적으로 확진되면 연속해서 저항지수를 측정함으로써 치료반응을 추적할 수 있다.

탄성초음파검사를 통한 신장실질 경직도parenchymal stiffness의 측정은 사구체여과율과 역상관관계inverse correlation를 보이며, 저항지수 및 크레아티닌 수치와 상관관계positive correlation를 보인다. 또한 이식 후 기능이 정상인 군과 급성이식거부반응 및 만성이식거부반응의 기능감소군에서 통계적으로 의의 있는 차이를 보인다(이식거부의 기능감소군에서 신장실질

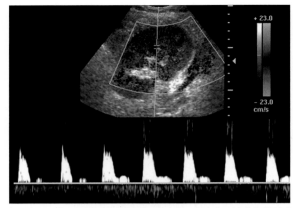

【그림 6-15】 **이식신장의 급성세뇨관괴사** 이식 후 3일째에 신장기능의 감소를 보였던 47세 여성에서 도플러초음파검사상 저항지수의 증가(0.9)를 보였다. 초음파유도하 신장생검을 시행했으며, 급성세뇨관괴사로 진단되었다.

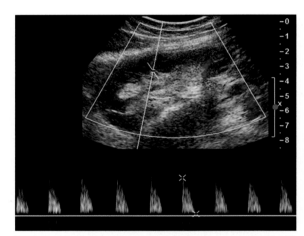

【그림 6-16】 **이식신장의 급성이식거부반응** 이식 후 1주일째에 신장기능의 감소를 보였던 23세 여성에서 도플러초음파검사상 저항지수의 증가(1.0)를 보이며, 이완기혈류의 소실을 보인다. 초음파유도하 신장생검을 시행했으며, 급성이식거부반응으로 진단되었다.

경직도의 증가 소견).

조영증강초음파검사를 이용한 신장관류영상에서 이식거부군이 신장관류의 감소를 보이며, 시간-강도곡선time-intensity curve에서 거친coarse 형태와 도착시간arriving time 및 정점 도달시간time to peak의 증가를 보인다(그림 6-17).

(4) 만성이식거부반응

만성이식거부반응은 이식 후 3개월 이후에 점진적 이

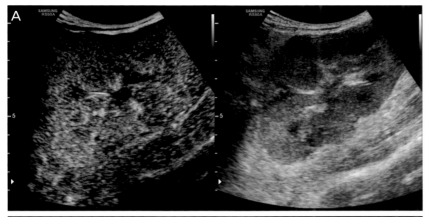

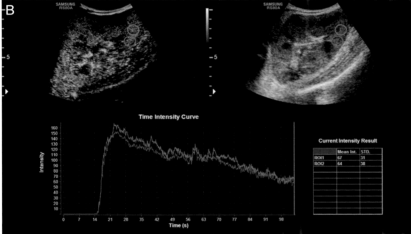

【그림 6-17】 이식신장의 **급성이식거부반응** 도플러초음파검사에서 저항지수의 증가(1.0)를 보이며, 이완기혈류의 소실을 보인다. 조영증강초음파검사를 이용한 신장관류영상(A)에서 신장관류의 감소를 보이며, 시간-강도곡선(B)에서 곡선이 거칠고 도착시간 및 정점 도달시간의 증가를 보인다. 초음파유도하 신장생검을 시행했으며, 급성이식거부반응으로 진단되었다.

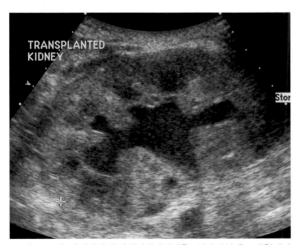

【그림 6-18】 **이식신장의 만성이식거부반응** 신장이식 후 9개월째이며, 서서히 진행되는 신장기능의 감소와 혈청 크레아티닌 수치의 증가를 보였던 42세 여성의 초음파검사 소견이다. 초음파검사상 신장에코의 증가와 수신증을 보인다. 도플러초음파검사상 이완기혈류의 소실과 저항지수의 증가(0.9)를 보였다. 초음파유도하 신장생검을 시행했으며, 만성이식거부반응으로 진단되었다.

식신장기능장애로 정의되며, 신장생검에서 섬유성 내막비후, 간질섬유증과 세뇨관위축을 보인다. 위험인자는 이전의 급성이식거부반응이다. 불행히도 만성이식거부반응의 효과적 치료법이 없기 때문에 만성이식거부반응을 줄이기 위해 급성이식거부반응을 예방하려고 노력해야 한다.

초음파검사 소견에서 이식신장의 에코 증가, 이식신장 내의 혈관 수 감소 등을 보일 수 있지만, 초음파검사는 기본적으로 만성이식거부반응의 진단에 충분한 역할을 하지 못한다(그림 6-18).

(5) 약물독성

시클로스포린*cyclosporine*을 포함한 약물독성은 신장기능장애의 다른 원인 중 하나이다. 약물 수준의 측정과 신장생검이 진단에 이용되지만 불완전하다.

(6) 말기신장병

이식신장에 기능장애가 있을 경우 종종 그대로 둔 채 투석을 받거나 다시 이식을 받는 경우가 있다. 말기 신장병일 경우 대부분 크기가 작으며, 지방으로 치환*fatty replacement*되거나 수신증, 괴사, 작은 반점상 *punctuate* 또는 밀집한 석회화를 보인다(그림 6-19).

5. 혈관합병증

혈관합병증은 이식 후 10% 이하에서 발생하지만 이식신장기능장애의 주요 원인이며, 다른 원인들에 비해 높은 이환율과 치사율을 보인다. 하지만 일단 인지되면 혈관 병변들은 쉽게 치유할 수 있다.

혈관조영술이 기준 검사지만, 색도플러와 이중도플러*duplex Doppler* 초음파검사는 훌륭한 비침습적 검사이다. MR혈관조영술을 포함한 MR영상이 이식 환자들의 혈관 이상을 진단하는 데 많이 사용된다. MR영상은 초음파검사나 CT에 비해 높은 해상도와 다면능*multiplanar capability*을 가지고 시술자 의존성*operator dependence*이 없으며 조영제가 필요 없다는 장점이 있다. 또한 초음파검사나 CT에서 발견된 이상의 특성화에 유용하다.

(1) 신장동맥협착

신장동맥협착은 가장 흔한 혈관합병증이며, 전체 신장이식 환자의 약 10%를 차지한다. 협착은 연결부위나 공여자의 혈관에서 발생하며, 수술술기와 연관이 있다.

협착부위는 색도플러초음파검사상 국소적으로 왜곡된 신호(둘러겹침*aliasing*)로 나타나며, 이중도플러초음파검사는 신장동맥협착의 특성화와 등급화에 유용하다. 의미 있는 신장동맥협착의 도플러초음파검사 진단 기준은 협착된 신장동맥에서 도플러초음파검사를 시행했을 때 2m/초 이상의 속도 또는 7.5KHz 이

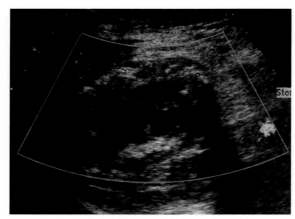

【그림 6-19】 **이식신장의 말기신장병** 환자는 5년 전 신장이식을 받았지만, 이식 후 5개월부터 신장기능감소와 크레아티닌 수치의 증가로 투석을 받은 과거력이 있다. 초음파검사상 이식신장의 크기가 작아져 있으며, 작은 반점상의 석회화를 보인다. 도플러초음파검사상 이식신장 내의 혈류가 없다.

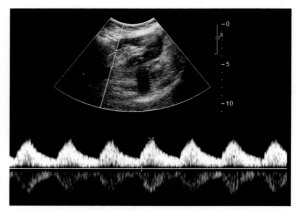

【그림 6-20】 **이식신장의 신장동맥협착** 분음도플러초음파검사에서 지연되고 약한 형태를 보인다. 측정된 가속시간, 가속지수, 저항지수는 각각 28초, 0.86m/s², 0.540이다.

상의 주파수변경*frequency shift*, 2:1 이상의 협착 전후 속도 차, 증가된 원위부 와류(분음광역화*spectral broadening*)가 있는 경우이다.

신장 내의 동맥을 통해서 지연되고 약한(느린 상승 *tardus* – 저진폭*parvus*) 파형을 보이는 것이 진단에 도움이 된다. 신장 내 도플러초음파검사에서 진단 기준은 증가된 가속시간*acceleration time*(>0.07초), 감소된 가속지수*acceleration index*(<3.0m/s²), 감소된 저항지수(<0.56), 초기 최고수축순응도*systolic compliance peak*

의 소실이다(그림 6-20). 초음파검사 외에도 신장동맥 협착의 진단에는 CT혈관조영술이나 MR혈관조영술이 사용될 수 있다.

(2) 경색

신동맥혈전은 수술후 초기에 생기는 드문 합병증이며, 대부분의 경우에서 이식신장의 기능을 잃게 된다. 심한 이식거부반응과 세뇨관괴사, 수술적 연결 등과 연관된다.

도플러초음파검사상 이식신장 내의 혈류가 관찰되지 않을 때 진단할 수 있다. 그렇지만 이 소견은 심한 이식거부반응에서도 나타날 수 있기 때문에 혈관조영술이나 MR혈관조영술이 필요하다(그림 6-21).

(3) 동정맥루와 거짓동맥류

동정맥루arteriovenous fistula나 거짓동맥류pseudoaneurysm는 종종 신장생검 이후에 발생한다. 신장생검 후에 육안적 혈뇨가 일시적으로 5~7%에서 발생하지만 대량 또는 지속적 혈뇨가 발생하는 경우 동정맥루나 거짓동맥류를 의심할 수 있다.

동정맥루는 도플러초음파검사 소견상 신장 내부의 혈관이 비정상적으로 높은 속도를 보이는 와류turbulent flow를 보이는데, 공급혈관은 높은 속도, 낮은 저항 형태를 보이며, 배액정맥draining vein은 동맥화를

보인다(그림 6-22). 색도플러초음파검사 소견상 거짓 동맥류는 국소적 이상색으로 나타나며 정상 혈관의 밖으로 연결성을 보인다(그림 6-23).

(4) 신정맥혈전증

신정맥혈전증은 5% 이하로 발생하는 이식신장기능 장애의 드문 원인이다. 이식 후 1주일 이내에 발생하며, 임상적으로 갑자기 시작하는 요감소, 압통 그리고 부종으로 발현한다.

초음파검사에서 이식신장의 크기 증가로 나타나며, 도플러초음파검사상 정맥혈류의 감소나 소실, 동맥 저항의 증가 그리고 종종 이완기혈류의 역전으로 나타난다(그림 6-24). MR정맥조영술MR venography이 진단에 도움을 준다.

신정맥혈전증은 초기 진단이 중요한데, 초기 진단을 함으로써 혈전제거술thrombectomy을 통해 이식신장의 기능을 유지할 수 있기 때문이다.

6. 신생물

신장이식 후 지속적인 면역억제로 인해 신장이식 환자의 암 발생 위험이 일반에 비해 100배 이상 증가한다. 평균 암 발생 비율은 신장이식 환자의 6%이며, 특히 피부암과 림프종lymphoma의 발생 빈도가 높다.

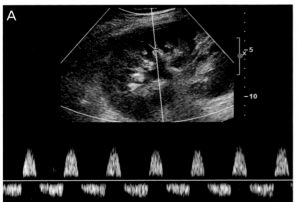
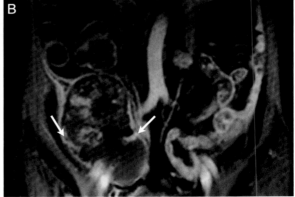

【그림 6-21】 **이식신장의 경색** A. 도플러초음파검사에서 이완기혈류의 역전을 보이며, 이식신장 내의 혈류증가 소견이 없다. B. 조영증강 후 MR영상에서 조영증강이 전혀 되지 않는 광범위 경색을 보인다(화살표).

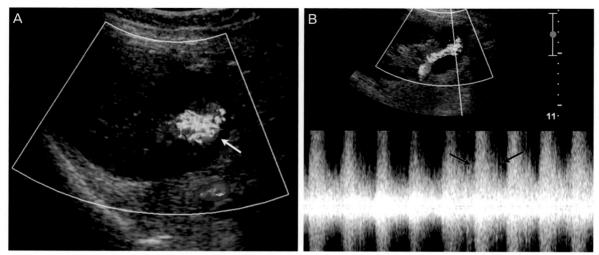

【그림 6-22】 이식신장에서 발생한 동정맥루 A. 색도플러초음파검사상 이식신장의 하극에서 비정상으로 증가된 혈류가 있다(화살표). B. 도플러초음파검사상 같은 부분의 동맥화된 정맥이 와류로 관찰된다(화살표). 환자는 초음파검사 시행 3시간 전에 신장생검을 시행받았으며, 신장생검 후 육안상 대량 혈뇨를 보였던 환자로 신장생검과 연관된 동정맥루가 의심된다.

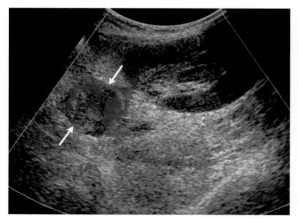

【그림 6-23】 신장이식 후 발생한 거짓동맥류의 도플러초음파검사 소견 도플러초음파검사상 구형의 혼합된 혈류를 보이는 부분이 이식신장 주변에 존재한다(화살표). 혈관조영술에서 거짓동맥류로 진단되었다.

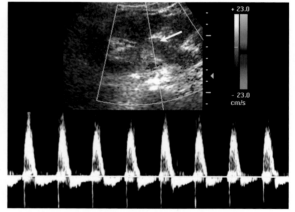

【그림 6-24】 신정맥혈전증의 초음파검사 소견 이식수술 직후 요감소를 보였던 환자에서 도플러초음파검사상 이완기혈류의 역전을 보인다. 회색조초음파검사에서 신장정맥이라고 생각되는 혈관 내부에 에코 발생물질이 있어서 신정맥혈전증이 의심된다(화살표).

(1) 신장세포암

신장이식 환자에서 신장세포암renal cell carcinoma의 발생 빈도는 증가하고 있으며, 90%는 기존 신장에서 발생하고, 10%는 이식신장에서 발생한다. 원인은 만성신부전으로 혈액투석을 받는 환자 절반가량에서 생기는 후천낭성신장병acquired cystic kidney disease 때문이며, 이 중 9%에서 종양이 발생한다.

(2) 이식후림프세포증식병

이식후림프세포증식병post-transplant lymphoproliferative disorder; PTLD은 신장이식 환자의 8% 정도에서 발생하며, 평균 진단 기간은 약 80개월이다. 가장 흔한 임상 발현은 림프절병lymphadenopathy이지만, 모든 고형 장기나 장관에 영향을 끼칠 수 있다. 이식후림프세포증식병은 심지어 이식신장에도 영향을 끼친다(그림 6-25).

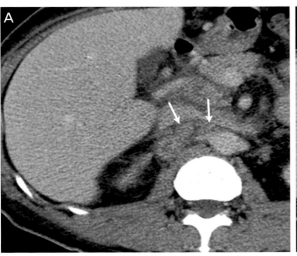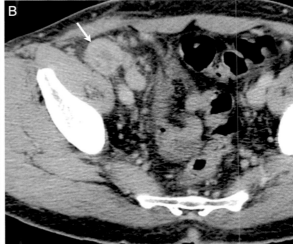

【그림 6-25】 이식후림프세포증식병의 영상 소견 A. CT상 대동맥 주위에 여러 개의 림프절병이 있다(화살표). B. 골반강 내부 내장골동맥의 바깥쪽에 림프절의 종대 소견(화살표)이 있고 신장생검상 이식후림프세포증식병으로 진단되었다.

참고문헌

1. Akbar SA, Jafri SZ, Amendola MA, et al. Complication of renal transplantation. Radiographics 2005;25:1335-1356.

2. Correas JM, Anglicheau D, Joly D, et al. Ultrasound-based imaging methods of the kidney-recent developments. Kidney Int 2016;90:1199-1210.

3. Inci MF, Ozkan F, See TC, et al. Renal transplant complications: diagnostic and therapeutic role of radiology. Can Assoc Radiol J 2014;65:242-252.

4. Jin Y, Yang C, Wu S, et al. A novel simple noninvasive index to predict renal transplant acute rejection by contrast-enhanced ultrasonography. Transplantation 2015;99:636-641.

5. Kettritz U, Semelka RC, Brown ED, et al. MR findings in diffuse renal parenchymal disease. J Magn Reson Imaging 1996;6:136-144.

6. Kim BH. Renal parenchymal disease. In: Kim SH, ed. Radiology Illustrated: Uroradiology. Philadelphia: WB Saunders, 2003, pp.325-353.

7. Kim BH. Transplanted kidney. In: Kim SH, ed. Radiology Illustrated: Uroradiology. Philadelphia: WB Saunders, 2003, pp.815-832.

8. Kim SH, Kim B. Renal parenchymal disease. In: Pollack HM, McClennan BL, eds. Clinical Urography. 2nd ed, vol 3. Philadelphia: WB Saunders, 2000, pp.2652-2687.

9. Kim SH, Kim WH, Choi BI, et al. Duplex Doppler US in patients with medical renal disease: resistive index vs serum creatinine level. Clin Radiol 1992;45:85-87.

10. Kline TL, Edwards ME, Garq I, et al. Quantitative MRI of kidneys in renal disease. Abdom Radiol 2018;43:629-638.

11. Leong SS, Wong JHD, Md Shah MN, et al. Shear wave elastography in the evaluation of renal parenchymal stiffness in patients with chronic kidney disease. Br J Radiol 2018;21:20180235.

12. McKay H, Ducharlet K, Temple F, et al. Contrast enhanced ultrasound (CEUS) in the diagnosis of post-partum bilateral renal cortical necrosis: a case report and review of the literature. Abdom Imaging 2014;39:550-553.

13. Moreno CC, Mittal PK, Ghonge NP, et al. Imaging Complications of Renal Transplantation. Radiol Clin North Am 2016;54:235-249.

14. Park SB, Kim JK, Cho KS. Complications of renal transplantation: ultrasonographic evaluation. J Ultrasound Med 2007;26:615-633.

15. Peride I, Radulescu D, Niculae A, et al. Value of ultrasound elastography in the diagnosis of native kidney fibrosis. Med Ultrason 2016;18:362-369.

16. Wang YT, Li YC, Yin LL, et al. Functional assessment of transplanted kidneys with magnetic resonance imaging. World J Radiol 2015;7:343-349.

17. Zhang JL, Morrell G, Rusinek H. et al. New magnetic resonance imaging methods in nephrology. Kidney Int 2014;85:768-778.

신장석회증과 요로결석증

CHAPTER 7

문성경, 임주원

I 신장석회증

신장석회증nephrocalcinosis은 신장실질에 칼슘이 침착하는 것으로, 신장피질석회증cortical nephrocalcinosis과 신장수질석회증medullary nephrocalcinosis으로 나뉜다. 석회화가 신장피질에 발생하면 신장피질석회증이라 하고, 신장수질의 간질조직renal medullary interstitium 또는 신세뇨관의 관내강tubular lumina에 칼슘염calcinum salts이 침착되면 신장수질석회증이라 한다.

1. 신장피질석회증

신장피질석회증은 석회화가 신장의 주변부인 피질을 따라 발생하는 특징이 있다. 신장피질괴사renal cortical necrosis와 만성사구체신염chronic glomerulonephritis이 신장피질석회증의 흔한 원인이다.

신장피질괴사는 신장피질석회증의 흔한 원인으로 신장피질은 괴사되었으나 신장수질은 유지되어 있다. 심한 쇼크 상태가 오랫동안 지속되는 여러 질환에서 발생할 수 있으나 태반조기박리abruptio placentae 또는 전치태반placenta previa에 의해 이차적으로 발생하는 임신제3분기출혈third trimester bleeding이 대표적 원인이다. 이외에 패혈증sepsis, 수혈반응transfusion reaction, 탈수증dehydration, 용혈요독증후군hemolytic-uremic syndrome, 심근부전myocardial failure, 뱀독snake venom 등에 의해서도 발생할 수 있다.

신장피질석회증은 거부반응이 발생한 이식신장re-jected renal transplants, 알포트증후군Alport's syndrome, 중증 원발고옥살산뇨증severe forms of primary hyperoxaluria, 만성고칼슘혈증chronic hypercalcemia, 만성종양 연관고칼슘혈증chronic paraneoplastic hypercalcemia, 후천면역결핍증후군acquired immunodeficiency syndrome; AIDS과 관련된 거대세포바이러스cytomegalovirus, MaIC(Mycovacterium avium-intracellulare) 또는 사람폐포자충Pneumocystis jirovecii 등의 감염과 같은 여러 가지 원인에 의해서 발생한다.

신장피질석회증의 소견은 신장 주변부에 한 겹의 얇은 띠 모양의 석회화로, Bertin 신주Bertin's septa의 석회화가 발생하면 주변부의 석회화에 직각으로 연결된다. 또한 전차궤도모양의 두 줄로 된 석회화, 피질을 따라 흩어져 있는 점모양의 석회화punctuate calcification 등으로 보이기도 한다(그림 7-1). 석회화는

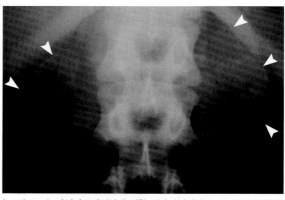

【그림 7-1】 **만성사구체신염에 의한 신장피질석회증** 단순방사선촬영술에서 양측 신장의 주변부를 따라 달걀껍질모양의 석회화(화살촉)가 보인다.

괴사된 피질사구체 또는 신세뇨관에 칼슘이 침착됨으로써 발생한다. 초음파검사에서 신장피질 에코가 증가하고 음향음영acoustic shadowing이 나타나기도 한다. CT검사에서 신장피질감쇠가 증가한다. CT는 단순방사선촬영술에서 관찰할 수 없는 신장피질석회증을 관찰할 수 있을 만큼 민감하다. MR영상에서 T1과 T2 강조영상 모두에서 석회화 때문에 신장피질이 저신호강도를 나타낸다.

2. 신장수질석회증

신장수질석회증medullary sponge kidney의 원인으로 부갑상선항진증hyperparathyroidism, 신세뇨관산증re-nal tubular acidosis(그림 7-2, 7-3), 신세뇨관확장증re-nal tubular ectasia, 수질해면신장medullary sponge kid-ney(그림 7-2) 등이 흔하다. 신장수질석회증의 약 40%는 원발성부갑상선항진증, 그리고 20%는 신세뇨관산증이 원인이다. 신세뇨관산증은 중탄산염bicar-bonate 이온의 과도한 손실 또는 수소hydrogen 이온의 배설부전에 기인하며 두 가지 모두가 원인인 경우도 있다. 근위세뇨관 결함proximal tubular defect에 의해 중탄산염 이온의 신세뇨관재흡수부전impaired tubular reabsorption이 초래되어 소변을 통하여 중탄산염 이온이 소실됨으로써 신세뇨관산증이 발생한다. 원위세뇨관 결함distal tubular defect에 의해 원위신장단위

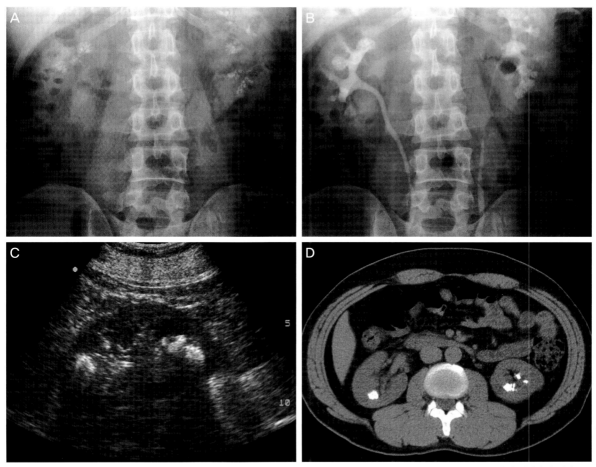

【그림 7-2】 **수질해면신장에 의한 신장수질석회증** A. 단순방사선촬영술에서 양측 신장수질 부위에 다양한 크기의 여러 개의 석회화가 있다. B. 정맥요로조영술에서 신장피라미드 부위에 석회화가 위치하며 전형적인 수질해면신장 소견인 반점모양과 선상음영이 있다. C. 좌측 신장의 장축 초음파영상에서 후방음향음영을 동반한 고에코의 신장수질이 있다. D. 비조영증강 CT에서 양측 신장의 수질 부위에 다수의 석회화가 있다.

118

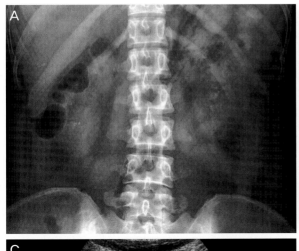

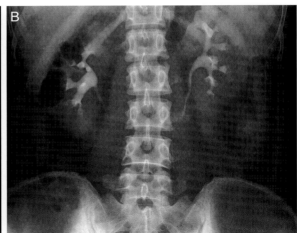

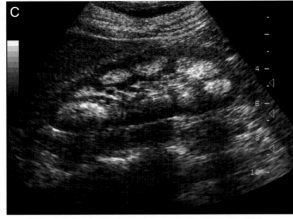

【그림 7-3】 **신세뇨관산증에 의한 신장수질석회증** A, B. 단순방사선촬영술(A)과 정맥요로조영술(B)에서 양쪽 신장의 수질 부위에 반점모양의 석회화가 있다. 정맥요로조영술(B)에서 수질해면신장의 전형적인 소견인 신장유두 부위의 선상음영을 관찰할 수 없다. C. 우측 신장의 장축 초음파영상에서 균일한 고에코의 신장수질이 있다.

*distal nephron*에서 수소 이온의 분비장애*impaired ability of secreting*가 일어나 신세뇨관산증이 발생한다. 신장수질석회증이 있는 신세뇨관산증 환자의 대부분은 원위세뇨관 결함이 있다.

신장수질석회증의 다른 원인으로는 고칼슘혈증*hypercalcemia*을 초래할 수 있는 암*malignancy*, 골 전이*bone metastasis*, 쿠싱증후군*Cushing's syndrome*, 우유알칼리증후군*milk-alkali syndrome*, 사르코이드증*sarcoidosis*, 비타민D과다증*hypervitaminosis D*, 암포테리신B독성*amphotericin B toxicity* 등이 있다. 신장수질석회증을 초래하는 여러 원인에서 신장결석증*nephrolithiasis*이 발생할 수 있다.

신장수질석회증의 전형적인 단순방사선촬영술 소견은 신장피라미드*renal pyramid*에 반점*stippled*의 석회화가 양쪽 신장에서 관찰되는 것이다(그림 7-2, 7-3). CT에서 신장수질에 칼슘이 균일하거나 비대칭으로 침착된 것을 관찰할 수 있는데 이는 신세뇨관확장증에서 확장된 집합관*collecting duct* 내에 있는 석회화로 인한 것이다(그림 7-2).

초음파검사에서 신장수질에코가 증가된 것을 관찰할 수 있으며 정상신장피질-수질에코발생도*normal corticomedullary echogenicity*는 역전된다(그림 7-3). 신장피라미드는 인접한 신장피질보다 높은 에코로 보이기도 한다. 신장피라미드의 끝부분에 작은 고에코병소가 관찰되기도 하는데 이는 신장수질석회판*calcific medullary plaques*과 석회화병소로 신장결석*renal calculi*의 전구물질이다.

미숙아의 초음파검사에서 신장수질에코가 증가한

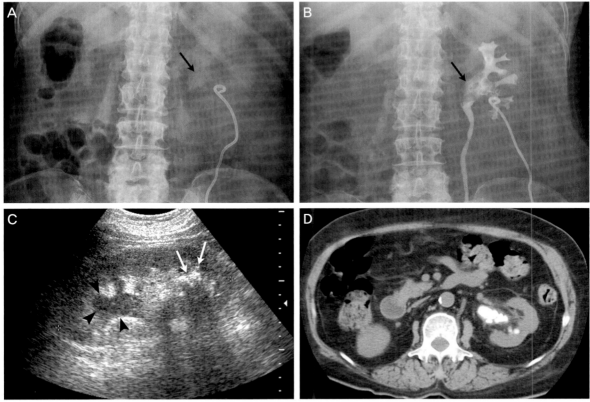

【그림 7-9】 **통풍 환자에 발생한 요산돌** A. 단순방사선촬영술에서 좌측 신장의 신문 부위에 희미한 방사선비투과 병변(화살표)이 있고, 하극 부위에 경피신장창냄술 도관이 있다. B. 선행신우조영술에서 좌측 신우와 신배에 충만결손(화살표)이 있다. C. 좌측 신장의 장축 초음파영상에서 후방음향음영을 동반한 에코 발생 부위가 하극에 있으며(화살표), 상극에서 신배확장을 관찰할 수 있다(화살촉). D. 비조영증강 CT에서 좌측 신우와 신배에 있는 결석을 관찰할 수 있다.

뇨는 수용성이 낮은 유리요산의 농도를 증가시키는 역할을 한다.

요산돌은 전체 결석 중 5~10%를 차지하며, 순수한 요산돌은 방사선투과결석이다(그림 7-9, 7-10). 요산돌 환자에게는 고요산뇨증*hyperuricouria*과 산성 농축뇨*acidic concentrated urine*가 있다. 순수한 요산돌은 비교적 그 크기가 작고, 매끄러우며, 흔히 원반모양이다. 요산돌이 잘 발생하는 조건으로는 산성뇨 및 과도한 농축뇨, 과도한 요중 요산배설, 원위부소장질환 또는 원위부소장절제, 회장절개술*ileostomy*, 골수증식질환에 대한 화학요법, 부적절한 칼로리 또는 수분 섭취 등이 있다.

요산돌 이외의 방사선투과결석으로 크산틴결석

*xanthine stone*과 기질결석*matrix stone*이 있다. 기질결석은 물렁하고, 흐늘흐늘한 점액성결석*mucoid concretions*으로 무기질침착이 빈약하다. 기질은 점액단백질*mucoprotein*이나 점액다당류*mucopolysaccharide*와 같은 유기물질이다.

4. 영상 소견

요로결석의 진단과 치료를 위해 영상검사가 절대적으로 필요하다. 영상검사를 통해 요로결석의 존재에 대한 확인, 요로결석의 크기, 개수, 위치의 결정, 요로결석의 조성에 대한 추정, 요로결석의 크기 증가 여부, 치료에 반응해 크기가 감소하는지 등을 평가해야 한다.

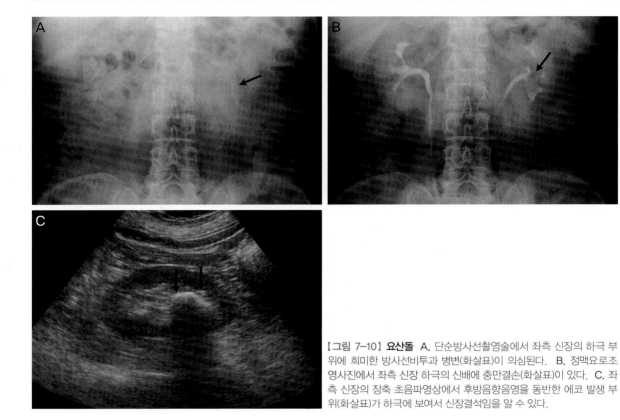

【그림 7-10】 **요산돌** A. 단순방사선촬영술에서 좌측 신장의 하극 부위에 희미한 방사선비투과 병변(화살표)이 의심된다. B. 정맥요로조영사진에서 좌측 신장 하극의 신배에 충만결손(화살표)이 있다. C. 좌측 신장의 장축 초음파영상에서 후방음향음영을 동반한 에코 발생 부위(화살표)가 하극에 보여서 신장결석임을 알 수 있다.

요로결석의 영상검사로 신장요관방광단순촬영kidney, ureter and bladder; KUB, 정맥요로조영술intravenous urography; IVU, 초음파검사ultrasonography; US, 비조영증강 CTnon-contrast enhanced CT, 자기공명영상magnetic resonance imaging; MRI, 핵의학nuclear medicine검사 등이 있다. 각각의 영상검사법마다 장점과 단점이 있기 때문에 임상적으로 요로결석을 의심하는 정도나 증상 등을 참고하여 적절한 검사법을 선택해야 한다. MR영상의 경우, 방사선피폭이 문제가 될 수 있는 소아나 임산부에 적용할 수 있고, 수신증은 쉽게 진단할 수 있으나 요로결석의 진단에는 어려움이 있다. Technetium-99m-MAG3를 이용한 핵의학 검사는 요로결석의 진단보다는 신장실질 위축과 같은 요로결석의 합병증을 알아보는 데 유용하다.

CT와 KUB 조합이 요로결석의 진단에 최적표준gold standard이고, 특히 급성요로폐쇄에 의한 증상이 있는 응급상황에서 가장 적절한 영상검사방법이다. 그러나 증상이 모호하거나 응급상황이 아닌 경우는 KUB와 US를 조합해서 평가하는 방법이 적절하다.

(1) 신장요관방광단순촬영

단순방사선촬영술에서 칼슘을 함유한 결석calcium-containing calculi이 방사선비투과음영radiopaque density으로 나타나기 때문에 요로결석의 진단에 유용한 방법이다. 요로결석의 90% 가량이 방사선비투과성이지만 요로결석의 크기, 장 내 가스 또는 내용물에 의한 음영, 골음영, 체형 등의 영향으로 요로결석 진단의 민감도는 44~77%, 특이도는 84~100%이다. 단순방사선촬영술은 방사선비투과요로결석 병력이 있는 환자에서 신장산통renal colic이 나타나는 경우 첫 번째 검사로 적용할 수 있다. 이외에 방사선투과요로결석과 방사선비투과요로결석의 감별, 요로결

치료 후 추적검사 등에 이용되고 있으며, 비조영증강 CT와 조합하여 사용하는 경우 요로결석 진단의 영상검사에서 최적표준이다.

단순방사선촬영술에서 방사선비투과신장결석은 늑연골의 석회화, 담석, 혈관석회화, 석회화된 장간막 림프절, 창자돌(장결석enterolith), 폐 기저부 또는 비장의 석회화된 육아종, 췌장석회화, 부신석회화 등과의 감별진단이 필요하다. 방사선비투과요관결석은 골반정맥결석pelvic phlebolith, 천골sacrum의 골섬bony island, 척추횡돌기의 치밀한 골피질 등과 감별진단해야 한다.

(2) 정맥요로조영술

비조영증강 CT가 요로결석 진단의 최적표준 영상검사법으로 자리 잡으면서 정맥요로조영술의 사용 빈도가 급격하게 감소했지만, CT를 이용할 수 없거나 요로폐쇄의 배제, 집합계와 요관의 해부학을 관찰하는 데 유용하다.

골반정맥결석이 원위요관결석과 유사하게 보여 감별진단을 위해 IVU가 필요한 경우가 종종 있다. 일반적으로 정맥결석은 다수이면서, 모양이 원형 또는 난원형이고, 방사선투과성의 중심부가 관찰되기도 한다. 정맥결석의 가장 흔한 위치는 천골의 바깥쪽 그리고 좌골극ischial spine의 아래이다. 반면에 요관결석은 대개 1개이고, 균질한 방사선비투과성을 나타내며 각진 모양angular appearance이다. 드물게 생식선정맥의 정맥결석 또는 충수결석appendicolith을 중부요관mid ureter결석으로 오인하기도 한다.

방사선투과요로결석은 요로상피세포종양, 응고된 혈액blood clots, 신장유두괴사renal papillary necrosis에서 탈락한 신장유두sloughed papillae, 진균덩이fungus ball 등과 감별진단이 필요하다.

요관결석이 흔히 발견되는 위치는 요관의 내경이 해부학적으로 좁아져 있는 요관신우접합부ureteropelvic junction, 장골동맥과의 교차부위ureter crossing the iliac vessel, 요관방광접합부ureterovesical junction이다.

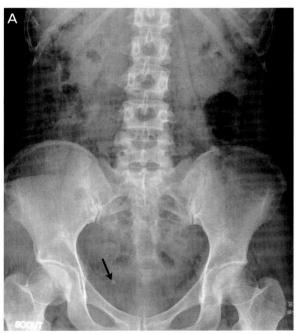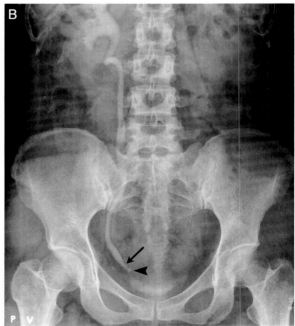

【그림 7-11】 **요로폐쇄를 초래한 작은 원위요관결석** A, B. 단순방사선촬영술(A)에서 우측 골반강에 원형의 작은 방사선비투과 병변(화살표)이 관찰되며, 정맥요로조영사진(B)에서 이 병변이 우측 원위요관결석(화살표)임을 확인할 수 있다. 요관결석의 하방에서 심한 요관연축(화살촉)이 관찰된다.

또한 요관결석은 요관수술 또는 외인성 섬유증*extrinsic fibrotic process* 등에 의해 요관협착이 발생한 부위에서도 흔히 발견된다.

요관결석은 대개 요관연축*ureteral spasm*을 일으켜 요관결석이 있는 바로 아래 부위의 요관이 좁아진다(그림 7-11). 반면에 요관종양은 요관내강에서 서서히 자라기 때문에 종양 바로 아래 부위의 요관이 넓어지게 되는데 이를 Bergman씨 징후*Bergman's sign* 또는 술잔징후*goblet sign*라고 한다(그림 7-12). 종양 주위의 요관이 국소적으로 늘어나서 역행신우조영술*retrograde pyelography; RGP*을 위해 도관을 삽입했을 때에 도관이 종양을 넘어가지 못하고 종양 주위로 도관이 둘둘 말리는 경우도 보고되었다. 요관결석 바로 위에 부스러기*debris*가 마개모양으로 침전하는 것을 퇴폐물마개*detritus plug*라고 하며 정맥요로조영술에서 결석 바로 위에 불분명한 방사선투과 병변으로 나타난다(그림 7-13).

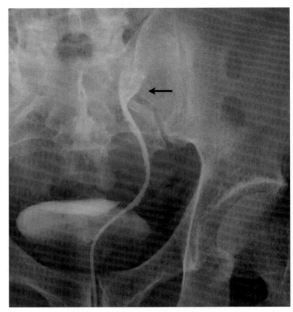

【그림 7-12】 **유두모양 이행세포암에 의한 요관확장** 좌측 역행신우조영술에서 원위요관에 충만결손(화살표)이 있다. 요관결석과 달리 충만결손의 바로 아래 부분에서 요관이 넓어져 있으며 이는 요관종양을 시사하는 소견이다.

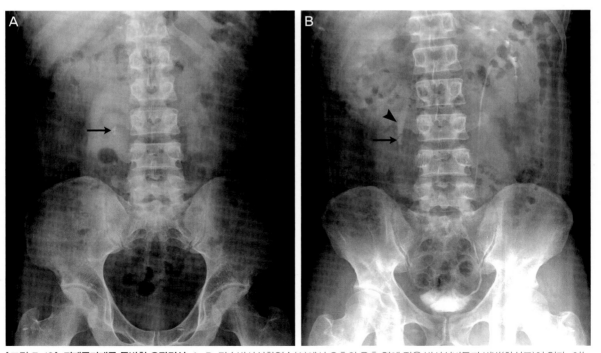

【그림 7-13】 **퇴폐물마개를 동반한 요관결석** A, B. 단순방사선촬영술(A)에서 요추의 우측 옆에 작은 방사선비투과 병변(화살표)이 있다. 이는 정맥요로조영사진(B)에서 우측 근위요관결석(화살표)이며 요관결석의 상방을 둘러싸고 있는 초승달모양의 방사선투과 부분이 퇴폐물마개(화살촉)이다.

(3) 초음파검사

초음파검사는 증상이 모호하거나 응급상황이 아닌 경우, 그리고 방사선피폭이 문제가 되는 임신부나 소아에서 초기검사로 사용되고 있다. 초음파검사의 장점은 장비를 이동할 수 있어서 수술실이나 중환자실 등에서 사용할 수 있고 방사선피폭이 없는 것이다. 그러나 요로결석의 크기나 위치, 체형, 장가스bowel gas, 검사자의 숙련도 등에 따라 영향을 받고, 급성요로폐쇄의 경우 수신증을 진단하는 민감도가 74~85%에 불과하다는 단점이 있다. 신장, 요관신우접합부, 요관방광접합부와 그것에 인접한 원위요관distal ureter에 위치한 요로결석은 진단이 가능하지만, 요관결석은 발견하기 어렵다. 따라서 요로결석의 진단에 있어서 초음파검사의 민감도는 19~93%, 특이도는 84~100%이다.

초음파검사에서는 방사선비투과요로결석뿐만 아니라 요산돌과 같은 방사선투과요로결석(그림 7-9, 7-10)도 후방음향음영posterior acoustic shadowing을 동반한 고에코의 병소로 나타난다. 따라서 초음파검사로 요로결석을 진단하는 데 있어서 후방음향음영을 관찰하는 것이 매우 중요하다.

요로조영술에서 신우신배충만결손pyelocalyceal filling defect이 있을 때 요로상피종양(그림 7-14)과 응고된 혈액 등에 의한 충만결손과 방사선투과요로결석에 의한 충만결손의 감별진단에 유용하다. 요관확장을 동반한 요관결석의 경우, 초음파검사로 진단할 수 있으나 쉽지 않다. 직장경유초음파검사 또는 방광충만 상태에서 시행한 골반초음파검사가 원위요관결석distal ureteral stone의 진단에 도움이 될 수 있다. 신장동지방renal sinus fat, 장간막지방mesenteric fat, 장과 같은 초음파감쇠조직이 요로결석을 가리거나 요로결석의 후방음향음영이 약한 경우는 초음파검사로 요로결석을 발견하기 어려울 수도 있다. 색도플러초음파검사를 하면 요로결석으로부터 색도플러반짝임인공물color Doppler twinkling artifact이 흔히 발생하여 요로결석의 진단에 도움이 되는 경우가 있다(그림 7-15). 초음파검사에서 신장결석처럼 보일 수 있는 것으로 신장내공기intrarenal gas, 신장동맥석회화, 석회화한 이행세포암 등이 있다.

(4) 비조영증강 CT

비조영증강 CTnon-contrast enhanced CT, unenhanced CT는 요로결석이 의심되는 환자에서 최적표준 영상검사로 인정되고 있고 초기 영상검사로 적용하고 있다. 비조영증강 CT의 장점은 조영제를 사용하지 않고 검사를 위한 준비가 필요하지 않기 때문에 언제라도 검사를 할 수 있고, 검사시간이 매우 짧으며, 요로결석의 진단에 대한 민감도가 매우 높다는 것이다. 요로결석과 유사한 증상을 초래할 수 있는 질환으로 충수염, 게실염, 췌장염과 같은 복부질환 그리고 난소염전ovarian torsion과 같은 부인과질환이 있는데 임상적으로 예상하지 못했던 이들 질환을 비조영증강 CT를 통해 발견할 수 있다. 이외에 비조영증강 CT를 통해 요로기형, 요로감염, 종양 등을 발견할 수도 있다. 비조영증강 CT의 단점은 유효선량이 KUB나 IVU보다 높다는 것인데, 최근에는 저선량 CT 기술이 개발되어 방사선피폭 문제를 해결하고 있다.

요로결석의 진단에 사용하는 비조영증강 CT의 스캔 기법과 변수는 다음과 같다. 범위는 신장상극에서 시작해서 방광바닥bladder base까지 포함되어야 한다. 일반적으로 5-mm CT 스캔과 함께 3-mm 관상면 재구성영상이면 결석의 진단에 충분하나 작은 요로결석의 경우는 1~3mm 정도의 얇은 재구성 절단두께reconstruction section thickness가 필요하다.

사람면역결핍바이러스 감염 치료에 사용되는 인디나비르indinavir에 의한 결석과 기질결석matrix stone을 제외한 모든 요로결석은 200HU 이상을 나타내기 때문에 비조영증강 CT를 통해서 진단할 수 있다. 따라서 요로조영술에서 충만결손으로 나타나는 응고된 혈액이나 요로상피종양과 방사선투과결석

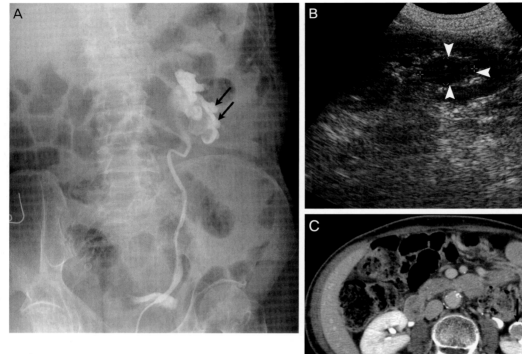

【그림 7-14】 **신배에 발생한 이행세포암** A. 좌측 역행신우조영술에서 신장 하극에 충만결손(화살표)이 있다. B. 좌측 신장의 장축 초음파영상에서 신문 내에 종괴(화살촉)가 관찰된다. C. 조영증강 CT에서 좌측 신우 내에 조영증강이 되는 종괴(화살표)가 있다.

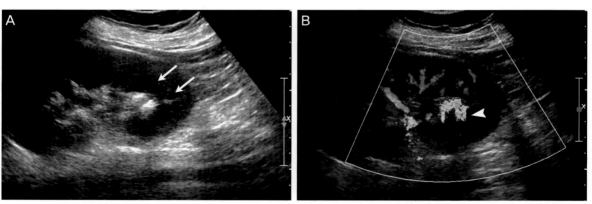

【그림 7-15】 **색도플러반짝임인공물** A. 좌측 신장의 장축 초음파영상에서 신문에 후방음향음영이 분명하지 않은 2개의 에코 발생 병소(화살표)가 있다. B. 색도플러초음파검사에서 에코 발생 병소로부터 색도플러반짝임인공물(화살촉)이 발생하고 있으며 이는 에코 발생 병소가 신장결석임을 의미한다.

의 감별진단에도 유용하다. 비조영증강 CT에서 하운스필드단위*Hounsfield units; HU*가 수산칼슘결석은 500~1,000HU, 요산돌은 300~500HU 그리고 이행세포암 또는 응고된 혈액은 20~75HU이기 때문에 요

로조영술에서 발견한 방사선투과충만결손의 감별진단에 도움이 될 수 있다.

비조영증강 CT에서 요로결석의 진단은 직접징후와 이차징후를 통해서 할 수 있다. 직접징후는 요로

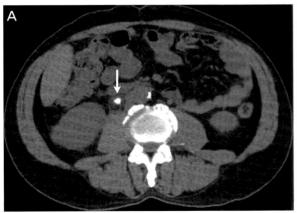 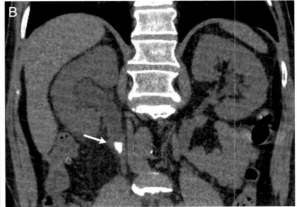

【그림 7-16】 **요관결석** A. 비조영증강 CT에서 우측 근위요관에 요관결석과 함께 요관벽비후에 의한 연조직테징후가 있다(화살표). B. 관상면 재구성영상에서 근위요관결석 상방으로 요관확장과 함께 수신증이 있다(화살표).

내에 있는 요로결석을 발견하는 것으로 요로결석의 근위부 요로 직경은 확장되고 원위부 요로 직경은 정상을 나타낸다(그림 7-16). 요관결석의 경우, 요로결석 주변의 요관이 부종을 일으켜 연조직테징후*soft tissue rim sign*를 일으킬 수 있으며(그림 7-16 A), 연조직테징후가 모든 요관결석에서 관찰되지 않는 점을 주의해야 한다. 요관결석은 정맥결석*phlebolith*과의 감별이 어려운 경우가 있는데, 특히 골반강에서 그러하다. 정맥결석의 경우는 혜성꼬리징후*comet tail sign*를 나타낼 수 있으며, 석회화에서 편심성으로 점차 가늘어지는 연조직음영 소견을 보인다(그림 7-17).

비조영증강 CT에서 요로결석의 진단에 이용할 수

있는 이차징후(그림 7-18)는 표 7-2와 같다.

신장주위지방의 선상음영은 신장주위지방에 있는

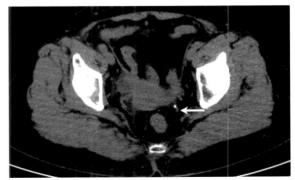

【그림 7-17】 **혜성꼬리징후** 석회화에서 편심성으로 점차 가늘어지는 연조직음영이 좌측 골반강에서 보인다(화살표).

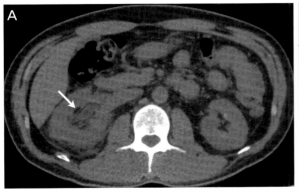 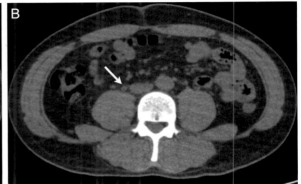

【그림 7-18】 **요로폐쇄의 이차징후** A. 우측 신장에 신장비대와 함께 수신증 그리고 신장주위지방의 선상음영(화살표)이 있다. B. 우측 요관 주위로 부종이 있다(화살표).

[표 7-2] 비조영증강 CT에서 요로폐쇄의 이차징후

1. 신장주위지방의 선상음영*perinephric fat stranding*
2. 수신증*hydronephrosis*
3. 물요관증*hydroureter*
4. 일측신장비대*unilateral renal enlargement*
5. 요관주위 부종*periureteral edema*

연결격막*bridging septa*에 액체가 집적이 되어 나타나는 소견으로 요로폐쇄가 없는 반대쪽 신장주위지방과 비교하면 뚜렷이 구분된다.

수신증은 신장 상극과 하극의 신장동에서 판정해야 하는데, 신장외신우*extrarenal type pelvis*를 요로폐쇄로 오인할 수 있기 때문이다.

요관확장이 있으면 요관을 쉽게 찾을 수 있으나 혈전형성 생식샘정맥*thrombosed gonadal vein* 또는 확장된 생식샘정맥을 요관으로 오인할 수 있기 때문에 이를 피하기 위해 신우*renal pelvis*와 연결되는지를 확인

해야 한다.

이차징후를 통해서 요로폐쇄가 있다는 것을 확인한 다음, 요관을 신우 부위부터 시작하여 방광까지 추적해 요관결석을 찾아야 한다. 요관을 따라 내려갈 때 골반강에서 요관을 놓치는 경우가 있는데 이때는 요관방광접합부부터 거꾸로 추적하면 된다.

비조영증강 CT에서 요로폐쇄의 이차징후는 있으나 요로결석을 발견할 수 없는 경우는 2가지이다. 첫째, 최근에 요로결석이 배출된 후에 이차징후가 남아 있는 경우이고, 둘째, 요로결석이 너무 작아서 발견하지 못하는 경우이다. 따라서 1~3mm 정도의 얇은 재구성 절단두께의 영상으로 다시 자세히 살펴보아야 한다.

5. 요로결석과 관련된 질환

신배게실*calyceal diverticulum*은 신배원개*calyceal fornix*로부터 주머니처럼 돌출한 병변이다. 신배게실은 낭

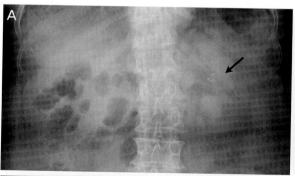

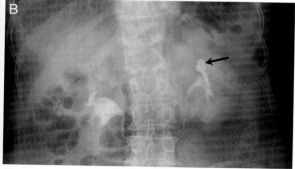

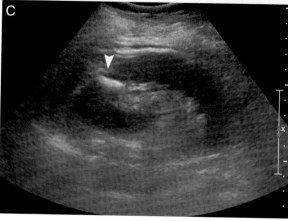

【그림 7-19】 결석을 동반한 신배게실 A. 단순방사선촬영술에서 좌측 신장의 상극에서 다수의 작은 결석(화살표)이 보인다. B. 정맥요로조영사진에서 여러 개의 작은 결석이 있는 신배게실(화살표)이 관찰된다. C. 좌측 신장의 장축 초음파영상에서 가라앉은 부위에 에코 발생 물질이 층을 이루고 있는 낭종(화살촉)이 있다.

에 급성의 심한 폐쇄에만 적용될 수 있다.

화농신장pyonephrosis의 경우 초음파검사에서 농pus, 조직부스러기cellular debris 등으로 인해 고에코의 물질이 보이고 액체-부스러기층fluid-debris level을 보일 수 있다. 가끔 공기거품air bubble으로 인해 주변부에 강한 에코를 보이거나 집합계 전체가 증가된 에코음영으로 보일 수 있다.

4. 컴퓨터단층촬영술

수신증은 조영증강 전과 조영증강 후 컴퓨터단층촬영술computed tomography; CT에서 쉽게 진단할 수 있다. 특히 조영증강 전 CT는 초음파검사가 결정적이지 못한 경우 또는 조영제에 대한 알레르기가 있거나 요독증uremia이 있는 경우 도움이 될 수 있다. CT검사에서 늘어난 집합계는 물과 같은 음영water density으로 보이는데 신우신배계확장을 진단하는 데 CT검사는 초음파검사와 비슷한 민감도를 가진다.

급성요로폐쇄가 있는 경우에는 집합계의 확장보다 신장기능저하가 주된 영상검사 소견이므로 정맥요로조영술이 가장 민감한 검사법이지만, CT에서도 비슷한 소견을 볼 수 있다. 특히 다중검출 CTmulti-detector CT; MDCT의 출현 이후 CT요로조영술CT urography은 신장과 집합계, 요관과 방광을 포함한 전체 요로계통을 신속하고 포괄적으로 영상화하는 데 중요한 역할을 하게 되었다(그림 8-11). 다중검출 CT의 우수한 공간해상도spatial resolution와 대조도를 이용해 요로결석증, 신장종양과 요로상피종양, 선천기형 등을 포함하는 여러 가지 질환을 정확하게 진단할 수 있게 되었으며(그림 8-12), CT요로조영술이 고식적인 정맥요로조영술과 비교해 집합계와 요관의 영상화가 더 우수하다고도 보고되었다. 이러한 이유로 요로질환을 진단하는 데 일차적 선별검사로 정맥요로조영술보다 CT요로조영술을 사용하자는 주장도 제기되고 있으며, 종양과 결석의 발생 빈도가 높은 40대 이상의 혈뇨가 있는 환자에서는 CT요로조영술이 더 효과적이라는 보고도 있다. 그럼에도 불구하고 조영제의 정맥 투여가 필요하며, 요로계통을 조영하기 위해서는 어느 정도의 신장기능이 유지되어 있어야 한다는 한계가 있다. 그러므로 현저한 고도요로폐쇄가 있는 환자와 심한 신장기능장애가 있는 환자에서 CT요로조영술의 사용은 제한되어 있다.

요로폐쇄가 있는 경우 CT 소견은 정맥요로조영술과 비슷한데, 조영증강 후에는 신장수질에 비해 신장피질이 오랫동안 진하게 조영되고 늘어난 신우신배는 물과 비슷한 음영으로 보이며, 지연기영상에서 폐쇄부위의 집합계 조영이 지연되어 나타난다(그림 8-13).

요로폐쇄가 있을 때 조영증강 전후 CT에서 신장주위부위perinephric area에 선상의 증가된 음영을 볼 수 있는데, 이는 굵어진 림프관lymphatic vessel이나 부종swelling, 소변의 유출urine leakage에서 기인한다(그림 8-14).

CT검사에서 조영제의 밀도가 소변의 밀도보다 높으므로 늘어난 집합관 내에 조영제와 소변이 액체-액체층fluid-fluid level을 보이는 소견도 폐쇄의 진단에 도움을 준다(액체-액체경계징후fluid-fluid interface sign, 그림 8-15).

신우주위낭종, 거대신배megacalyx, 신장유두괴사, 피막하혈종subcapsular hematoma이나 잘 늘어나는 집합계가 있는 경우에 수신증과 비슷한 소견을 보일 수 있다(거짓수신증pseudohydronephrosis, 그림 8-16).

CT검사는 폐쇄의 원인을 밝히는 데 다른 검사보다 우월한 경우가 많은데, 단순방사선촬영술plain radiography에서 보이지 않는 요산돌uric acid stone 등 방사선투과결석이나 요로상피종양urothelial tumor의 내인성 병변 등을 감별진단하는 데 도움이 될 뿐만 아니라 후복막종양이나 섬유화 등 외인성 병변의 진단에 매우 효과적이다(그림 8-17).

5. 자기공명영상

MR요로조영술MR urography은 폐쇄요로병, 특히 원

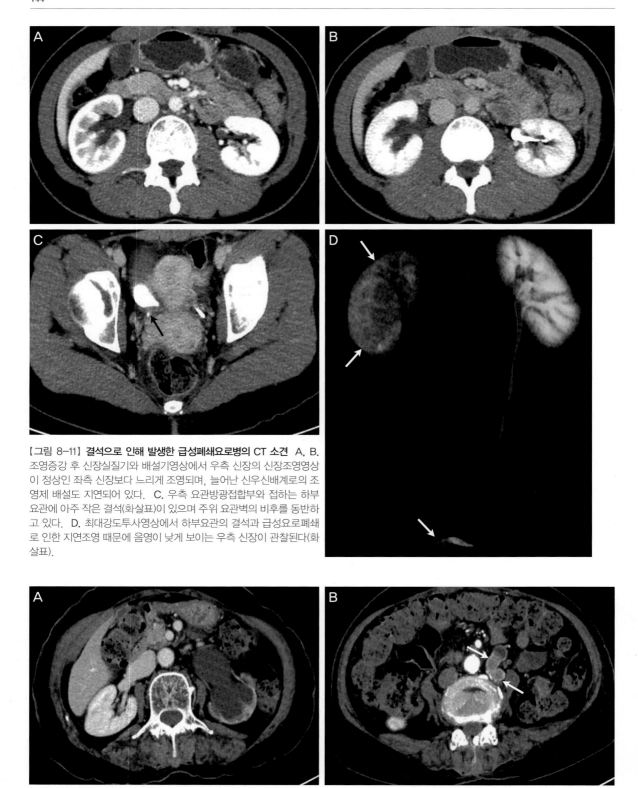

【그림 8-11】 결석으로 인해 발생한 급성폐쇄요로병의 CT 소견 A, B. 조영증강 후 신장실질기와 배설기영상에서 우측 신장의 신장조영영상이 정상인 좌측 신장보다 느리게 조영되며, 늘어난 신우신배계로의 조영제 배설도 지연되어 있다. C. 우측 요관방광접합부와 접하는 하부요관에 아주 작은 결석(화살표)이 있으며 주위 요관벽의 비후를 동반하고 있다. D. 최대강도투사영상에서 하부요관의 결석과 급성요로폐쇄로 인한 지연조영 때문에 음영이 낮게 보이는 우측 신장이 관찰된다(화살표).

【그림 8-12】 요관암으로 인한 만성요로폐쇄의 CT 소견 A. 조영증강 후 CT영상에서 신장피질의 심한 위축과 수신증이 관찰된다. B. 좌측 요관을 채우고 있는 조영증강되는 종괴가 보인다(화살표).

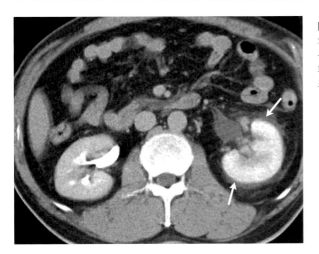

【그림 8-13】 급성요로폐쇄의 CT 소견   배설기영상에서 좌측 신장의 신장피질이 신장수질에 비해 오랫동안 진하게 조영되면서 늘어난 신우로 조영제의 배설이 지연되어 있고, 신장주위에는 신배원개의 파열로 인한 소변의 소량 유출 때문에 증가된 음영이 관찰된다(화살표).

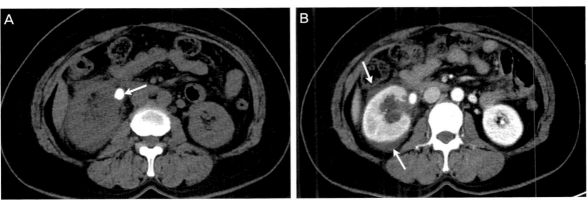

【그림 8-14】 급성요로폐쇄의 CT 소견   A. B. 조영증강 전 CT에서 우측 요관신우접합부에 결석이 보이며(A의 화살표), 배설기영상에서 우측 신장의 신장조영과 늘어난 신우로 조영제의 배설이 지연되어 있고, 신장주위에는 신배원개의 파열로 인한 소변의 소량 유출 때문에 증가된 음영이 관찰된다(B의 화살표).

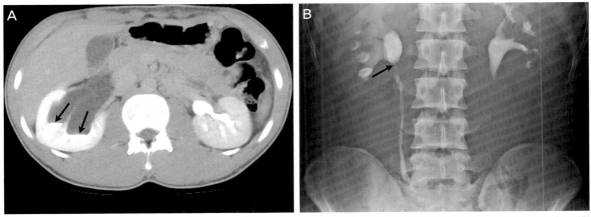

【그림 8-15】 선천요관신우접합부협착으로 인한 만성요로폐쇄 환자의 CT에서 관찰되는 액체-액체층   A. 조영증강 후 CT영상에서 늘어난 집합계 내에 액체-액체층 소견을 보이며 신장피질의 위축이 동반되어 있다(화살표).   B. 정맥요로조영술 복와위영상에서 늘어난 우측 신우신배계가 잘 보이며 요관신우접합부 부위가 좁아져 있다(화살표).

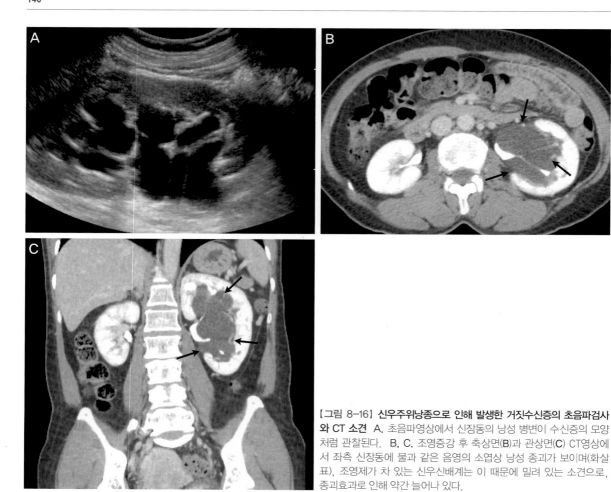

【그림 8-16】 신우주위낭종으로 인해 발생한 거짓수신증의 초음파검사와 CT 소견 A. 초음파영상에서 신장동의 낭성 병변이 수신증의 모양처럼 관찰된다.   B, C. 조영증강 후 축상면(B)과 관상면(C) CT영상에서 좌측 신장동에 물과 같은 음영의 소엽상 낭성 종괴가 보이며(화살표), 조영제가 차 있는 신우신배계는 이 때문에 밀려 있는 소견으로, 종괴효과로 인해 약간 늘어나 있다.

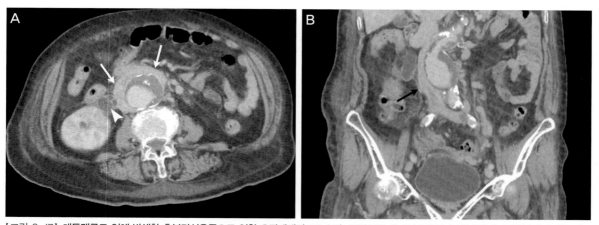

【그림 8-17】 대동맥류로 인해 발생한 후복막섬유증으로 인한 요관폐쇄의 CT 소견 조영증강 후 축상면(A)과 관상면(B) CT영상에서 대동맥류 주위로 두꺼워진 외투막(화살표)으로 인해 막혀서 늘어난 우측 요관(화살촉)이 관찰된다(A의 화살촉).

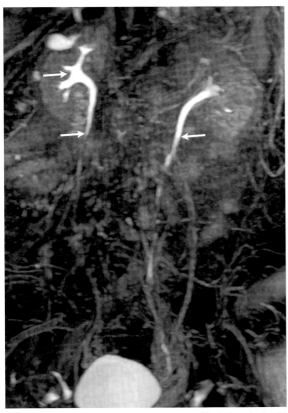

【그림 8-18】 **정상 MR요로조영술** MR요로조영술에서 소변 및 조영제로 인해 요로가 고신호강도를 보인다(화살표).

인이 결석이 아닌 요로폐쇄의 경우 우수한 진단방법으로 알려져 있다(그림 8-18). 그러나 폐쇄의 위치를 알 수는 있지만 폐쇄의 원인을 진단하는 데는 한계가 있다. 이러한 이유로 고식적인 자기공명영상*magnetic resonance imaging; MRI*촬영과 함께 가돌리늄*gadolinium* 조영제 주사 후 시행하는 배설요로조영술*excretory urography*이 필수적이다. MR영상은 CT요로조영술과 달리 신부전이 있는 환자에서 안전하게 시행할 수 있다는 장점이 있지만, 결석으로 인해 발생한 폐쇄인 경우 진단이 어려우며 CT요로조영술처럼 어느 정도의 신장기능이 유지되어 있어야 요로계통이 조영된

다는 점은 유사하다.

Ⅶ 치료와 예후

폐쇄요로병을 진단한 후에는 수술이나 중재적 시술 *intervention*이 필요한지를 결정해야 한다. 치료의 목표는 신장기능을 회복시키거나 보존하고, 통증이나 기타 증상을 완화시키며, 감염을 예방하거나 치료하는 것이다.

　치료의 필요성과 신속성은 임상증상과 폐쇄의 정도에 따라 결정된다. 요로폐쇄로 인한 이차 감염 때문에 패혈증이 발생하면 즉각 치료해야 한다. 이러한 상황에서는 항생제치료만으로 효과가 없는 경우도 있기 때문이다. 통증, 반복적인 감염이나 출혈, 고혈압, 신장기능의 지속적인 감소 등도 응급상황은 아니지만 요로폐쇄를 치료해야 할 적응증이 된다. 반면에 편측 부분요로폐쇄는 대체로 치료가 필요 없다.

　요로폐쇄를 치료한 후에 신장기능의 회복 정도는 폐쇄의 기간과 심한 정도에 따라 결정된다. 그 밖에 회복 정도에 관여하는 요인으로는 감염, 결석, 기존의 신장병, 폐쇄의 원인 등이 있다. 가령 감염을 동반한 완전요로폐쇄의 경우에는 며칠 내에 신장이 완전히 파괴되며, 8~12주 이상의 완전요로폐쇄도 신장기능의 회복이 어렵다. 만성수신증에서는 신장피질의 두께를 측정함으로써 잔여 신장기능을 예측할 수도 있으며, 정맥요로조영술에서 신배가 보이는지의 여부, 방사성동위원소*radioisotope*스캔에서 신장피질 혈류 정도 등으로 예측할 수 있다. 이와 같은 신장기능 회복의 여러 예후인자들을 참고해서 신장기능이 회복될 약간의 가능성이라도 있으면 요로폐쇄를 치료하기 위해 모든 노력을 기울여야 한다.

148

참고문헌

1. Barbaric ZL. Principles of genitourinary radiology. New York: Thieme, 1991, pp.110-132.
2. Cronan JJ. Acute urinary tract obstruction in the adult. RSNA Categorical course in Genitourinary Radiology. 1994, pp.79-94.
3. Ghersin E, Brook OR, Meretik S, et al. Antegrade MDCT pyelography for the evaluation of patients with obstructed urinary tract. AJR Am J Roentgenol 2004;183:1691-1696.
4. Klahr S. Pathophysiology of obstructive nephropathy. Kidney Int 1983;23:414-426.
5. Lee HJ, Kim SH, Jeong YK, et al. Doppler sonographic resistive index in obstructed kidneys. J Ultrasound Med 1996;15:613-618.
6. Lee HJ. Obstructive uropathy. In: Kim SH, ed. Radiology Il-lustrated: Uroradiology. Philadelphia: WB Saunders, 2003, pp.411-428.
7. Leyendecker JR, Barnes CE, Zagoria RJ. MR urography: Techniques and clinical applications. Radiographics 2008;28:23-46.
8. McCrory WW. Regulation of renal functional development. Urol Clin North Am 1980;7:243-264.
9. Talner LB, O'Relly PH, Roy C. Urinary obstruction. In: Pollack HM, McClennan BL, eds. Clinical urography, vol. 2. 2nd ed. Philadelphia: WB Saunders, 2000, pp.1846-1966.
10. Whitaker R. Clinical application of upper urinary tract dynamics. Urol Clin North Am 1979;6:137-141.

신우신배와 요관

CHAPTER 9

최문형, 이영준

I 정상 해부학

태생기 초기에 중신관mesonephric duct에서 발생한 요관싹ureteric bud에서 요관ureter, 신우신배계pelvocalyceal systerm, 신장의 집합세뇨관collecting tubule이 형성된다. 요관싹과 후신발생모체metanephric blastema는 서로의 발생을 촉진해서 신장을 형성하며 신장마다 10~25개의 신배calyx가 생긴다. 요관의 점막은 이행상피transitional epithelium로 형성되며, 세로섬유longitudinal fiber와 원형섬유circular fiber의 평활근smooth muscle으로 이루어진 근육층muscular layer으로 둘러싸이고 가장 바깥층은 결합조직connective tissue으로 구성된 바깥막이다.

정상적으로 8~15개의 소신배minor calyx들이 있고, 단순신배simple calyx는 정면상으로는 원형이며 옆면상으로는 오목concave하고 예각 2개의 천장각forniceal angle을 이룬다. 단일 또는 복수의 단순신배에서 소변은 신장누두renal infundibulum, 대신배major calyx를 통해 신우renal pelvis로 배출된다.

요관은 정상적으로 요근psoas muscle의 앞쪽 면을 따라 요추의 횡돌기에서 1cm 이내로 주행하며 척추뿌리vertebral pedicle보다 안쪽에 위치하지는 않는다. 요관은 장골혈관iliac vessel이 교차하는 부위와 골반내로 들어가는 부위 그리고 요관방광접합부ureterovesical junction에서 정상적으로 약간 좁아진다.

II 신장동

신장동renal sinus은 바깥쪽으로는 신장실질renal parenchyma과 접하고 안쪽으로는 신장주위공간perinephric space과 교통한다. 신장동은 신장집합계와 혈관, 림프계, 신경, 지방과 섬유조직으로 구성된다. 신장동에는 신장집합계에서 흔히 생기는 신장결석renal calculi이나 요로상피종양urothelial tumor을 제외하면 심한 질환은 드물다.

1. 신장동지방종증

신장동의 가장 많은 부분을 차지하는 지방은 나이가 들면서 점점 증가한다. 이러한 지방증식이 신장집합

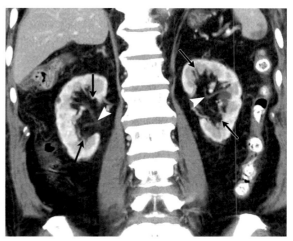

【그림 9-1】 **신장동지방종증** 관상면 CT상 양쪽 신장동에 지방이 증가해서(화살표), 저음영의 신우가 가늘게 보인다(화살촉).

계에 종괴효과mass effect를 일으키는 경우를 신장동지방종증renal sinus lipomatosis이라 한다(그림 9-1). 종괴효과는 영상의학적으로 신장누가가 희미해지거나 늘어나게 되어 거미줄모양의 집합계로 보인다. 대치섬유지방종증replacement fibrolipomatosis은 심한 신장의 염증이나 허혈 등으로 인한 신장실질의 위축과 연관되어 생긴 과도한 신장동지방종증을 일컫는 말로, 외인exogenous스테로이드 또는 쿠싱증후군Cushing syndrome 등으로 인해 생길 수 있고 신장의 사슴뿔결석staghorn calculus이 있는 경우에 잘 생긴다.

2. 신장동낭종

신장동낭종renal sinus cyst은 흔하고, 신우주위낭종parapelvic cyst, peripelvic cyst이라고도 부른다. 신장동지방종증처럼 신장동 전체에 스며드는 형태로 자라기도 하기 때문에 정맥요로조영술intravenous urography에서 저밀도의 지방이 보이지 않으면 구분하기 어려울 수 있다. 거의 증상이 없고 종종 양측성으로 생긴다.

정상 신배와 신우에 평행하기 때문에 초음파검사에서 수신증hydronephrosis으로 오인될 수 있다. 그러나 컴퓨터단층촬영술computed tomography; CT에서는 물과 같은 밀도를 보이는 낭성 병변으로 인해 좁아지고 늘어난 신우신배로 배출되는 조영제가 잘 구분되어 신장동지방종증이나 수신증과 감별된다(그림 9-2, 9-3).

드물게 소변종urinoma이 신장동에 생길 수 있는데, 보통은 결석으로 인해 발생한 요관폐쇄ureteral obstruction와 연관된 집합계의 파열이나 외상으로 인한 집합계의 열상으로 생긴다.

3. 신장동혈관병

신장동맥류renal artery aneurysm나 동정맥기형arteriovenous malformation과 같은 혈관병angiopathy이 종괴효과를 일으킬 수 있다. 색도플러초음파검사color Doppler ultrasonography나 CT, 혈관조영술angiography로 진단할 수 있고 색전물질을 이용한 중재적 시술intervention로 치료할 수 있다(그림 9-4).

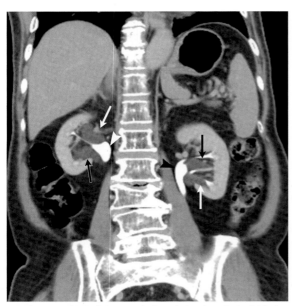

【그림 9-2】 신우주위낭종 CT상 양쪽 신장동에 스며드는 형태의 조영증강되지 않는 저음영의 낭종이 있고(화살표), 조영증강된 양쪽 신우가 밀려나 있다(화살촉).

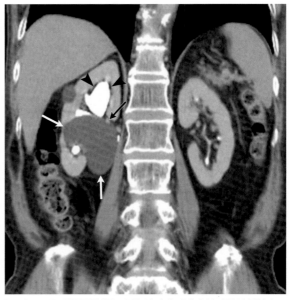

【그림 9-3】 신우주위낭종 우측 신장에 경계가 분명한 난원형의 조영증강되지 않는 낭종이 신장동 내로 돌출되어 있으며(화살표), 신우를 눌러 신배가 확장되어 있다(화살촉).

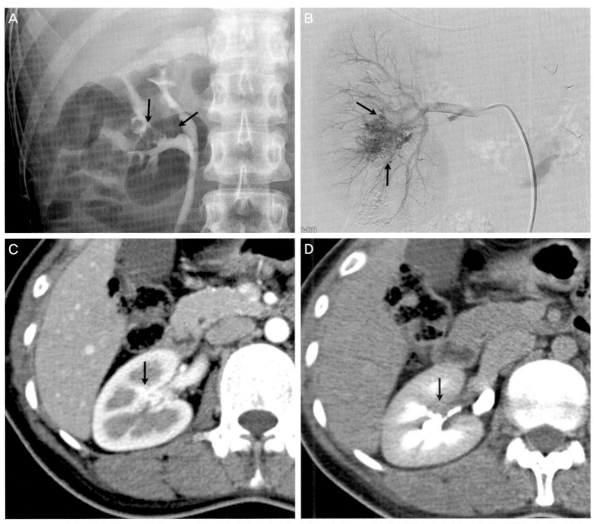

【그림 9-4】 **신장동정맥기형** A. 정맥요로조영술에서 신배와 신우에 경계가 분명하고 오목한 외인성 충만결손들이 있다(화살표). B. 신장동맥조영술에서 경계가 불분명하고 조기 조영증강되는 혈관기형이 있다(화살표). C. 동맥기 CT에서 신장동에 비정상적으로 조영증강되는 혈관들이 있다(화살표). D. 배설기 CT에서 신장피질과 같은 음영의 동정맥기형이 신우에 충만결손의 형태로 보인다(화살표).

신장동맥류의 가장 많은 원인은 죽상경화증*athero-sclerosis*으로, 원형의 석회화가 잘 생기기 때문에 신장결석과의 감별이 중요하다. 동정맥기형은 선천동정맥기형과 후천동정맥루*arteriovenous fistula*로 나뉘며, 후천동정맥루는 특발성이 많다. 임상적으로 증상이 없는 경우도 있지만 대부분 혈뇨를 보이고 때로는 고혈압, 심장비대*cardiomegaly*, 울혈심부전*congestive heart failure* 등을 동반하기도 한다. 동정맥루는 크기에 따라서는 정맥요로조영술이나 CT로도 병변이

구분되지 않고 색도플러초음파검사나 CT혈관조영술*CT angiography*, 고식적인 혈관조영술로만 진단할 수 있는 경우가 있다.

4. 신장동종양

신장동에 생기는 종양의 대부분은 이차종양이다. 즉 신장실질에서 가장 흔한 신장세포암*renal cell carcinoma*이 신장동을 침범해서 국소적 수신증이나 신배의 전위를 일으킨다. 이러한 경우 요로상피세포암

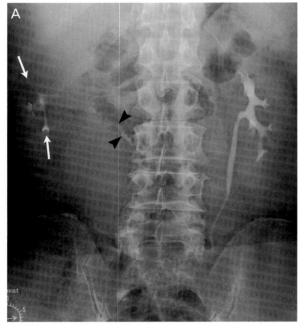
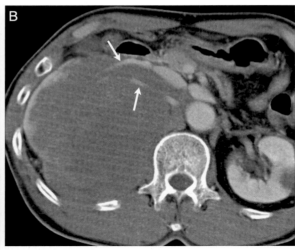

【그림 9-5】**신장동림프종** A. 정맥요로조영술에서 우측 신우와 신배가 바깥쪽으로 밀려 있고(화살표), 조영증강된 상부요관이 보인다(화살촉). B. CT에서 크기가 매우 큰 균질한 음영의 종괴가 우측 신장과 신장동을 차지하고 있으며, 조영증강되는 우측 신장혈관이 종괴 내를 가로지르고 있다(화살표).

urothelial carcinoma과의 감별이 어려울 수 있고 부분신장절제술partial nephrectomy을 시행하기 어렵다.

신장의 양성 종양 중 하나인 다방낭신장종multilocular cystic nephroma은 신장실질에서 생겨서 신장동으로 팽창해 탈출되는 모양을 보인다. 신장동림프종renal sinus lymphoma은 림프종lymphoma의 신장 침범 가운데 흔한 형태로, 후복막림프절retroperitoneal lymph node로부터 확산되어 신장주위공간으로 연결될 수 있고 이러한 형태는 비호지킨림프종non-Hodgkin lymphoma에서 흔하다. 종괴가 둘러싸도 신장혈관들이 막히지 않는 특징을 보이지만 집합계의 침범은 흔히 수신증을 유발한다. 초음파검사나 CT에서 균질한 양상을 보이고 조영증강은 잘 되지 않는다(그림 9-5). MR영상의 T1 강조영상에서 림프종은 신장피질보다 낮은 신호강도를 보이고, T2 강조영상에서 비균질하게 낮거나 동일한 신호강도를 보이며 조영증강을 했을 경우 약한 조영증강을 보인다.

신장동에 생기는 일차종양은 드물다. 양성 종양에는 혈관종hemangioma, 섬유종fibroma, 근종myoma,

혈관근지방종angiomyolipoma, 신경세포종neurocytoma, 기형종teratoma 등이 있고, 악성 종양으로는 근육종myosarcoma, 섬유육종fibrosarcoma, 지방육종liposarcoma, 고립성 섬유종양solitary fibrous tumor, 악성 섬유조직구종malignant fibrous histiocytoma 등이 있다(그림 9-6). 이러한 양성·악성 종양의 영상 소견은 비특이적이기 때문에 수술전 감별진단이 어려워서 신장세포암이나 요로상피세포암으로 진단되어 수술적 절제 후 확진되는 경우가 흔하다.

Ⅲ 집합계와 요관의 양성 종양

1. 유두종

유두종papilloma은 신장집합관, 요관, 방광의 이행상피세포에서 생기는 양성 종양이지만 상부요관에서는 드물다. 유두종은 줄기가 있는 폴립모양의 부드러운 충만결손filling defect으로 나타난다. 병리적으로 저등급low grade 요로상피세포암과 구분하기 어려울 수 있다.

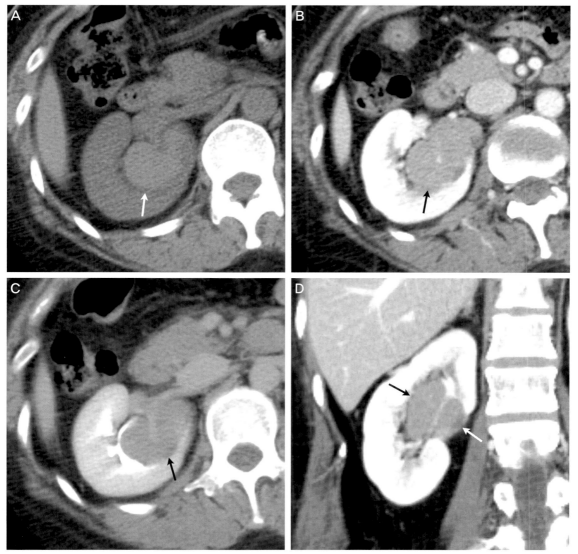

【그림 9-6】 신장동 고립성 섬유종양 A. 조영증강 전 CT에서 신장동에 약간의 고음영으로 보이는 종괴가 있다(화살표). B, C, D. 이 종괴는 조영증강 후 CT에서 약간의 조영증강만 보이고 있지만(화살표), 요로암과는 다르게 수신증은 보이지 않는다. 우측 신장절제술을 받았고 혈관주위세포종으로 확진되었다.

2. 섬유상피폴립

섬유상피폴립*fibroepithelial polyp*은 양성의 섬유성 폴립으로 요관의 비상피세포종양 중 가장 흔하다. 조직학적으로 중심에 섬유성 조직과 혈관조직이 있고 정상 이행상피세포로 덮여 있다. 보통 단발성이지만 다발성도 보고된 적이 있다.

출혈을 일으키거나 요관폐쇄의 원인이 되기도 하며 통증을 유발하기도 하지만 전암성 병터*precancerous lesion*는 아니다. 폴립의 크기는 몇 mm에서 몇 cm로 다양하고 긴 줄기로 인해 병변의 움직임을 영상검사에서 확인할 수 있다. 대부분의 섬유상피폴립은 원통형을 보이며 악성 종양과는 달리 20～40대에 상부요관에서 가장 흔히 발생한다. 요관의 혈종*hematoma*과 감별이 필요하다.

Ⅳ 집합계와 요관의 악성 종양

신우신배와 요관의 요로상피세포암은 비교적 드물게 발생해서, 신우의 종양은 전체 신장종양의 약 10%이고 전체 요로상피세포암의 5% 정도이다. 요관의 종양은 더 드물게 발생해서 신우종양의 약 1/4 정도를 차지하며, 요로상피세포암이 상부요로종양의 85% 이상을 차지한다. 그 다음으로 편평세포암*squamous cell carcinoma*이 많으며 선암*adenocarcinoma*은 드물다. 중간엽종양*mesenchymal tumor*도 매우 드물며 평활근육종*leiomyosarcoma*이 가장 흔한 악성 중간엽종양이다.

1. 요로상피세포암

(1) 임상 소견과 병리 소견

요로상피세포암은 50~70대에 가장 흔하며 남자가 여자보다 3~4배 발생 빈도가 높다. 흡연이 상부요로 요로상피세포암과 가장 관련성이 높은 것으로 여겨지며, 그 밖의 위험요인으로는 염료, 고무, 플라스틱 같은 산업발암물질에 노출되는 것과 진통제*analgesics*의 남용 등이 있다.

방광*bladder*의 요로상피세포암이 신우나 요관의 요로상피세포암보다 30~50배 더 흔하게 발생하는데,

이는 발암물질을 포함하는 소변에 노출되는 기간이 더 길기 때문인 것으로 여겨진다.

요로상피세포암은 신장의 다른 종양보다 상대적으로 다발성이며 양측성이 흔하다(그림 9-7). 일반적으로 상부요로에서 하부요로 방향으로 전이가 잘 일어나기 때문에 방광암 환자의 약 3%에서 상부요로암이 발생하는 반면에, 상부요로암 환자의 30~40%에서 방광암이 동반된다. 림프절 전이는 일차종양의 위치에 따라 다르지만 대동맥주위, 대정맥주위 그리고 같은 쪽의 총장골림프절*common iliac lymph nodes*, 골반 림프절*lymph node of pelvis* 등으로 전이된다.

요로상피세포암의 전형적 증상은 혈뇨이다. 요관의 요로상피세포암은 옆구리통증이 동반될 수 있지만 종양이 천천히 자라면서 점진적으로 요관이 확장되기 때문에 신장결석에서 보이는 것처럼 급성통증이 흔하지는 않다. 소변으로 떨어져 나온 악성 세포가 세포학적 검사에서 발견될 수 있다. 요로상피세포암은 병리적으로 침윤성 요로상피세포암, 상피내암, 고등급 비침윤성 요로상피세포암, 저등급 비침윤성 요로상피세포암으로 나뉜다. 요관과 신우의 암종에 대한 AJCC의 TNM(tumor, node and metastasis)병기는 표 9-1과 같다.

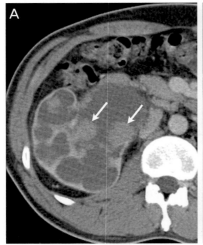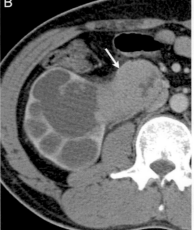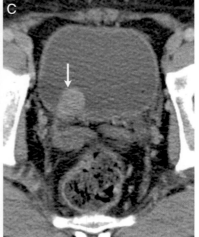

【그림 9-7】**다발성 요로상피세포암** CT에서 신우(A), 요관신우접합부(B)와 요관방광접합부(C)에 연조직음영의 요로상피세포암이 다발성으로 있다(화살표).

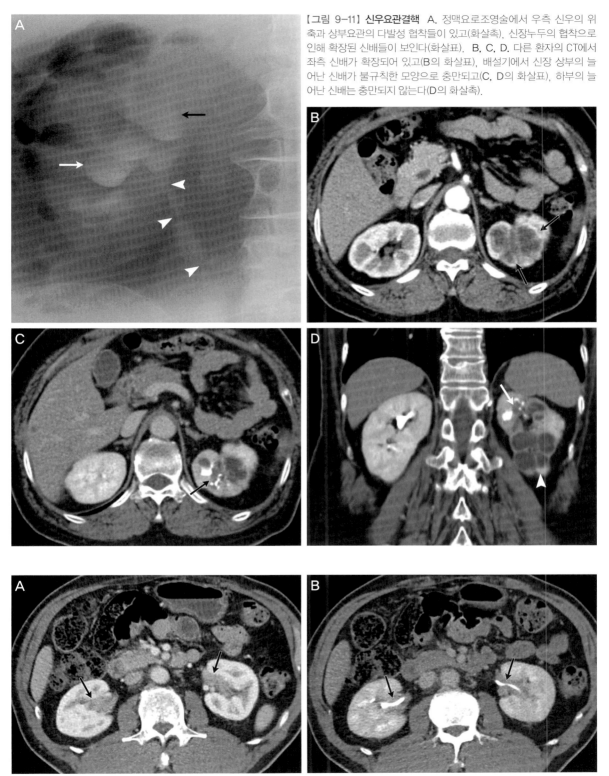

【그림 9-11】 **신우요관결핵** A. 정맥요로조영술에서 우측 신우의 위축과 상부요관의 다발성 협착들이 있고(화살촉), 신장누두의 협착으로 인해 확장된 신배들이 보인다(화살표). B, C, D. 다른 환자의 CT에서 좌측 신배가 확장되어 있고(B의 화살표), 배설기에서 신장 상부의 늘어난 신배가 불규칙한 모양으로 충만되고(C, D의 화살표), 하부의 늘어난 신배는 충만되지 않는다(D의 화살촉).

【그림 9-12】 **IgG4 연관 질환** A. 조영증강 CT의 피질-수질기 영상에서 양쪽 신우 벽에 전반적인 비후(화살표)가 있고, 균일한 조영증강을 보인다. B. 조영증강 CT의 배설기영상에서 수신증은 뚜렷하지 않다(화살표).

생기는 것으로, 낭성신우요관염과 유사하지만 충만 결손이 구형인 것이 거의 없고 빠른 시간에 소실된다는 점으로 감별할 수 있다.

6. 요관거짓게실증

요관거짓게실증ureteral pseudodiverticulosis은 요관상피의 과증식된 싹이 요관내강에서 근육층까지만 불완전하게 돌출되어 발생하며, 보통 다수이고 크기는 4mm 이하로 매우 작다. 원위부보다는 근위부와 중간부의 요관에서 흔하고 요관폐쇄는 일으키지 않는다. 요관거짓게실증과 요로상피세포암과의 연관성이 보고되고 있는데 가장 흔한 악성 종양은 방광암이다.

7. 연화판증

연화판증malakoplakia은 대장균 등으로 인해 만성요로감염과 연관된 요로의 드문 염증성 병변으로, 면역이 약화된 환자에서 주로 보인다. 조직학적으로 포식된 세균조각을 의미하는 미하엘리스-구트만소체Michaelis-Gutmann body를 포함하는 염증세포로 구성된 노란색 또는 갈색의 상피하 플라크plaque들로 구성된다. 가장 흔한 부위는 방광이며, 주로 중년 여성에 많이 발생하고 증상은 비특이적이다.

원위요관에 흔하지만 요관의 긴 분절 어느 부위에나 생길 수 있는데, 편평한 충만결손으로 보이거나 병변이 합쳐지면서 자갈모양 소견을 보일 수 있고 요관폐쇄를 일으킬 수도 있다. 악성 종양과의 구별이 어렵지만 악성 병변보다는 좀 더 넓은 부위를 침범한다.

참고문헌

1. Browne RF, Meehan CP, Colville J, et al. Transitional cell carcinoma of the upper urinary tract: spectrum of imaging findings. Radiographics 2005;25:1609-1627.
2. Caoili EM, Cohan RH, Inampudi P, et al. MDCT urography of upper tract urothelial neoplasms. AJR Am J Roentgenol 2005;184:1873-1881.
3. Dunnick NR, Sandler CM, Newhouse JH, et al. Textbook of Uroradiology: pelvicalyceal system and ureter. 4th ed, Philadelphia: Lippincott Williams & Wilkins, 2008, pp.264-299.
4. Leyendecker JR, Barnes CE, Zagoria RJ. MR urography: techniques and clinical applications. Radiographics 2008;28:23-46.
5. Rha SE, Byun JY, Jung SE, et al. The renal sinus: pathologic spectrum and multimodality imaging approach. Radiographics 2004;24 Suppl 1:S117-S131.
6. Seo N, Kim JH, Byun JH, et al. Immunoglobulin G4-Related Kidney Disease: A Comprehensive Pictorial Review of the Imaging Spectrum, Mimickers, and Clinicopathological Characteristics. Korean J Radiol 2015;16:1056-1067.
7. Sheth S, Ali S, Fishman E. Imaging of renal lymphoma: patterns of disease with pathologic correlation. Radiographics 2006;26:1151-1168.
8. Sim JS. Renal pelvis and ureter. In: Kim SH, ed. Radiology Illustrated: Uroradiology. Philadelphia: WB Saunders, 2003, pp.477-496.
9. Sim JS. Urothelial tumors of the pelvocalyces and ureter. In: Kim SH, ed. Radiology Illustrated: Uroradiology. Philadelphia: WB Saunders, 2003, pp.147-172.
10. Wasserman NF. Inflammatory disease of the ureter. Radiol Clin North Am 1996;34:1131-1156.
11. Wong-You-Cheong JJ, Wagner BJ, Davis CJ Jr. Transitional cell carcinoma of the urinary tract: radiologic-pathologic correlation. Radiographics 1998;18:123-142.

방광

CHAPTER 10

심기춘, 성득제

I 정상 방광의 해부학

방광bladder은 근육으로 이루어져 있으며 용적이 400~500mL인 구형의 장기이다. 내부의 소변량에 따라 크기와 모양이 변하고 방광벽의 두께가 달라지기 때문에, 병변의 위치에 따라 영상검사의 정확도가 달라질 수 있다.

　방광은 복막외장기로 복막이 방광의 천장dome을 덮고 있고 방광의 앞쪽과 치골 후면 사이에 복막외 공간의 일부인 레치우스공간(space of Retzius=prevesical space=retropubic space)이 위치한다. 남성에서는 방광의 뒤쪽에 직장, 아래쪽에 전립선prostate, 뒤 아래쪽에 정낭seminal vesicle이 위치하며 여성에서는 방광의 뒤쪽에 자궁uterus과 질vagina이 위치한다. 방광의 경부에는 내부 괄약근이 위치하며 요도urethra로 연결되는데 남성에서는 치골전립선인대puboprostatic ligament, 여성에서는 치골자궁경부인대pubocervical ligament가 방광과 요도의 경계부를 받치고 있다. 요관ureter은 방광의 후외측에서 방광벽을 비스듬히 관통하면서 방광의 기저부에서 요관구ureteral orifice가 방광 내부와 연결된다. 양쪽 요관구 사이에 융기된 근육이 존재하는데 이를 요관사이능선interureteric ridge이라고 부른다. 방광삼각bladder trigone은 역삼각형으로 아래쪽 정점은 전방에 위치하는 내부요도구멍internal urethral opening, 위쪽 기저부는 후방에 위치하는 요관사이능선으로 이루어진다. 방광벽은 점막,

점막밑층submucosa, 고유판lamina propria, 평활근육smooth muscle으로 구성된 근육층으로 이루어지며, 안쪽의 세로근육층longitudinal muscle layer, 중간의 원형근육층circular muscle layer, 바깥쪽 세로근육층longitudinal muscle layer의 3층으로 근육층을 형성한다.

II 선천기형

1. 방광외번

방광외번bladder exstrophy은 드문 선천기형으로 배꼽 아래에서 중배엽mesodermal조직의 중심선 융합이 이루어지지 않아 발생한다. 치골결합symphysis pubis이 넓게 분리되며 심한 경우에는 전복벽과 방광이 모두 열리면서 방광점막이 표피와 연결된다. 흔히 요도상열epispadias이 동반되기 때문에 방광외번-요도상열 복합체exstrophy-epispadias complex라고도 한다. 남성에서는 요도가 음경의 등쪽에서 열리며, 여성에서는 요도가 짧고 음순labium이 열리며 음핵clitoris이 갈라진다. 배설요로조영술excretory urography에서 대개 상부요로는 정상 소견을 보이며 하부요로가 약간 늘어난 소견을 볼 수 있다.

2. 요막관이상

요막allantois과 배설강cloaca은 배꼽과 방광 상부의 앞쪽을 연결하는 정상적인 태생기기관으로, 출생 후에

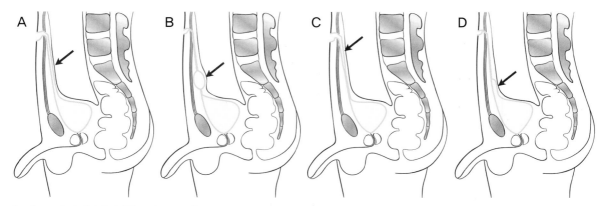

【그림 10-1】 **요막관의 이상을 보여주는 모식도** A. 개방요막관으로, 열린 요막관이 방광에서 배꼽까지 연결된다(화살표). B. 요막관낭종으로, 낭종의 양쪽으로 요막관이 막혀 있다(화살표). C. 요막관동으로, 방광 쪽 요막관은 막혀 있고 배꼽 쪽 요막관은 열려 있다(화살표). D. 요막관 게실로, 배꼽 쪽 요막관은 막혀 있고 방광 쪽 요막관은 열려 있다(화살표).

는 소실되고 요막관*urachus*으로 불린다. 이 요막관의 길이는 보통 3~10cm, 직경은 8~10mm 정도이다. 정상적으로 요막관은 결국 완전폐쇄되어 섬유성인대로 남게 된다. 이 섬유성인대는 흔히 정중배꼽인대 *median umbilical ligament*로 불린다. 그러나 때로는 이런 변화가 불충분하거나 발생되지 않을 수 있어 대표

적으로 4가지 스펙트럼의 선천기형을 발생시킨다(그림 10-1).

요막관이상을 평가하는 검사로는 초음파검사*ultrasonography; US*, 컴퓨터단층촬영술*computed tomography; CT*, 자기공명영상*magnetic resonance imaging; MRI*, 배뇨방광요도조영술*voiding cystourethrography; VCUG*,

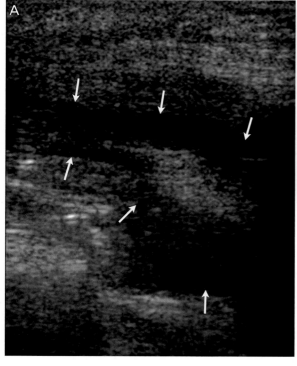

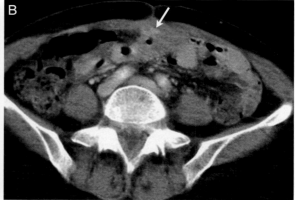

【그림 10-2】 **59세 여성에서 보이는 감염으로 인한 염증이 동반된 개방요막관** A. 9MHz 선형 탐촉자를 사용한 시상면 초음파검사에서 방광 위쪽의 정중앙 복벽 직하방에 내부의 고에코를 동반한 관모양의 저에코 병변이 보인다(화살표). B. CT에서 정중앙 복벽의 직하방에서 조영증강이 되는 국소 병변이 보이며 경계가 일부 불분명한 소견을 보인다(화살표).

동조영술sinography 등이 있다.

개방요막관patent urachus(가끔 요막관누공urachal fistula으로도 불림)은 방광에서 배꼽까지 요막관 전장이 열려 있는 상태를 말한다. 요막관낭종urachal cyst은 요막관 양쪽 끝이 닫혔지만 중간 부위가 열려 낭종을 형성한 경우로, 방광에 가까운 부위에 주로 발생한다. 요막관동urachal sinus 혹은 배꼽요막관동umbilical-urachus sinus은 방광 쪽 요막관은 막혔지만 배꼽 쪽이 열린 경우를 말하며, 요막관게실urachal diverticulum(혹은 방광요막관게실vesicourachal diverticulum)은 반대로 배꼽 쪽 요막관은 막혔지만 방광 쪽 요막관이 열려 있는 경우를 말하며 가장 드물다.

요막관 이상에 염증이나 종양이 발생하면 요막관 벽이 두꺼워지면서 내부 음영이 증가하여 주위와 경계가 불명확해지는 소견을 보인다(그림 10-2).

Ⅲ 감염, 염증과 비종양성 질환

1. 급성세균성방광염

급성세균성방광염acute bacterial cystitis은 여성에서 주로 발병하며 대장균Escherichia coli이 가장 흔한 원인이다. 빈뇨urinary frequency, 배뇨통dysuria, 현미경상

혈뇨의 증상을 보이지만 심한 경우 육안적 혈뇨를 보이기도 한다.

영상검사 소견은 대부분 정상 소견이지만 염증이 매우 심한 경우 점막의 부종으로 방광벽이 전반적으로 두꺼워지거나 점막주름mucosal fold의 부종으로 불규칙한 결절을 보일 수 있다. 그러나 가끔 국소적으로 두꺼워져 거짓종양pseudotumor처럼 보일 수도 있다. 심한 감염과 염증이 만성적으로 진행되는 경우에는 방광벽의 섬유화와 수축으로 방광 용적이 감소될 수 있다.

2. 기종성방광염

기종성방광염emphysematous cystitis은 세균감염에 의해 공기가 방광내강 혹은 방광벽 내에서 형성되는 드문 형태로 거의 대부분 고령의 여성, 당뇨병 환자나 면역결핍 환자에서 발병하며 원인균으로는 대장균이 가장 흔하고, 폐렴간균Klebsiella pneumonia이 그다음이다. 방광벽 내에서 최초로 형성된 공기는 염증이 진행되면서 점막을 뚫고 방광내강까지 들어갈 수 있으며 방광벽 밖으로 나가 방광 주변으로 파급되기도 한다.

영상검사에서는 점상 또는 선상 형태의 방사선투과 음영인 공기가 방광벽에서 관찰되며, 두꺼운 방광벽

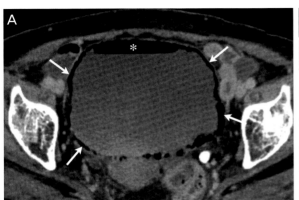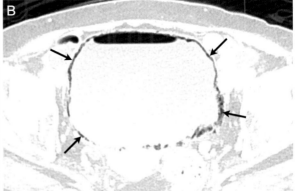

【그림 10-3】 당뇨병이 있는 75세 여성에서 발생한 기종성방광염 A. CT에서 방광벽을 따라 광범위한 공기음영이 보인다(화살표). 방광 내강에서 보이는 공기음영은(＊) 단순도뇨시술에 의한 소견이다. B. 폐창 설정의 CT에서 소변과 방광외벽 사이의 공기음영(화살표)이 더욱 확연하게 구분된다.

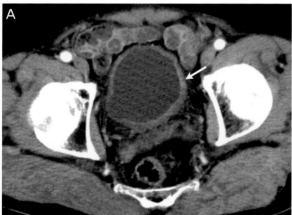
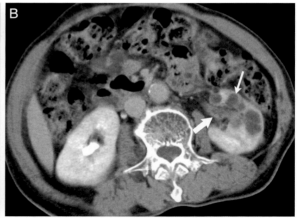

【그림 10-4】 **64세 남성에서 발생한 결핵급성방광염** A. 방광이 있는 부위의 CT에서 경미하게 두꺼워지고 조영증강이 되는 방광벽이 보인다(화살표) B. 양측 신장이 보이는 부위의 CT에서 좌측 신장에 테두리가 조영증강되는 다발성 저음영들을(화살표)과 두꺼워진 신우벽(굵은 화살표)을 보여서 신장결핵이 동반되었음을 알 수 있다.

과 방광내강 또는 방광주위에서 공기를 볼 수 있다(그림 10-3). 방광벽 내에는 공기가 없고 방광내강에 공기가 있는 경우는 대부분 방광경*cystoscope*이나 도뇨관*foley catheter* 삽입 등 기구 조작 후에 나타나며, 방광과 장관 또는 질 사이에 누공*fistula*이 있을 때 발생할 수 있다.

3. 결핵방광염

결핵방광염*tuberculous cystitis*은 대개 신장결핵에 이차적으로 발병하며 요관의 병변을 흔히 동반한다(그림 10-4). 발병 초기에는 주로 요관구 주변과 방광삼각에 궤양과 부종이 발생하는 등 점막에 병변이 나타나며, 진행하면서 방광벽에 심한 섬유화를 유발해서 방광 용적이 매우 감소된 수축된 방광을 형성하고 이로 인해 방광요관역류*vesicoureteral reflux*를 동반하기도 한다(그림 10-5). 간혹 비침습방광암*non-invasive bladder cancer*의 치료를 위해 시행된 방광내 결핵균 치료*intravesical BCG treatment*로 결핵방광염이 발생할 수 있으며, 일반적인 결핵방광염과는 다른 형태로 여겨진다.

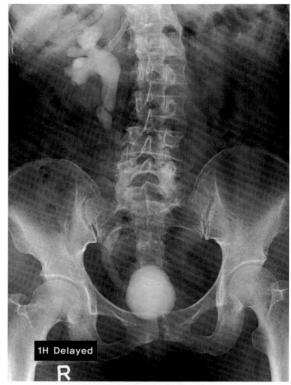

【그림 10-5】 **54세 여성에서 발생한 결핵만성방광염** 배설요로조영술의 1시간 지연기영상에서 수축되어 용적이 작아진 방광, 우측 신장의 수신증과 요관의 확장이 보인다.

4. 주혈흡충증

주혈흡충증schistosomiasis=biharziasis은 사하라 사막 이남의 아프리카, 서남아시아에 흔한 기생충 질환으로 방광벽의 세정맥venule에 도달하고 여기서 충란egg이 죽으면서 방광에 심한 육아종염증을 유발하여 섬유화와 석회화가 방광벽에 생긴다. 이러한 변화는 일차적으로 점막mucosa에서 발생하지만 진행되면서 방광근육까지 침범하여 결국에는 방광의 섬유화fibrosis, 변형deformity, 수축retraction을 유발한다.

이 환자들에서는 방광에 편평세포암squamous cell carcinoma이 특히 호발한다. 감염 초기에는 급성세균성방광염과 같은 비특이 영상 소견을 보이다가 진행되면서 방광벽에 진한 석회화를 보이며 요관의 벽에서도 석회화가 나타날 수 있다. 방광벽에 석회화를 보일 수 있는 여러 가지 질환 중 가장 대표적이다. 이러한 석회화는 단순방사선촬영술에서 30~50%까지 관찰된다.

5. 칸디다증

칸디다증candidiasis은 당뇨병이 제대로 치료되지 않은 환자에서 흔히 발병하며 소변 내 당이 발효되면서 방광내강에 공기가 형성될 수 있다. 그 밖에 장기간 스테로이드치료를 받거나 면역억제치료, 방광 안에 도관을 오래 유치시켜 놓은 경우에 잘 생긴다.

영상검사에서는 비특이적으로 두꺼워진 방광벽이나 방광내강에 단일 또는 다수의 진균덩이fungus ball들이 충만결손filling defect으로 관찰될 수 있다. 아주 드물게 단일 병변으로 나타나는 경우 방광암과의 감별이 어려울 수 있다.

6. 연화판증

연화판증malakoplakia의 명확한 원인은 알려져 있지 않으나 폐결핵, 만성골수염 그리고 장기간의 악성 질환과 연관이 있다. 우리 몸의 어느 부분에서나 발생할 수 있지만, 방광을 포함한 비뇨생식기에 가장 흔히 생긴다. 연화판증은 주로 반복적인 요로감염, 하루 요로증상, 혹은 혈뇨와 같은 증상을 발생시킨다.

방광경검사 시 방광점막에 다수의 황색 혹은 황갈색 플라크plaque가 관찰되며 방광기저부에 잘 생기는 경향이 있다. 이 플라크의 조직생검에서 관찰되는 미하엘리스-구트만소체Michaelis-Gutmann body라고 불리우는 봉입체inclusion body가 진단에 특이적이다. 영상검사에서는 주로 방광삼각이나 방광기저부에 둥근 형태의 충만결손으로 보이며, 방광암과 구별하기 어려울 수 있는데 실제로 방광암과 동반된다는 보고도 있다.

7. 방사선방광염

방광은 방사선에 민감한 장기이며 방사선방광염radiation cystitis은 골반방사선 치료를 받는 환자의 약 12%에서 나타난다. 방사선방광염 중에서, 주로 3,000래드rad 이상의 외부빔조사를 받을 때 발생하는 급성방사선방광염은 방광벽의 부종, 점막의 조영증강과 혈뇨를 동반하여 급성세균성방광염과 임상적으로 같은 증상을 보이나 대개 저절로 치유되며, 영상검사에서는 급성방광염과 특별한 차이를 보이지 않는다(그림 10-6). 그러나 이러한 영상 소견의 변화는 임상증상

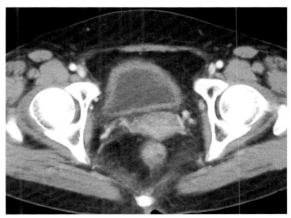

【그림 10-6】 **직장암으로 수술과 방사선치료를 받은 54세 여성에서 발생한 방사선방광염** CT에서 전반적으로 두꺼워지고 조영증강이 되는 방광벽이 보인다.

보다 더 자주 나타난다.

만성방사선방광염은 방사선조사를 받은 지 몇 년이 지난 후에도 생길 수 있으며 증상이나 정도는 조사량이나 환자의 상태에 따라 다를 수 있다. 점막의 궤양과 섬유화가 진행되어 용적이 감소된 방광을 보일 수 있지만 방광벽의 석회화는 드물다.

8. 간질성방광염

간질성방광염interstitial cystitis의 정확한 원인은 알려져 있지 않으며 주로 폐경기 이후 여성에서 호발한다. 통증을 동반한 빈뇨, 요절박 등이 특징적 증상이다. 일부 환자에서 방광이 팽창할 때 작은 혈관들이 중심부 반흔으로 모이는 형태의 점막 병변과 출혈이 관찰되는데 이를 Hunner's 궤양이라고 부르며 방광경의 특징적 소견이다. 만성염증세포가 방광벽에 침윤하면서 섬유화가 진행되면서 영상검사에서는 수축된 방광을 보인다.

9. 호산구방광염

호산구방광염eosinophilic cystitis의 원인은 알 수 없으나 심한 알레르기 상태에 있는 환자에서 발생하며 일

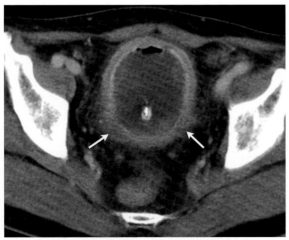

[그림 10-7] 71세 남성에서 발생한 호산구방광염 CT에서 전반적으로 벽이 두꺼워지고 조영증강이 되는 방광과 함께 방광 주변으로 염증의 파급에 따른 방광외지방의 침윤(화살표) 소견이 보인다. 방광 내의 공기는 도뇨관 삽입으로 생긴 것이다.

부에서는 방광암과 동반되어 나타난다는 보고도 있다. 중년에서 흔하며 남성과 여성의 비율은 비슷하다. 방광의 점막과 점막밑층에 호산구가 침윤하면서 부종과 출혈, 궤양을 일으킨다. 영상검사 소견은 국소적 또는 미만성으로 두꺼워진 방광벽으로 비특이적인데 다른 방광염이나 간혹 방광암과의 감별이 어려울 수 있다(그림 10-7).

10. 시클로포스파미드방광염

항암제인 시클로포스파미드cyclophosphamide의 마지막 대사 산물인 아크롤레인acrolein에 방광점막이 노출되면서 염증 반응이 일어나며, 이를 시클로포스파미드방광염cyclophos phamide induced cystitis이라 한다. 이 약을 투여받은 환자의 최대 40%에서 방광염 발생이 보고된다.

급성기에는 심한 방광 부종 및 출혈이 일어날 수 있으며 만성인 경우에는 섬유화가 진행되어 영상검사상 위축된 방광을 보인다. 이 약으로 치료받는 환자에서 방광암의 발생 빈도가 증가하는 것으로 알려져 있다.

11. 아밀로이드증

방광의 아밀로이드증amyloidosis은 매우 드물지만, 비뇨기계 장기 중에는 방광이 가장 흔히 침범된다. 주로 일차아밀로이드증이 방광에서 발병하며 다른 부위의 아밀로이드증과도 연관될 수 있다.

방광경검사에서 불규칙한 침윤성 병변들이 점막과 점막밑층에서 관찰되고 쉽게 출혈하며 생검이 진단에 필수이다. 병변은 방광의 후벽, 후외벽에 호발하며 방광기저부는 흔히 병변이 침범하지 않는다. 영상검사에서는 다수의 불규칙한 방광벽종괴로 관찰되어 방광암과 구별하기 어렵다. 선상의 미세한 점막하submusocal 혹은 벽내intramural에 석회화 침착이 있을 수 있으며, 이런 경우 CT가 진단에 가장 유용할 수 있다. MR영상에서는 일반적인 방광암과는 다르

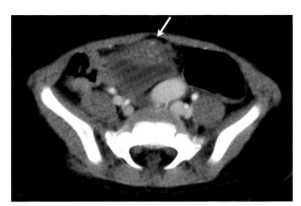

[그림 10-12] 17개월 여아에서 발생한 방광의 혈관종 CT에서 방광의 천장에 경계가 불분명한 국소 종괴와 종괴 내부에 작은 석회화가 보인다(화살표).

다. 통증이 없는 육안적 혈뇨*painless gross hematuria*가 가장 흔한 임상증상이다. 크기는 보통 1~2cm로 작은 편이고, 광범위 기반*broad-based*을 가지며 단일 병변으로 발견되는 경우가 더 많이 보고된다. 발생 위치는 다양하며 CT나 MR영상에서 과혈관성 종괴로 보이며 종괴 내에 정맥결석*phlebolith*을 보이는 경우가 있다(그림 10-12). 국소적 방광벽종괴 또는 미만성 방광벽비후의 형태를 보이며 다른 방광종양과 구별하기 어렵다.

(3) 부신경절종

부신경절종*paraganglioma*은 부신 밖에서 생기는 크롬친화세포종*pheochromocytoma*이 방광에서 발생한 매우 드문 양성 종양으로, 전체 크롬친화세포종의 1% 미만을 차지하며 여성에서 약간 더 흔하고 다양한 연령층에서 관찰된다. 그러나 다른 장기에서의 크롬친화세포종과 마찬가지로 약 10%에서는 악성*malignancy*을 보인다. 환자의 약 50%에서 배뇨 중 카테콜라민 분비에 의해 혈압이 상승하여 심한 두통이나 실신 등의 증상*micturition attack*을 보인다. 이런 특징적 증상과 증가된 혈중 카테콜라민 수치를 보일 경우 진단에 도움이 된다.

영상검사에서는 주로 경계가 분명한, 점막밑층의

단일 종괴로 관찰되며 방광의 모든 부분에서 발생할 수 있으나 방광삼각에서 호발한다. CT와 MR영상에서 조영증강이 잘 되며 T2 강조영상에서 높은 신호강도를 보인다. 종괴의 주변부에서 관찰되는 고리모양 석회화*ring calcification*가 진단에 특징적 소견이라는 보고가 있다.

(4) 신경섬유종

신경섬유종*neurofibroma*은 매우 드문 질환이나 비뇨생식기에서는 방광에서 가장 흔하며, 독립적 혹은 신경섬유종증 1형과 동반되어 발생한다. 방광삼각 근처에서 방광으로 들어가는 신경얼기*nerve plexus*에서 주로 발생하며, 종양 결절들이 방광벽을 매우 두껍게 하여 양측 요관을 폐쇄시키면서 수신증*hydronephrosis*을 유발할 수 있다.

영상검사에서는 방광벽에 미만성 또는 결절성 비후와 함께 골반강 측벽으로 뻗는 종괴를 보일 수 있다. CT에서는 일반적으로 저음영의 비균질한 조영증강을 보인다. MR영상 T2 강조영상에서 섬유화의 낮은 신호강도 주변으로 높은 신호강도의 점액 기질*myxoid stroma*이 둘러싸는, 표적 징후*target sign*를 보이는 경우와 종괴가 골반강을 통해 뼈구멍*bony foramina* 내로 연장되는 경우 신경섬유종일 가능성이 높다.

2. 악성 종양

방광에서 발생하는 악성 종양의 약 95%는 요로상피*urothelium*에서 발생한다. 나머지 약 5%는 비요로상피*nonurothelium*에서 기원하며 횡문근육종*rhabdomyosarcoma*, 림프종*lymphoma*, 평활근육종*leiomyosarcoma*, 소세포암*small cell carcinoma* 등이 있다.

요로상피에서 생기는 악성 종양의 90~95%는 요로상피세포암*urothelial carcinoma*이 차지하며 4~8%는 편평세포암, 1~2%는 선암*adenocarcinoma*이 차지한다. 그러나 최대 25%에서는 복합적인 조직*mixed histology* 형태를 보일 수 있다. 50~80대에 주로 발병하

[표 10-1] **방광암의 TNM병기(AJCC 7판)**

원발암(T)

TX	원발종양이 평가되어 있지 않음
T0	원발종양이 없음
Ta	점막층 침윤*Noninvasive papillary carcinoma*
Tis	상피내암*Carcinoma in situ* (i.e., flat tumor)
T1	고유층 침윤*Tumor invades subepithelial connective tissue*
T2	근육 침윤이 있음*Tumor invades muscle*
	pT2a 천부 근층(내층 1/2)
	pT2b 심부 근층(외층 1/2)
T3	방광주위지방조직 침윤*Tumor invades perivesical tissue*
	T3a 현미경적 침윤
	T3b 육안적 침윤(벽외에 종양이 있음)
T4	인접 장기 침윤
	T4a 전립선기질*prostatic stroma*, 자궁 또는 질에 침윤
	T4b 골반벽 또는 복벽에 침윤

국소림프절(N)

NX	국소림프절이 평가되어 있지 않음
N0	국소림프절 전이 없음
N1	작은골반*true pelvis*에 국한된 단발 림프절 전이(내장골, 폐쇄, 외장골, 혹은 천골전림프절)
N2	작은골반에 국한된 다발 림프절 전이(범위는 N1과 동일)
N3	총장골림프절 전이

원격 전이(M)

MX	원격 전이 유무 모름
M0	원격 전이 없음
M1	원격 전이 있음

[표 10-2] **AJCC 8판 기준의 최신 병기**

분류	상세 사항
T1	요도경유절제술을 시행하여 병기를 하위분류*subcategorization*할 것
T2	방광게실암에서 T2는 없음
T4	전립선기질 침범은 방광벽을 넘어서 직접 침범한 경우 *transmural invasion*에 한하며, 요도를 통한 전립선 침범은 T2임
N1	방광주위림프절이 추가됨
M1	원격림프절 전이만 있는 M1a와 림프절 전이와 상관없는 M1b로 나뉨

며 남성에서 호발한다. 방광에 악성 종양이 있는 환자의 80% 이상에서 혈뇨가 나타나는데 전형적으로 통증이 없는 육안적 혈뇨 증상을 보인다.

방광암의 병기결정에는 주로 TNM병기분류법이 사용되며 방광벽에서의 종양의 침범 정도에 따라 국소 병기인 T병기가 결정된다(표 10-1). 방광벽은 안쪽에서부터 점막*mucosa=urothelium*, 고유층*lamina propria=subepithelial connective tissue*, 근육층*muscularis propira*(superficial and deep muscle layers), 점막*serosa* 이렇게 4개의 층으로 구분된다. 국소림프절 병기는 AJCC 6판에서 사용되던 크기에 따른 기준은 없어졌으며 해부학적 위치와 개수를 기준으로 분류한다. 대동맥 분지부 상방의 림프절들은 국소림프절이 아닌 원격림프절 전이임을 명심해야 한다. 2017년도에 새롭게 발표된 AJCC 8판에서는 일부 내용이 변경되었다(표 10-2).

(1) 요로상피세포암

요로상피세포암*urothelial carcinoma*은 요로상피가 존재하는 요로 어느 곳에서도 생길 수 있지만 방광에서 가장 흔하게 발생하는데 그 이유는 방광이 소변의 저장고로 소변 내에 존재할 수 있는 발암물질에 가장 많이 노출되기 때문이다. 가장 중요한 위험인자는 흡연이다.

방광에서 요로상피세포암이 발견된 경우에는 방광의 요로상피세포암과 함께 동시기*synchronous* 또는 후시기*metachronous*에 상부요로에서 요로상피세포암이 발생하는 다중심성*multicentricity* 경향이 요로상피세포암에서는 특징적이며 전체의 약 30~40%에서 방광 내에 다발성으로 병변이 발생한다(그림 10-13). 방광 요로상피세포암의 2.6~4.5%에서 상부요로의 요로상피세포암이 발생하기 때문에 상부요로를 자세히 검사하는 것이 매우 중요하다. 새로 진단된 방광의 요로상피세포암 중 70~75%는 근육의 침범이 없는 비근침윤성(표재성)요로상피세포암*non-muscle-in-*

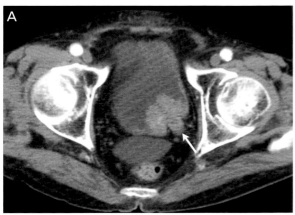
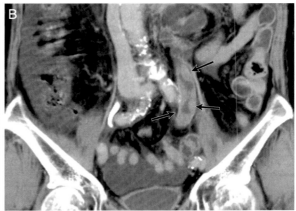

【그림 10-13】 54세 남성에서 동시기에 발생한 방광과 요관의 다중심성 요로상피세포암　A. CT에서 방광의 좌측 후외측벽에 조영증강되는 종괴가 보이며 좌측 요관방광접합부와 좌측 하부요관으로 종괴가 침범된 소견이 보인다(화살표).　B. 관상면으로 재구성한 CT에서 좌측 요관벽을 따라 조영증강되는 다발성 종괴가 요관의 확장과 함께 보인다(화살표).

*vasive urothelial carcinoma*으로 예후가 좋으며 침습성 암으로 진행하는 경우는 드물다. 20~25% 정도는 진단 당시 근육의 침범이 있는 근침윤성요로상피세포암*muscle-invasive urothelial carcinoma*이며 나머지 5% 정도는 진단 당시 림프절이나 다른 장기로의 전이가 있다.

육안적 혈뇨가 있어 요로의 요로상피세포암이 의심되는 경우 검사방법은 과거에 주로 사용되었던 정맥요로조영술*intravenous urography* 대신 최근에는 초음파검사, CT, MR영상으로 바뀌고 있다. 방광종양의 표준적인 진단 방법은 방광경과 생검이고 크기가 작은 표재성방광암의 경우 영상검사에서 발견되지 않을 수도 있지만, 침습성 종양에서 국소 병기를 결정하거나 상부요로 병변 유무를 확인하기 위해서는 MR영상이나 CT 등 영상검사가 필수적이다.

CT에서 방광암은 방광 내로 돌출된 종괴 혹은 방광벽의 국소적 비후 소견으로 보인다. 방광암의 5%에서 석회화가 관찰될 수 있으며 이 석회화는 방광 표면을 덮는 형태를 보인다. CT검사를 시행할 때 방광이 충분히 충만되지 않을 경우, 특히 작고 편평한 암의 경우 발견이 어려울 수 있다. 방광암의 주변 지방조직으로의 침윤은 종양과 닿아 있는 지방조직으로 머리카락형태의 연조직음영들이 관찰된다(그림 10-14).

방광암은 대체로 주변 정상 방광벽에 비해 초기에 강하게 조영증강된다. 이러한 방광암의 초기 조영증강 소견은 방광벽의 비후, 국소적 염증이나 섬유화와

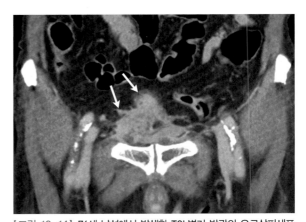

【그림 10-14】 74세 남성에서 발생한 T3b병기 방광의 요로상피세포암　관상면으로 재구성된 CT에서 우측 방광벽에 조영증강되는 종괴와 국소적 방광벽비후가 관찰되며 종괴로부터 방광주위지방조직으로 머리카락형태의 연조직음영들이 보인다(화살표).

방광암의 구별이 어려웠던 기존 CT검사의 한계를 어느 정도 극복할 수 있을 것으로 기대된다. 기존의 고식적 CT에서 방광암의 국소 병기 판정의 정확도는 여러 연구자들에 따라 50~92%로 다양하게 보고되고 있으며, 이러한 차이는 상이한 CT기법과 영상의 질에서 기인하는 것으로 보인다.

CT에서 방광암의 병기가 실제보다 높게 평가되는 경우가 낮게 평가되는 경우보다 더 흔한데, CT의 이러한 과다평가overestimation는 기존 CT가 단층면 영상만을 제공했기 때문에 방광의 기저부나 천장 부위에서 발생한 종양의 침범 깊이를 평가하기가 어려웠고 부분 용적 효과partial volume effect 때문에 정낭, 전립선, 자궁 등 인접장기의 국소적 침범을 평가하기가 어려웠기 때문이다. 그러나 방광벽이 지나치게 팽창되어 있는 경우 방광벽 두께가 얇아져 종양이 오히려 저평가될 수 있다.

CT검사의 다른 문제점은 요도경유방광종양절제술transurethral resection of bladder tumor; TURBT 후에 발생하는 방광벽의 비후 소견도 잔존 방광암residual bladder tumor과 구별하기 어렵다는 점이다. 또한 요도경유방광종양절제술 후에는 CT에서 방광주위지방

조직에 침윤성 음영이 보일 수 있으며 이로 인해 방광암의 병기가 실제보다 높게 평가된다. 따라서 요도경유방광종양절제술 후 적어도 1주 이내에는 CT를 시행하지 않는 것이 바람직하다. 방광암의 림프절 전이 평가에 있어 CT의 진단 정확도는 연구자들에 따라 50~97%로 다양하게 보고되고 있다. 일반적으로 림프절 전이는 순차적으로 폐쇄림프절obturator node, 내장골림프절internal iliac node, 총장골림프절common iliac node 그리고 복막뒤림프절retroperitoneal node을 침범한다고 알려져 있으나 미세 전이가 있는 작은 림프절과 양성 림프절종대를 CT에서 구분할 수 없기 때문에 림프절 전이의 진단에 한계가 있다. 그리고 AJCC 7판부터 방광암의 림프절 병기결정에 크기 기준은 더 이상 사용되지 않는다.

MR영상에서 방광 내 소변이 검게 보이며 방광 주변의 지방이 밝게 보이는 급속스핀에코 T1 강조영상turbo spinecho sequence에서는 방광암이 근육층과 비슷한 중등도의 신호강도를 보이기 때문에 T1 강조영상은 방광암의 방광외 침범, 림프절 전이와 골 전이를 발견하는 데 유용하다(그림 10-15). 소변이 밝게 보이며 방광근육이 검게 보이는 T2 강조영상에서 방광암

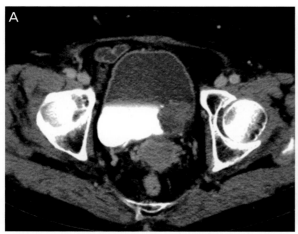
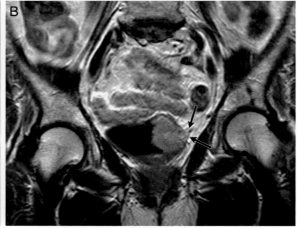

【그림 10-15】 62세 남성에서 T3병기 방광의 요로상피세포암 A. CT에서 방광의 좌측 후외측벽에 종괴가 보이며 종괴 주변의 지방조직으로 종양 침범을 시사하는 증가된 음영은 뚜렷하게 보이지는 않는다. B. 조영증강을 시행한 관상면 T1 강조 MR영상에서 조영증강되는 종괴와 함께 종괴 주변 지방으로 종양의 침범에 의한 중간의 선상 신호강도가 보인다(화살표). 근치방광절제술로 방광주위지방조직에 종양의 침범이 확인되었다.

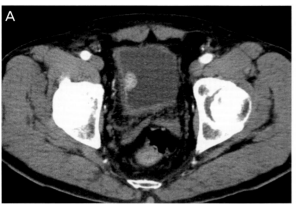 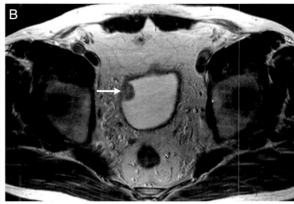

【그림 10-16】 57세 남성에서 T2병기 방광 요로상피세포암 A. CT에서 방광의 우측 측벽에 강한 조영증강을 나타내는 종괴가 보이며 종괴가 위치한 방광벽 안으로 두드러진 조영증강은 보이지 않는다. B. T2 강조 MR영상에서 종괴가 위치한 방광벽에 저신호강도를 보이는 근육층이 종양의 고신호강도에 의해 일부 소실된 소견이 보인다(화살표). 요도경유절제술로 근육층에서 종양의 침범이 확인되었다.

은 근육층보다 높은 중간신호강도를 보이기 때문에 방광암의 깊이 평가, 섬유화와의 감별과 인접 장기로의 침범을 발견하는 데 도움을 준다(그림 10-16).

MR영상에서는 조직을 구별하는 것이 비교적 용이하며 특히 조영증강을 하면 점막, 근육, 종괴의 구분이 가능하고 여러 방향에서 영상을 얻을 수 있기 때문에 방광암의 병기를 결정하는 데 우수한 결과를 보이고 있다. MR영상에서 방광암의 국소 병기 판정의 정확도는 72~96%(평균 85%)로 다양하게 보고되고 있다. 방광암의 정확한 T병기 설정을 위해서는 방광의 적절한 충만이 중요한데 일반적으로 2시간 전에 마지막 배뇨를 하도록 교육하는 것이 필요하다. 급속 동적 조영증강영상fast dynamic contrast enhanced imaging에서 방광암은 정상 방광조직과 생검 후 변화를 보이는 조직보다 빠르고 강하게 조영증강되기 때문에 동적 조영증강 MR영상검사는 방광암과 섬유화 또는 부종과의 감별에 도움이 된다.

확산강조 MR영상diffusion-weighted MRI에서 방광암은 대부분의 악성 종양과 마찬가지로 높은 B값high B-value 영상에서 고신호강도를 보이고, 현성확산계수apparent diffusion coefficient; ADC에서 저신호강도를 보인다. 여러 연구들에서 확산강조 MR영상을 MR

영상검사의 필수 시퀀스로 설명하고 있으며, 방광암의 발견에 T2 강조영상과 비슷한 진단 능력diagnostic performance을 보인다고 한다. 또 다른 연구에서는 요도경유방광종양절제술 후 추적검사 시 조영증강 MR영상보다 확산강조 MR영상이 종양과 수술후 염증과 섬유화를 구분하는 데 더 유용하다고 보고하고 있다.

방광암의 치료는 국소 병기local staging에 따라 크게 영향을 받는다. 표재성 혹은 T1 병변은 요도경유방광종양절제술이나 방광내 치료intravesical therapy(결핵균 혹은 마이토마이신mitomycin 주입)를 시행하고 T2 이상의 근육 침범 종양muscle-invasive tumor은 부분 혹은 완전 방광절제술과 같은 치료를 받는다.

그러나 CT에서와 마찬가지로 요도경유방광종양절제술 후 1주 내에는 방광암과 부종이나 울혈의 구분이 매우 어렵고, 방광주위지방조직에서 관찰되는 침윤도 요도경유방광종양절제술 후에는 시술과 관련된 변화인지 종양의 침윤인지 구분이 어려울 수 있다. 림프절 전이는 T1, T2 강조영상 모두에서 특이 소견은 보이지 않고 조영증강검사에서 방광암과 같이 초기에 조영증강이 된다. 그러나 정상 크기의 림프절에 미세 전이가 있는 경우는 CT와 마찬가지로 MR영상에서도 구별하기 어렵다.

(2) 편평세포암

편평세포암이 있는 환자의 대부분은 장기간의 도뇨관 유치에 따른 만성방광자극이나 결석 또는 만성감염 등의 병력을 가지고 있다. 특히 방광에 주혈흡충증schistosomiasis이 있는 환자에서는 편평세포암의 발병 위험이 높다. 요로상피세포암과는 달리 편평세포암은 여성에서 조금 더 흔하게 발생한다.

전체 편평세포암 환자의 약 80%에서 근육 침범과 국소 침습성을 보이고 적어도 10%에서 진단 당시 원격 전이를 보인다. 영상검사에서는 조영증강이 되는 종괴, 국소적 또는 미만성 방광벽비후 등 비특이 소견을 보여 요로상피세포암과 구별이 되지 않는다.

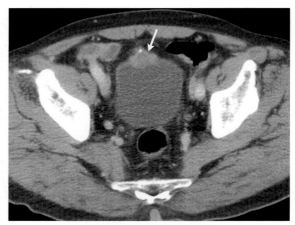

【그림 10-17】 **70세 남성에서 발생한 요막관선암** CT에서 방광천장 중심에 경계가 불분명하고 조영증강이 되는 연조직 종괴가 작은 석회화와 함께 보인다(화살표).

(3) 선암

방광에서 발생하는 선암은 방광외번bladder exstrophy이나 요막관흔적들urachal remnants과 연관이 있으며, 방광 자체에서 발생한 원발선암primary adenocarcinoma과 전이암인 속발선암secondary adenocarcinoma으로 구분할 수 있다. 원발선암 중 2/3가 비요막관선암nonurachal adenocarcinoma이고 1/3이 요막관선암urachal adenocarcinoma이다. 요막관선암은 중심선 또는 중심선에서 약간 벗어난 방광천장에서 특징적으로 위치하며 석회화가 흔히 관찰된다(그림 10-17). 종괴는 90%에서 방광과 가깝게 보이며 나머지는 요막관의 주행이나 배꼽 끝 부위에서 발견된다. 그러므로 배꼽 아래쪽 중심선에서 방광의 천장부에 걸쳐서 석회화와 함께 보이는 연조직 종괴는 요막관선암을 강력히 시사하며 방광벽 밖에서 종괴의 상당 부분이 관찰되는 점이 방광천장에서 생기는 다른 종양과의 감별에 도움이 된다.

비요막관선암은 CT에서 미만성 방광벽비후의 비특이 소견을 보이는 경우가 많으나 진단 당시 방광주위 지방조직의 침윤과 림프절 또는 인접 장기의 침범 등 요로상피세포암에 비해 병기가 진행된 소견을 보인다.

방광에서 발생하는 전이성 선암metastatic adenocar-

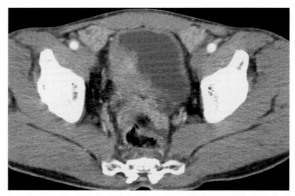

【그림 10-18】 **진행성 위암이 있는 49세 남성에서 발생한 방광의 전이암** CT에서 방광의 우측 측벽과 후벽에 걸쳐 비균질한 조영증강을 보이는 종괴가 보인다. 진행성 위암이 있는 환자였고 방광경 생검에서 방광전이암으로 진단되었다.

cinoma은 원발선암에 비해 더 흔하고 주로 대장, 전립선, 직장 등 인접 장기의 선암이 방광을 직접 침범하는 경우이며 위, 유방, 폐의 선암이 혈행 또는 림프선을 통해 방광으로 전이되는 경우가 일부 있다(그림 10-18). 전이성 선암의 경우에는 대부분 영상검사에서 원발 부위의 암이 상당히 진행된 소견을 볼 수 있다.

(4) 횡문근육종

10세 이하 소아의 방광에서 생기는 종양 중 가장 흔

하고, 대부분 5세 이전에 발생하며 남아에서 빈도가 높고 성인에서 발생하는 경우는 극히 드물다. 방광 이외에 전립선이 호발 부위이며 질, 골반기저부, 회음부 등에서 생길 수 있다. 증상으로는 방광출구폐쇄 *bladder outlet obstruction*, 하복부종괴, 혈뇨 등이 흔하다. 방광에서 생기는 횡문근육종의 아형*subtype* 중 90%가 배아형*embryonal type*이며 나머지는 꽈리형*alveolar type*이다.

방광에 미만성 침윤형태나 종괴로 보일 수 있는데, 종괴를 보이는 경우 흔히 포도송이형태의 폴립모양을 보이기 때문에 흔히 포도육종*sarcoma botryoides*이라고 불린다. 방광의 기저부에서 흔히 발생하며 종괴가 매우 큰 경우에는 원발 부위가 방광인지 전립선인지를 구별하기가 어렵다. 소아에서 영상검사상 방광 내강에 포도송이형태의 종괴가 보이는 경우 횡문근육종을 강력히 시사한다.

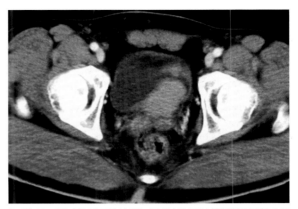

【그림 10-19】 **전신림프종이 있는 20세 남성에서 발생한 방광의 속발림프종** CT에서 방광의 좌측 후벽과 측벽에 비교적 균질한 조영증강을 보이는 다발성 종괴가 보인다.

(5) 기타 악성 종양

평활근육종*leiomyosarcoma*은 성인의 비요로상피에서 기원하는 악성 종양 중 가장 흔하다. T2 강조 MR영상에서 낮은 신호강도를 보이는 경우는 양성 종양인 평활근종과 구별하기 어렵다. 종괴가 크면 내부에 괴사가 흔하기 때문에 T2 강조 MR영상에서 비균질한 신호강도를 보이고 방광 주변으로 침습적인 형태를 보일 수 있으며, 이 경우에는 방광의 다른 악성 종양과 구별이 어렵다.

방광에는 림프조직이 없기 때문에 원발림프종*primary lymphoma*은 극히 드물지만 전신림프종 환자의 10~25%에서 속발성 침범이 발생할 수 있으며, CT 검사상 불규칙한 방광벽, 방광벽비후 그리고 종괴형태 등의 비특이 소견을 보인다(그림 10-19).

방광에서 발생하는 소세포암은 매우 드문 악성 종양으로, 폴립모양의 큰 종괴나 결절로 보일 수 있으며 석회화는 드물다. 발견 당시 인접 장기로의 침범이나 전이 등 침습적인 경향을 보이는 경우가 흔하다.

3. 근치수술후 영상

침윤성 방광암을 치료하기 위해 근치방광절제술*radical cystectomy*을 시행한 후 요로전환의 대표적인 방법으로는 회장도관*ileal conduit*을 이용한 실금형 요로전환술*incontinent urinary diversion*과 인공방광*artificial bladder*을 이용한 비실금형 요로전환술*continent urinary diversion*이 있다.

실금형 요로전환술에는 체내에 소변이 모이는 저장고가 없이 회장 등 장관을 절제하고 요관을 연결해서 만든 도관을 통해 체외에 부착된 주머니로 소변이 모이게 하는 수술이 가장 흔히 사용된다(그림 10-20, 10-21). 간혹 요관을 피부 밖으로 직접 연결하는 방법을 사용하기도 한다.

비실금형 요로전환술은 체내에 소변이 모이는 저장고인 인공방광을 만들어 환자가 도뇨관을 통해 소변을 배출하거나 요도를 통해 소변을 볼 수 있게 하는 수술이다. 인공방광을 만드는 데 사용하는 장과 인공방광의 위치에 따라 수술방법이 매우 다양하다(그림 10-22~10-24).

이러한 수술후 환자의 추적관찰을 할 때 암의 전이나 합병증의 유무를 확인하기 위한 검사법으로는 CT가 흔히 이용된다. MR영상 역시 CT와 비슷한 정보를 제공할 수 있으며 질소혈증*azotemia*이 있는 환자나

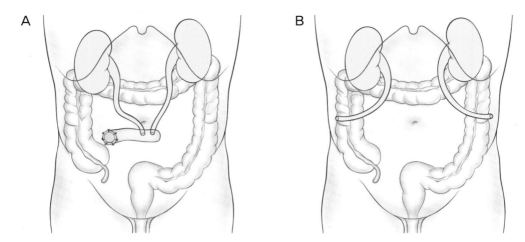

【그림 10-20】 **실금형 요로전환술**incontinent urinary diversion**의 모식도** A. 회장도관을 이용한 실금형 요로전환술. B. 피부요관문합을 이용한 실금형 요로전환술.

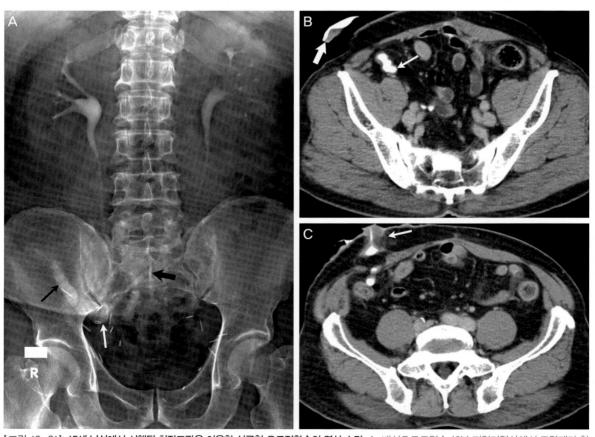

【그림 10-21】 **65세 남성에서 시행된 회장도관을 이용한 실금형 요로전환술의 영상 소견** A. 배설요로조영술 12분 지연기영상에서 조영제가 찬 회장도관이 우측 하복부에서 보이며(화살표) 척추를 가로지르는 좌측 요관이 보인다(굵은 화살표). B. CT에서 복벽 아래쪽 우측 골반강에 조영제가 찬 회장도관이 보이며(화살표) 복벽 밖으로 소변이 모이는 주머니가 보인다(굵은 화살표). C. CT에서 우측 하복부 복벽을 관통하는 회장도관이 보인다(화살표).

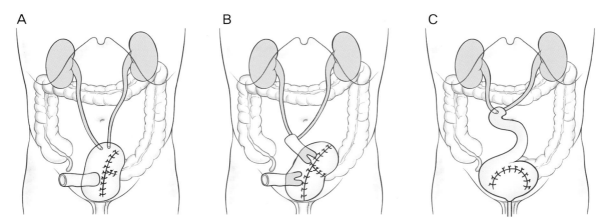

【그림 10-22】 **비실금형 요로전환술**continent urinary diversion**의 모식도** A. 우측 결장 또는 우측 결장과 회장 일부를 사용해 만든 인공방광을 이용한 비실금형 요로전환술로, 양측 요관은 인공방광에 직접 연결하고 소변이 새는 것을 방지하기 위하여 회장도관 근위부 일부를 중첩시킨 밸브를 인공방광 안에 만든다. 남아 있는 회장도관의 원위부를 복벽을 통해 피부와 연결하는 방법을 사용하며 Mainz pouch, UCLA pouch, Indiana pouch 수술법 등이 있다. B. 회장을 사용하여 만든 인공방광을 이용한 비실금형 요로전환술로, 소변의 요관역류를 방지하기 위해 구심성 회장도관의 원위부 일부를 중첩시켜 밸브를 인공방광 안에 만든다. 그리고 구심성 회장도관의 근위부에 양측 요관을 연결하고 같은 방법으로 원심성 회장도관의 근위부를 인공방광 안에서 중첩시켜 밸브를 만들고 원위부를 피부와 연결하는 방법으로, Kock pouch 수술법이 있다. C. 회장을 사용해 만든 인공방광을 직접 요도와 연결하고 중첩시키지 않는 대신 길이가 긴 구심성 회장도관에 양쪽 요관을 연결하는 방법으로, Studer pouch 수술법이 있다.

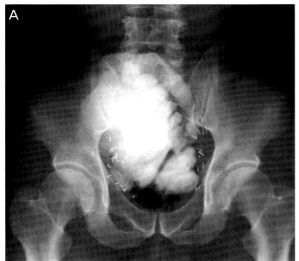

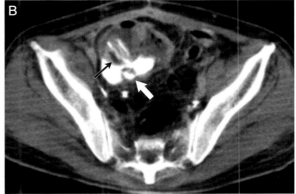

【그림 10-23】 **62세 남성에서 시행된 비실금형 요로전환술(Indiana pouch)** A. 방광조영술에서 골반강에 결장 주름이 유지되어 있는 인공방광이 보인다. B. CT에서 인공방광 안에 원심성 회장도관의 중첩부위인 밸브(화살표)와 좌측 요관의 연결부위(굵은 화살표)가 보인다.

CT에서 사용되는 조영제에 과민반응이 있는 환자에게 특히 도움이 될 수 있다(그림 10-25).

근치방광절제술 후 CT를 이용한 추적검사에서 주의 깊게 확인해야 할 사항들로는 새롭게 발생하는 요로상피세포암의 발견, 전이암의 발견, 수술후 합병증의 발견, 상부요관의 확장에 대한 관찰 등이 있다.

조영증강 전 CT는 인공방광이나 도관 등에서 발생한 결석의 진단에 유용하다. 회장도관이나 인공방광 내에 조영제가 차지 않을 경우 인접한 장관과 구별하기 어려울 수 있기 때문에, 조영제가 어느 정도 채워진 인공방광 또는 회장도관을 확인하기 위해서는 조영제 투여 후 적어도 10분 이상 충분한 시간이 경과된

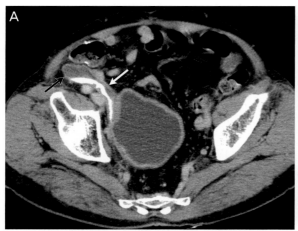
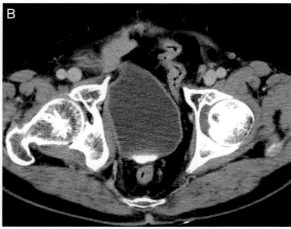

【그림 10-24】 **59세 남성에서 시행된 비실금형 요로전환술(Studer pouch)** A. CT에서 조영제가 차는 긴 구심성 회장도관이 보이며(화살표) 인공방광 안에 회장도관이 중첩된 밸브는 없다. B. CT에서 충만된 인공방광이 골반강 하부 중앙에서 보이며 아래쪽으로 요도와 직접 연결이 된다.

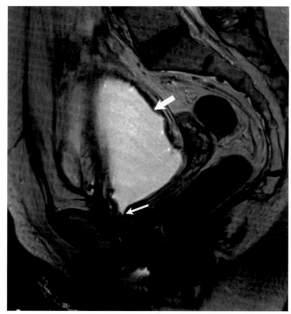

【그림 10-25】 **58세 여성에서 시행된 비실금형 요로전환술(Studer pouch)** 시상면 T2 강조 MR영상에서 골반강에 회장을 사용하여 만든 인공방광이 보이고(굵은 화살표) 인공방광의 아래쪽에서 요도와 연결되는 부위가 보인다(화살표).

지연기영상이 필요하다.

조영제로 인한 이뇨작용 때문에 소변의 배출속도가 구심성 장관의 연동으로 인한 운반 능력을 초과할 경우 양쪽 신장의 신우신배 부위가 일시적으로 확장될 수 있다. 따라서 상부요로의 확장이 조영제로 인한

이뇨작용 때문에 일시적으로 발생한 것인지 아니면 요관협착과 같은 폐쇄로 인한 것인지를 구별하기 위해서도 충분한 시간이 경과한 지연기영상이 필요하며 CT 시행 이후 연속적인 신장요관방광단순촬영*kidney, ureter and bladder; KUB*이 도움이 될 수 있다.

역류나 요실금을 방지하기 위해 인공방광 내에 장 일부를 중첩시켜 만든 구심성 또는 원심성 밸브를 조성한 수술을 시행한 경우, CT에서 장이 중첩되어 만들어진 밸브가 인공방광 내에서 충만결손으로 보여 방광암의 재발로 오인될 수 있으므로 주의 깊은 관찰이 필요하다.

수술후 초기 합병증으로는 소변의 유출, 장마비, 농양, 누공 등이 있다. 지연기영상은 수술후 소변종*postoperative urinoma*과 림프낭종*lymphocele*이나 혈종*hematoma* 같은 다른 액체의 저류를 구별하고 소변의 유출 부위를 확인하는 데 도움을 준다. 인공방광과 연관된 후기 합병증은 결석, 역류, 요관과 구심성 밸브의 협착 등이 있다(그림 10-26). 원위요관의 양성 협착이 요관인공방광 또는 요관회장도관의 문합 부위에 발생할 수 있다. 국소적 허혈이 요관의 협착을 유발할 수 있으며 좌측 요관의 원위부에서 협착이 더 흔히 발생한다. 그 이유는 좌측 요관을 인공방광이나

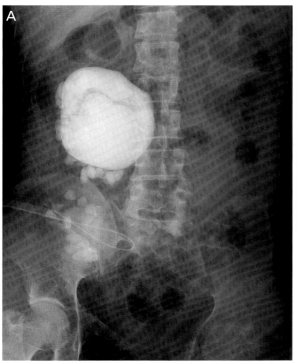
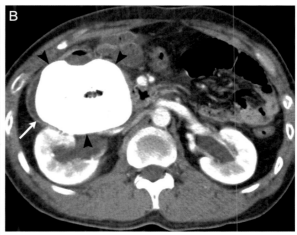

【그림 10-26】 비실금형 요로전환술을 시행받은 38세 남성에서 발생한 인공방광결석 A. 단순복부방사선촬영에서 우측 복부에 매우 큰 석회화 음영이 보이며 그 밖에도 많은 수의 석회화 음영이 보인다. B. CT에서 우측 복부에 위치한 인공방광(화살표) 안에 매우 큰 결석이 보인다(화살촉).

회장도관과 연결하기 위해 우측 복부나 골반강 안으로 움직일 때 좌측 요관주위혈관들이 손상되기 쉽기 때문이다.

방광암의 근치수술후 CT나 MR영상을 해석하기 위해서는 기본적으로 수술기법, 정상적인 해부학적 변화와 발생 가능한 합병증에 대한 이해가 필수적이다.

Ⅵ 기타 양성 질환들

1. 방광결석

방광결석bladder stone은 방광에서 직접 형성되는 경우와 상부요관에서 방광으로 이동한 경우로 나눌 수 있다. 방광에서 직접 형성되는 결석의 가장 흔한 원인은 방광출구폐쇄이다. 전립선비대증prostatic hypertrophy, 신경성방광기능장애neurogenic vesical dysfunction, 요도협착urethral stricture 등이 방광출구폐쇄를 유발하여 배뇨 후에도 방광 내에 소변이 계속 남아

있거나, 방광게실bladder diverticulum이 있어 게실 내에 소변이 저류하게 되는 경우에 결석이 호발하게 된다. 그 밖에 세균감염과 도뇨관, 봉합사 또는 스펀지와 같은 이물질이 결석의 원인으로 작용한다.

방광결석은 모양과 크기 그리고 수가 다양하고 간혹 여러 개의 층을 보이며 상부요로의 결석과 마찬가지로 결석 성분에 따라 매우 밀도가 높은 결석에서부터 방사선투과결석까지 다양한 음영을 보인다(그림 10-27). 간혹 무증상인 경우도 있으나 배뇨장애, 배뇨통, 혈뇨 등의 증상을 잘 동반한다. 방광결석은 초음파검사와 CT뿐만 아니라 신장요관방광단순촬영 KUB에서도 잘 보이나, 결석이 대변 또는 천골이나 미골에 가리거나 방사선투과결석인 경우에는 KUB에서 결석을 확인하기 어려울 수도 있다.

2. 방광게실

방광게실은 주로 후천성으로 발생하며 선천성 게실은 매우 드물다. 후천성 게실은 장기간 지속된 방광

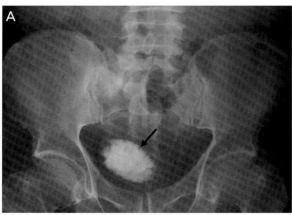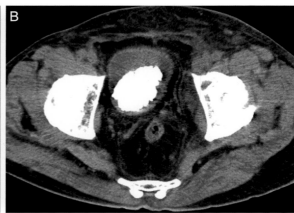

【그림 10-27】 **68세 남성에서 발생한 방광결석** A. 신장요관방광단순촬영에서 골반강에 크고 진한 석회화 음영이 보인다(화살표). B. 신장요관방광단순촬영에서 보였던 큰 석회화 음영은 CT에서 확인한 결과 방광 안에 위치하고 있어서 방광결석으로 진단되었다.

출구폐쇄에 의한 높은 방광 내 압력으로 인해 잔기둥형성성*trabeculation*이 나타나 배뇨근*detrusor* 사이로 방광점막이 방광외벽을 벗어나서 돌출되어 발생하며 전립선비대증, 전립선암, 요도협착, 신경성방광*neurogenic bladder* 등이 있는 고령의 남성에서 흔히 동반되고 다발성으로 보일 수 있다(그림 10-28). 선천성 게실은 주로 단발성으로 방광 측면에서 발생하며 방광천장에서는 드물다(그림 10-29).

선천성 게실 중 Hutch게실*Hutch's diverticulum*은 요관방광접합부*ureterovesical junction* 부근에서 방광근

육의 선천성 결손으로 인해 발생하며, 게실이 있는 쪽에서 방광요관역류를 흔히 동반한다. 거의 대부분 남아에서만 발생하기 때문에 방광이 서혜륜*inguinal ring*으로 돌출되어 나오는 방광귀*bladder ear*와의 감별이 필요한데 방광귀는 나이가 들면서 소실된다.

방광게실은 요관전위, 요관폐쇄, 방광요관역류, 요로감염, 소변저류, 결석 등을 유발할 수 있다. 방광

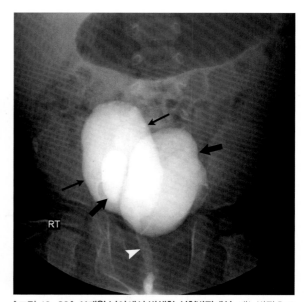

【그림 10-28】 **전립선비대증이 있는 71세 남성에서 발생한 후천방광게실** CT에서 잔기둥형성성으로 인해 불규칙하게 두꺼워진 방광벽과 함께 방광벽 밖으로 돌출되고 조영제가 고인 게실들이 보인다(화살표).

【그림 10-29】 **11개월 남아에서 발생한 선천방광게실** 배뇨방광요도조영술에서 요도(화살촉)와 연결된 방광(화살표)이 우측으로 밀려 있고 방광의 뒤쪽과 좌측에서 조영제가 고여 있으며 돌출된 큰 게실들이 보인다(굵은 화살표).

전립선

CHAPTER 11

이학종

I 정상 전립선의 해부학

전립선*prostate*의 해부학 구조에 대한 개념은 1912년에 Lowsley가 제시한 엽의 개념*lobar concept*(전립선은 전엽*anterior lobe*, 후엽*posterior lobe*, 중간엽*middle lobe*과 2개의 측엽을 가진다는 개념)에서 1968년에 McNeal이 주장한, 전립선은 이행구역*transition zone*, 중심구역*central zone*, 주변구역*peripheral zone*으로 이루어지는 선조직성 전립선구역*glandular zone*과 전방섬유근구역*anterior fibromuscular zone*으로 이루어진 비선조직성 전립선구역*nonglandular zone*으로 구성된다는 구역 개념으로 바뀌었다(그림 11-1). 이러한 구역 개념은 성

인 전립선의 해부학 구조와 일치할 뿐만 아니라 주요 질환 호발 부위의 차이 등과도 부합해서 임상적으로 유용한 구분법으로 인정되고 있다(표 11-1).

전체 전립선 부피의 약 30% 정도를 차지하는 전방섬유근구역은 섬유근간질*fibromuscular stroma*로 구성되는데, 간질*stroma*은 아교질*collagen*과 많은 평활근*smooth muscle*으로 구성되며 피막*capsule*과 연결되어 있다. 이러한 간질은 전립선의 선*gland*들을 둘러싸서 사정할 때 수축하여 전립선의 분비물들이 요도*urethra*로 나가게 하는 역할을 한다.

사정관*ejaculatory duct*을 둘러싸고 있는 부분을 중심구역이라고 하는데, 정상 전립선 부피의 약 15~

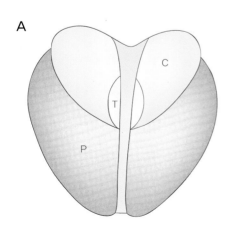
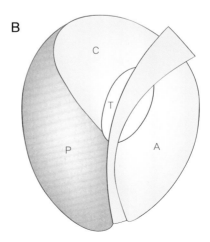

【그림 11-1】 **전립선의 모식도** McNeal의 구역 개념에 따른 관상면(A)과 시상면(B) 모식도. 전립선요도의 상반부 주위를 이행구역과 중심구역이 둘러싸고 있고 전립선요도의 하반부 주위와 전립선 후방을 주변구역이 둘러싸고 있다(A: 전방섬유근구역, T: 이행구역, C: 중심구역, P: 주변구역).

[표 11-1] **McNeal의 구역별 해부학 구조**

구분		전체 전립선에서의 부피(%)	선조직에서의 부피(%)	전립선암의 발생률(%)
선조직성 전립선구역	주변구역		70~75	70
	이행구역	70	5~10	20
	중심구역		15~20	10
비선조직성 전립선구역	전방섬유근구역	30		

20%를 차지하고 조직학적으로 중심구역의 도관*duct*들은 다른 부위의 포상단위*acinar unit*들과는 확실하게 구분되어 있다. 중심구역에서는 전체 전립선암의 약 10%가 발생한다.

주변구역은 전립선의 후외측면*posterolateral aspect*으로 기저부에서부터 첨부까지 전립선 선조직 부피의 약 70~75%를 차지하며, 전체 전립선암의 약 70%가 여기에서 발생한다. 정상적인 중심구역과 주변구역은 초음파검사에서 동일 에코를 보이기 때문에 잘 구분되지 않는다.

이행구역은 전립선요도*prostatic urethra*의 전방부와 측면으로 정상 전립선 부피의 5~10%를 차지한다. 이행구역은 주변구역에 비해 초음파검사에서는 저에코를 보이며 경계가 잘 그려진다. 이행구역은 양성전립선비대증*benign prostatic hyperplasia; BPH*이 자라는 부위이며 전립선비대가 심해지면 전체 전립선 부피의 90%를 차지할 수도 있다. 전립선비대*prostatic hypertrophy*가 생긴 이행구역은 주위의 주변구역과 전방섬유근구역을 눌러서 수술피막*surgical capsule*을 형성하기도 한다. 이행구역에서는 전체 전립선암의 약 20%가 발생한다.

II 직장경유전립선초음파검사

직장경유전립선초음파검사*transrectal prostate ultrasonography*는 전립선을 평가하기 위해 사용하는 가장 흔한 영상검사법 중 하나이다(그림 11-2). 직장경유전립선초음파검사를 통해 전립선의 여러 구역들, 정낭*seminal vesicle*, 사정관, 요도를 평가할 수 있다.

전방섬유근구역은 대개 저에코로 보이고 이행구역도 요도 주위에서 저에코로 보인다. 중심구역과 주변구역의 초음파검사에서 에코는 유사하며 중등도 에코를 보이거나 고에코를 보인다. 정낭과 정관*vas deferens*은 얇은 벽을 가진 관상 구조물로 보인다.

전립선초음파검사의 중요한 목적 중 하나는 전립선의 부피를 측정하는 것이다. 가장 흔하게 쓰이는 편장형타원체*prolate ellipse* 공식을 이용해 전립선의 부피와 이행구역의 부피를 측정하며 다음과 같이 계산한다.

부피 = 길이*length* × 너비*width* × 높이*height* × 0.523

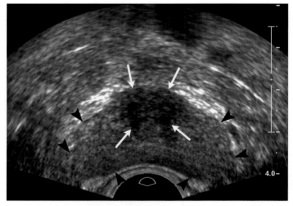

【그림 11-2】 **정상 전립선의 초음파영상** 직장경유전립선초음파영상에서 전방부에 보이는 약간의 저에코 영역은 섬유근구역이고(화살표) 후방부의 균질한 중등도에코 영역은 중심구역과 주변구역에 해당한다(화살촉). 정상 전립선초음파검사에서 중심구역과 주변구역을 구별하는 것은 어렵다.

최근에는 전립선의 평가에 도움이 되는 특수초음파 검사들이 소개되었는데, 조영제를 이용한 초음파검사*contrast enhanced US; CEUS*와 탄성영상법*elastography*이 있다. 조영증강 초음파검사는 미세기포*micro-bubble*를 정맥으로 주입하게 되면 적혈구와 유사한 크기인 미세기포가 혈관을 따라서 분포하게 되고 초음파에너지에 의한 비선형 진동*nonlinear oscillation* 현상에 의해 산란이 되어 그 신호를 영상화하는 것이다(그림 11-3). 이러한 조영증강에 의한 영상은 측정 부위의 혈관성을 반영할 수 있는데, 초음파조영제를 이용한 전립선암의 진단율은 메터분석상 곡선하 면적*area under curve; AUC*이 83%로 보고되었다.

탄성영상법은 조직의 탄성을 초음파를 이용하여 영상화한 기술이다. 수동으로 병변에 수직으로 힘을 가하여 탄성을 측정하는 정적탄성영상법*static elastography*과 호흡이나 심장박동 등을 이용하는 전단파탄성영상법*shear wave elastography*이 있다. 대개 종양의 경우 세포 밀도가 높기 때문에 정상 조직에 비해서 좀 더 단단하므로 탄성영상법을 이용하면 전립선암 등의 악성 종양 진단에 도움이 된다(그림 11-4). 또한 탄성영상법은 전립선암 세포의 악성도를 이야기하는 글리슨점수*gleason score*와 직선적인 상관관계가 있다고 보고되었다.

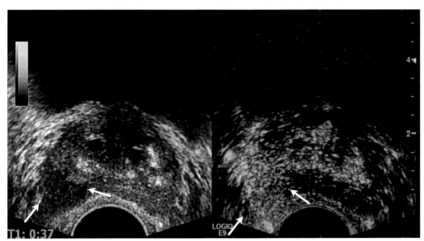

【그림 11-3】 **전립선암의 조영증강 전립선초음파영상** 조영증강 전립선초음파영상에서 오른쪽 주변구역에 저에코의 병변이 있으나 조영증강영상에서 고에코로 보이는 국소 병변이 있다(화살표). 생검에서 이 병변은 전립선암으로 진단되었다.

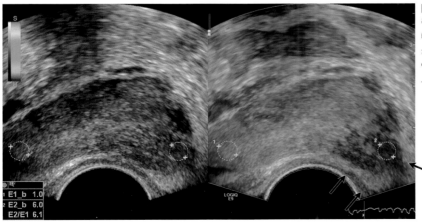

【그림 11-4】 **전립선암의 탄성영상법** 전립선의 탄성영상에서 전립선의 왼쪽 주변구역의 탄성이 반대쪽 주변구역에 비하여 떨어져 있음을 컬러지도에서 볼 수 있다(화살표). 이 부위는 생검에서 전립선암으로 진단되었다.

Ⅲ 전립선자기공명영상

전립선의 자기공명영상magnetic resonance imaging; MRI은 대부분 전립선암 환자에서 수술전 병기결정과 수술전 계획, 치료방법 결정 등에 사용된다. 예전에는 해상도resolution를 높이기 위해 직장경유코일의 사용이 권유되었지만, 현재는 3T MR영상 도입으로 해상도 문제는 많이 해결되었다.

전립선MR영상의 프로토콜protocole에는 T2 강조 축

상면영상이 포함되어야 하는데, T2 강조영상으로 구역해부학, 전립선피막, 정낭 등을 평가할 수 있다. T2 강조영상에서 주변구역은 내부에 액체성분이 많기 때문에 고신호강도를 보이고 중심구역은 저신호강도를 보이며 이행구역은 중간강도나 저신호강도를 보인다. 전방섬유근구역도 저신호강도를 보인다. 전립선피막은 전방섬유근구역이나 첨부 외의 전립선 주위로 약 1mm 정도의 저신호띠로 보인다. T2 강조 축상면영상 이외에 추가적으로 T2 강조 관상면영상이나 T2

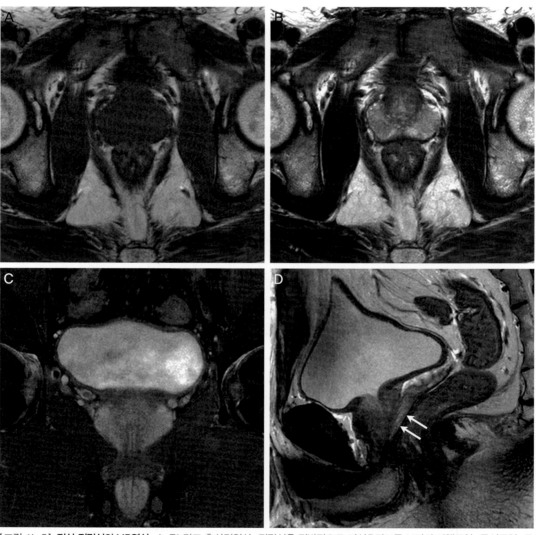

【그림 11-5】 **정상 전립선의 MR영상** A. T1 강조 축상면영상. 전립선은 전반적으로 저신호강도를 보여서 이행구역, 중심구역, 주변구역을 구별하기 어렵다. B, C, D. T2 강조 축상면(B), 관상면(C), 시상면(D) 영상. 주변구역은 중심구역에 비해 고신호강도를 보이고 전립선의 후방을 감싸는 드노빌리에Denovillier근막은 저신호의 띠로 보인다(화살표).

강조 시상면영상 등이 정낭, 전립선 기저부와 첨부 평가, 요도 평가 등에 도움을 줄 수 있다(그림 11-5).

T1 강조영상에서 전립선은 구역에 관계없이 저신호강도를 보이기 때문에 전립선 자체의 평가에는 많은 도움을 주지 못하지만, 전립선 내에 생검biopsy으로 인해 발생한 출혈 여부, 전립선주위의 지방조직, 전립선주위 정맥총venous plexus, 방광주위조직, 림프절lymph node의 평가에 도움이 된다.

정낭은 전립선 기저부 후방에 위치하는데 포도송이 같은 특징적인 모양을 보이고, 내강은 T2 강조영상에서 고신호강도를 보이며, T1 강조영상에서는 저신호강도를 보이는 액체로 차 있다. 정낭이 위축을 보여서 크기도 작아지고 T2 강조영상에서 저신호로만 보이는 경우도 있는데, 이는 노화 또는 안드로겐androgen의 자극 감소 때문이다.

IV 전립선염

1. 급성전립선염
급성전립선염acute prostatitis은 급성발열, 통증, 패혈증 등과 같이 주로 임상 소견에 따라 진단하게 되므로 진단을 위해 영상검사를 시행하는 경우는 그리 흔하지 않다.

초음파검사 소견상 전립선의 염증, 부종으로 인한 전립선실질의 에코 감소와 비대의 소견을 보이며, 색도플러초음파검사color Doppler ultrasonography에서는 전립선주위 정맥총의 확장이나 전립선실질 내 혈류의 증가를 볼 수 있다.

특히 당뇨병 환자나 면역력이 떨어진 환자의 경우 급성전립선염이 진행되어 전립선농양prostatic abscess을 형성할 수 있다. 원인균으로는 대장균Escherichia coli이나 포도구균Staphylococcus이 흔하고 임균Neisseria gonorrheae은 드물다. 전립선농양의 경우 초음파검사에서는 저에코의 종괴와 유사한 소견을 보이는데,

초음파검사는 농양의 진단, 초음파유도하 농양의 흡인aspiration 등에 유용하게 사용된다. 급성발열의 평가를 위해서 응급실에서 CT를 찍게 되는 경우도 많은데 CT상 전립선에 저음영 병변을 보인다.

2. 만성전립선염
만성전립선염은 만성세균성전립선염chronic bacterial prostatitis, 비세균성전립선염nonbacterial prostatitis, 만성골반통증증후군chronic pelvic pain syndrome 등의 질환을 포함하는 개념으로, 50세 이하의 성인 남성에서 가장 흔하게 볼 수 있는 질환이지만 때로는 치료 효과가 만족스럽지 못한 경우도 있다.

만성전립선염은 전립선의 주변구역에 단일 또는 다발성의 국소 저에코 병변을 보이는 경우가 가장 흔한데, 이는 병리학적으로 전립선실질의 섬유화 등으로 인한 소견이다. 때로는 초음파검사 소견만으로는 전립선암과의 구별이 불가능하기 때문에 생검이 필요한 경우도 있다.

병리조직학적으로 전립선염은 전립선실질, 특히 주변구역에 염증세포의 침윤을 동반하지만 선조직이 비교적 적고 간질이 많은 전립선피막하에는 염증세포들이 상대적으로 적게 분포하기 때문에 전립선 주변구역의 피막하에 위치하는 저에코의 띠로 보일 수도 있다.

3. 결핵전립선염
결핵전립선염tuberculous prostatitis은 전립선염이나 농양의 한 형태로 보일 수 있다. 때로는 표재성방광암에 사용되는 BCG(Bacillus Calmette-Guerin)치료의 합병증으로 나타나기도 하는데, BCG치료를 받은 환자의 75%에서 육아종전립선염granulomatous prostatitis이 생긴다고 보고된 바 있다.

결핵전립선염 환자의 초음파검사에서는 저에코의 고혈관성 병변이 보여서 전립선암과 비슷한 소견을 보일 수도 있다. 만성적으로 결핵전립선염을 앓은 사

람의 경우에는 미만성diffuse 석회화calcification가 동반될 수도 있다.

Ⅴ 양성전립선비대증

양성전립선비대증은 약 95%가 이행구역에서 발생하고 나머지 5% 정도는 요도주위선조직periurethral glandular tissue에서 발생한다. 전립선비대증은 다양한 배뇨 관련 증상들을 일으키는데 소변줄기의 감소, 잔뇨residual urine, 야간뇨nocturia, 배뇨지연hesitancy 등을 보인다.

임상적으로 50세 이상의 성인 남성에 호발하는 질환이지만, 직장경유전립선초음파검사상 40대 초반부터 이행구역의 확대 같은 형태학적 변화가 관찰되기도 한다.

초음파검사상 전립선비대증은 조직학적 양상에 따라 아주 다양하게 보이는데 결절성으로 보이는 경우도 있고 미만성 확대의 소견을 보일 수도 있다. 전립선비대증의 결절은 종종 저에코로 보이지만 선조직과 간질조직의 성분에 따라 이질성의 에코를 보일 수도 있다.

전립선비대증이 아주 심해지는 경우 중심구역을 심하게 눌러서 몇 mm 두께의 저에코 띠로 보일 수 있는데 이를 수술피막이라고 한다(그림 11-6 A). 이 피막을 따라서 석회화 소견이 보이는 경우도 있다. 전립선비대증에서 흔히 보이는 초음파검사 소견으로 이행구역의 확대, 가성피막pseudocapsule 외에도 가성피막주변 석회화와 전립선실질의 낭성 변화 등의 소견이 있다. 가성피막주변 석회화는 가성피막을 따라서 나타나는 석회화의 선이나 결절 등으로 보이는데, 전립선염 등에서 보이는 비정상조직석회화dystrophic calcification와는 구별이 가능하다. 낭성 변화는 전립선관prostatic duct의 폐쇄로 인해 형성되는데, 초음파검사에서는 전립선비대증이 호발하는 이행구역에 위치한 다발성 무에코 낭종의 소견을 보인다.

전립선비대증의 MR영상 소견은 매우 다양하며 선조직과 간질조직의 양에 따라서 다양한 신호강도를 보인다(그림 11-6 B). 선조직이 많은 증식인 경우에는 T2 강조영상에서 이질성 신호강도를 보이며, 간질조직이 많은 증식인 경우에는 저신호강도를 보인다.

Ⅵ 전립선암

1. 임상 소견과 병리 소견

전립선암은 서양인에서 가장 흔하게 진단되는 남성암이며, 전체 남성암 사망률 중 폐암에 이어 2위를 차

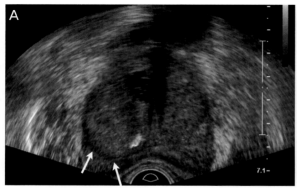
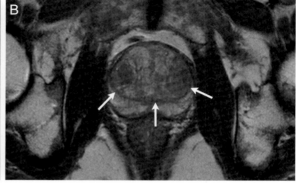

【그림 11-6】 **양성전립선비대증의 영상 소견** A. 직장경유전립선초음파검사에서 이행구역이 확장 소견을 보이고 이질성 에코로 보인다. 그 주위에는 전립선실질의 압박으로 인한 수술피막이 저에코의 띠로 보인다(화살표). B. T2 강조영상에서 전립선비대증의 결절은 다양한 신호강도를 보인다(화살표).

지하고 있다. 최근 우리나라에서도 전립선암으로 진단받는 환자의 숫자가 다른 암에 비해 급격하게 증가하고 있다.

2017년 보건복지부가 발표한, 2015년 암 발생률 통계에 따르면 전립선암은 남자의 10대 암 중에서 위암(17%), 폐암(15%), 대장암(14%), 간 및 담관암(10%)에 이어 암 발생 등록 5위(9%)를 차지했다. 전립선암의 2015년 유병률은 남성에서 위암(24%), 대장암(19%)에 이어 세번째(10%)를 차지하여 서구뿐만 아니라 우리나라에서도 전립선암을 비롯한 전립선 관련 질환에 대한 관심이 높아지고 있다.

전립선암은 증상이 나타나지 않을 수도 있고, 전립선증prostatism이라고 불리는 배뇨지연, 소변줄기의 감소, 빈뇨urinary frequency 등의 증상과 동반되기도 하는데 혈뇨를 동반하는 경우도 있다. 전립선암이 진행된 경우에는 요관의 압박으로 인해 나타나는 수신증hydronephrosis을 보일 수도 있고, 골 전이가 있는 경우 통증이나 골절 등의 증상을 보이기도 한다.

전립선암은 약 95%가 선암adenocarcinoma이고 드물게 이행세포암transitional cell carcinoma이나 편평세포암squamous cell carcinoma이 발생하는데 아주 드문 경우 육종sarcoma이 생길 수도 있다. 전립선암의 약 70%가 주변구역에서 생기고 20%는 이행구역, 10%는 중심구역에서 생긴다.

세포의 분화도는 글리슨점수로 표시하는데 분화도가 좋지 못하고 골반림프절에 병발한 경우에는 예후가 더 좋지 못하다.

2. 전립선암의 초음파검사 소견

혈중 전립선특이항원prostate-specific antigen; PSA의 수치가 상승하거나 직장수지검사digital rectal examination 결과 이상이 있을 경우, 전립선암의 가능성을 평가하기 위해 직장경유전립선초음파검사를 시행한다. 전립선암의 진단에서 초음파검사는 직장수지검사에서 만져지지 않는 전립선 병변의 발견과 평가, 혈중 전립선특이항원 수치가 높은 환자의 전립선에 대한 평가, 생검의 유도 등에 사용되고 있다.

초음파검사를 이용한 전립선암의 발견은 대부분 주변구역에 생긴 종양으로 한정되는 경우가 많다. 전립선암의 전형적인 초음파검사 소견은 전립선암의 약 60~70%에서 정상적인 주변구역에 비해 저에코를 보인다. 하지만 40% 정도는 정상 주변구역과 비교해서 동등한 에코를 보이므로 초음파검사에서 발견하기 힘든 경우도 많다. 또한 초음파검사에서 저에코의 소견을 보인다고 해서 모두 전립선암이라고 단정하기는 어렵다. 초음파검사에서 저에코의 결절이 보이는 경우에 이 병변이 전립선암일 확률은 18~52% 정도로 낮은 양성 예측도를 보이기 때문에 전립선암의 선별검사로는 한계가 있을 것으로 생각된다. 전립선암 외에도 전립선염, 전립선비대증, 전립선경색 등이 국소 저에코 병변을 보인다.

색도플러직장경유전립선초음파검사를 시행하면 약 10~20% 정도 암 발견율이 높아지겠지만 거짓양성률도 함께 높아지기 때문에 특이도는 떨어진다. 하지만 색도플러 또는 출력도플러power Doppler 초음파검사에서 보이는 증가된 혈관분포vascularity상태는 글리슨점수와 의미 있는 상관관계를 나타낸다는 보고가 있다.

초음파조영제는 미세기포의 원리를 이용한 것인데, 조영제를 이용한 전립선초음파검사는 기존의 초음파검사보다 높은 민감도를 보이지만 특이도는 낮아진다. 따라서 조영제를 이용한 초음파검사의 진단능과 임상적인 유용성에 대해서는 좀 더 많은 연구가 필요할 것으로 생각된다.

초음파검사는 영상진단뿐만 아니라 전립선의 조직을 검사하기 위해서도 사용된다. 초음파유도하 전립선생검의 적응증은 직장수지검사에서 이상이 있거나 전립선특이항원의 수치가 증가한 경우이다. 전립선생검은 마취 없이 시행할 수도 있지만 탐촉자 자체의 크기가 크고, 최소한 6번 이상 여러 번 시행하기 때문에 통증과 불편함을 초래하는 경우가 많아서 경구진통제, 좌약, 직장젤리, 정맥진통제, 전립선주위신경혈관총마취*periprostatic neurovascular bundle block; PNB* 등 다양한 마취방법이 시도되고 있다. 그중에서도 전립선주위신경혈관총마취는 통증감소에 유용한 것으로 알려져 있다.

6군데 부위에서 생검을 시행하는 6회생검법*sextant biopsy*이 널리 사용되다가, 최근에는 부위가 8군데, 12군데 등으로 늘수록 전립선암의 진단율이 높다는 보고들이 많아서 생검 횟수가 증가하는 경향이 있다. 생검을 시행한 후의 합병증은 출혈, 통증과 불편함, 감염, 혈관미주신경증상*vasovagal episode*, 소변정체*urinary retention* 등이 보고되었는데, 대규모 환자를 대상으로 한 연구에서 생검 후 발열은 0.8%, 수술적 치료가 필요하거나 2일 이상 지속된 항문출혈이 0.6%, 소변정체가 0.2%에서 관찰되었다는 보고가 있다.

3. 전립선암의 자기공명영상 소견

전립선암은 MR영상 T2 강조영상에서 가장 잘 보이는 것으로 알려져 있는데, 주변구역에서 정상적인 고신호강도 대신 저신호강도의 병변으로 보인다(그림 11-7). 하지만 중심구역이나 이행구역에 종양이 있거나 주변구역이 균질한 고신호강도를 보이지 않을 때

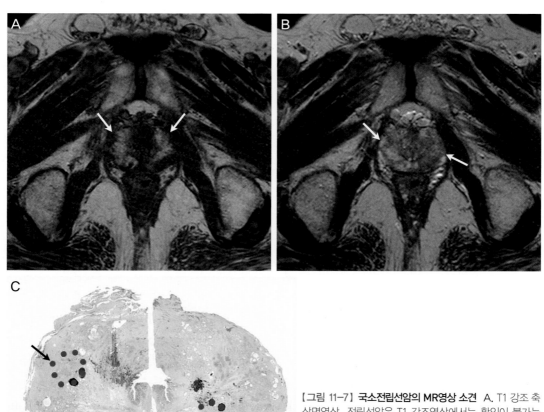

【그림 11-7】 **국소전립선암의 MR영상 소견** A. T1 강조 축상면영상. 전립선암은 T1 강조영상에서는 확인이 불가능하고 MR영상검사 이전에 생검을 하는 경우가 대부분이므로 생검으로 인한 출혈 소견을 보인다(화살표). B. T2 강조 축상면영상에서 저신호강도를 보인다(화살표). C. 같은 환자의 같은 부위 현미경 소견에서, T2 강조영상에서 저신호를 보였던 부위에 암세포가 있음을 알 수 있다(화살표).

에는 종양이 있는 부위를 정확하게 알기 어려운 경우도 있다. 주변구역에서 저신호강도를 보이는 경우는 전립선암 외에도 전립선염, 출혈, 방사선치료나 호르몬치료 등으로 인한 변화 등이다. 특히 전립선 생검으로 생긴 출혈은 MR영상의 신호에 영향을 주어 거짓양성이나 거짓음성의 결과를 보이기도 하므로 판단에 주의해야 한다. 출혈로 인한 신호강도의 변화를 줄이기 위해서는 생검 후 최소한 3주 후에 MR영상을 시행하는 것이 좋다.

전립선암에서 MR영상의 가장 큰 역할 중 하나는 전립선 밖으로의 침습 또는 정낭으로의 침습 여부 확인을 통한 국소 병기결정이다(그림 11-8). 그 밖에 배부정맥복합체dorsal vein complex의 평가나 전립선 첨부, 막성요도membranous urethra 등에 대한 평가를 통해 수술의 난이도 또는 수술후 요실금postoperative urinary incontinence 등의 합병증 예측에 필요한 정보를 얻을 수 있다.

최근에는 3T MR영상, 기능적functional MR영상을 비롯한 MR영상 기술이 눈부시게 발전하고 있으며 이러한 기술들을 전립선질환에 적용하는 것에 대한 연구들이 진행되고 있다. 하지만 아직 새로운 MR영상 기술들이 전립선암의 평가에 완전히 자리 잡았

다고는 보기 어렵다. 현재 연구되고 있는 진보된 MR영상기술들로는 동적 조영증강 MR영상dynamic contrast enhanced MRI, 확산강조 MR영상diffusion weighted MRI, 자기공명분광술MR spectroscopy 등이 있다(그림 11-9, 11-10).

(1) 동적 조영증강 자기공명영상

종양이 발생하면 혈관생성인자의 합성과 분비로 인해 혈관생성angiogenesis이 일어나게 되는데, 혈관의 수는 증가하고 혈관벽의 통합성integrity은 낮아서 종양 혈관벽의 투과성permeability은 증가하며 간질공간interstitial space도 증가하는 현상이 일어난다. 따라서 조영제의 평균전이시간mean transit time, 혈류, 투과성, 간질부피interstitial volume 등이 증가하게 된다. 이러한 차이로 인해 정상 조직과 암 조직이 구별되기 때문에 동적 조영증강 MR영상이 암의 위치 파악에 도움이 된다. 이러한 동적 조영증강 MR영상은 종양의 혈관분포상태를 예측할 수 있고 불편한 직장경유코일검사를 생략할 가능성도 있다는 장점이 있다. 하지만 아직 여러 매개변수parameter와 프로토콜이 표준화되지 않았고, 이행구역 종양인 경우에는 전립선비대증과의 구별이 어렵다는 한계점이 있다(그림 11-9 B).

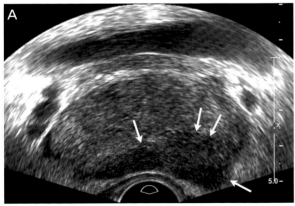
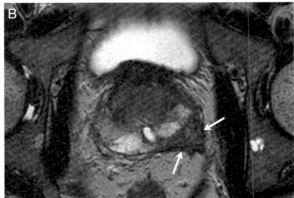

【그림 11-8】 **진행된 전립선암의 초음파검사와 MR영상 소견** A. 직장경유전립선초음파검사 소견에서 전립선의 후방부가 저에코의 소견을 보이며 일부는 윤곽의 돌출 소견을 보인다(화살표). B. MR영상 소견에서 같은 부위의 윤곽 돌출 소견을 보여서 전립선주위로의 침습이 있음을 시사한다(화살표).

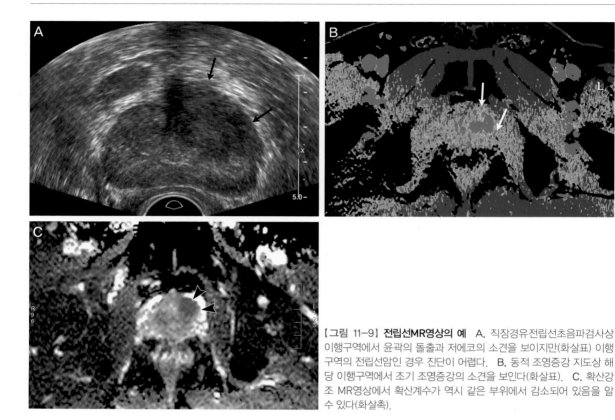

【그림 11-9】 전립선MR영상의 예 A. 직장경유전립선초음파검사상 이행구역에서 윤곽의 돌출과 저에코의 소견을 보이지만(화살표) 이행구역의 전립선암인 경우 진단이 어렵다. B. 동적 조영증강 지도상 해당 이행구역에서 조기 조영증강의 소견을 보인다(화살표). C. 확산강조 MR영상에서 확산계수가 역시 같은 부위에서 감소되어 있음을 알 수 있다(화살촉).

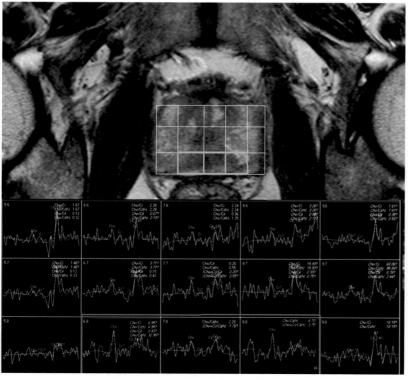

【그림 11-10】 전립선암의 자기공명분광술 전립선암이 있는 부위는 콜린과 크레아티닌의 수치가 증가되어 있다.

(2) 확산강조 자기공명영상

확산강조 MR영상은 물분자의 확산성질 때문에 생긴 대조영상이며 뇌의 허혈ischemia, 뇌졸중stroke, 다발경화증multiple sclerosis 등 다양한 신경계질환에서 진단능 증가의 가능성을 보여주고 있다.

전립선암은 다른 암과 마찬가지로 높은 세포밀도와 세포 내 또는 세포간막intercellular membrane 등으로 인해 물의 확산은 제한되고 겉보기확산계수apparent diffusion coefficient; ADC 값은 감소하게 된다. 따라서 전립선암의 진단에서 확산강조 MR영상이 진단 가능성이 높다는 결과가 여러 문헌에서 발표되었다. 장점은 상당히 높은 대조도를 보이고 자기공명분광술 등 다른 기능적 영상에 비해 검사시간이 짧다는 점이다. 단점은 해상도가 떨어지고 출혈이나 자장의 비균질성magnetic field inhomogeneity이 있는 경우에는 영상 비틀림image distortion이 발생할 가능성이 크다는 것이다(그림 11-9 C).

(3) 자기공명분광술

정상 전립선조직의 경우에는 구연산염발생대사citrate producing metabolism로 인해 구연산염citrate의 함량이 높다. 반면 전립선암의 경우에는 구연산염산화대사citrate oxidating metabolism로 인해 콜린choline 수치가 상승하는데 콜린의 공명resonance은 3.2ppm이고 크레아티닌creatinine의 공명은 3.0ppm이므로, 대부분 두 최고점peak을 분리하기가 쉽지 않기 때문에 합산하는 경우가 많다. 한편 구연산염의 공명은 2.6ppm이기 때문에 구별할 수 있다. 자기공명분광술은 종양의 위치 파악, 종양의 악성도 예측, 이행구역 종양의 발견, 치료에 대한 반응 등의 평가에 많은 도움이 될 것으로 기대한다(그림 11-10). 그러나 긴 검사시간, 후처리postprocessing나 자장 균질화를 위한 보정shimming 등으로 인해 결과가 영향을 받으며 생검의 출혈에 영향을 받는다는 점 등은 해결해야 할 과제이다.

(4) 전립선영상 및 보고자료시스템

동적 조영증강 MR영상이나 확산강조 MR영상 등 기능적 자기공명영상은 전립선암의 진단에 많은 도움이 되지만 병변에 대한 보고 방법이나 해석이 각 판독자마다 달라서 표준화된 가이드라인이 필요하게 되었다. 그 필요성에 따라 2012년 유럽비뇨영상학회European Society of Urogenital Radiology; ESUR의 주도로 전립선영상 및 보고자료시스템Prostate Imaging Reporting and Data System; PIRADS 1판이 발표되었고, 2015년에는 미국영상의학학회American College of Radiology; ACR와 유럽비뇨영상학회가 공동으로 PIRADS 2판을 발표했다. PIRADS에서는 각 기능적 자기공명영상의 기술적 요소 및 영상 분석 가이드라인을 제시했다. PIRADS는 1점부터 5점으로 평가되는데 5점인 경우 임상적으로 중요한 암의 가능성이 매우 높음을 시사한다. 병변은 그 위치에 따라 분석 방법이 달라진다. 만약 병변이 이행구역에 위치하면 T2 강조영상을 기본으로 분석하고, 병변이 주변구역에 위치하면 확산강조 MR영상을 기본으로 분석한다(그림 11-11, 11-12).

그러나 PIRADS 2판에 대해 분석의 모호함 혹은 분석의 제한점들이 제기되어서 2019년에 PIRADS 운영위원회는 PIRADS 2판의 내용을 보완한 PIRADS 2.1판을 발표했다.

PIRADS 2.1판에는 다음 내용이 추가 보완되었다. ① T2 강조영상, 확산강조영상, 동적 조영증강 MR영상의 기술적 내용이 업데이트되었고, ② 중심구역 및 전방섬유근구역의 분석이 추가되었다. ③ T2 강조영상에서 이행구역의 분석 방법(1점과 2점), ④ 확산강조영상의 분석 방법(2점과 3점), ⑤ 동적 조영증강 MR영상의 분석 방법이 보완되었다. 이와 함께 ⑥ 이중파라미터 MR영상biparametric MRI에서의 PIRADS 적용, ⑦ 전립선 부피 측정법, ⑧ 섹터지도sector map의 변경 등이 보충되었다.

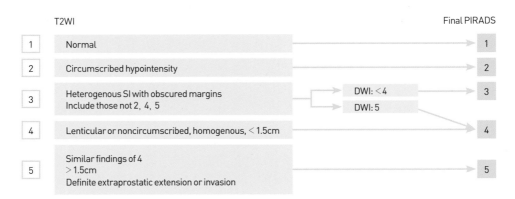

T2WI | Final PIRADS
- 1 Normal → 1
- 2 Circumscribed hypointensity → 2
- 3 Heterogenous SI with obscured margins / Include those not 2, 4, 5 → DWI: <4 → 3 / DWI: 5 → 4
- 4 Lenticular or noncircumscribed, homogenous, <1.5cm → 4
- 5 Similar findings of 4 / >1.5cm / Definite extraprostatic extension or invasion → 5

【그림 11-11】 PIRADS 2판에 따른 이행구역에 있는 병변의 분석 모식도 이행구역의 병변은 우선 T2 강조영상을 분석하고 3점인 경우 확산강조 MR영상을 분석하여 최종 PIRADS 점수를 정한다.

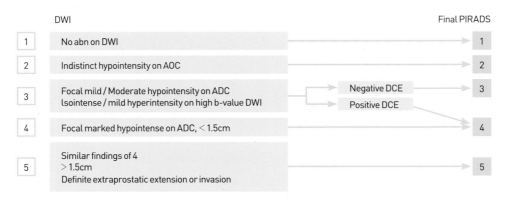

DWI | Final PIRADS
- 1 No abn on DWI → 1
- 2 Indistinct hypointensity on AOC → 2
- 3 Focal mild / Moderate hypointensity on ADC / Isointense / mild hyperintensity on high b-value DWI → Negative DCE → 3 / Positive DCE → 4
- 4 Focal marked hypointense on ADC, <1.5cm → 4
- 5 Similar findings of 4 / >1.5cm / Definite extraprostatic extension or invasion → 5

【그림 11-12】 PIRADS 2판에 따른 주변구역에 있는 병변의 분석 모식도 주변구역의 병변은 우선 확산강조 MR영상을 분석하고 3점인 경우 동적 조영증강 MR영상을 분석하여 최종 PIRADS 점수를 정한다.

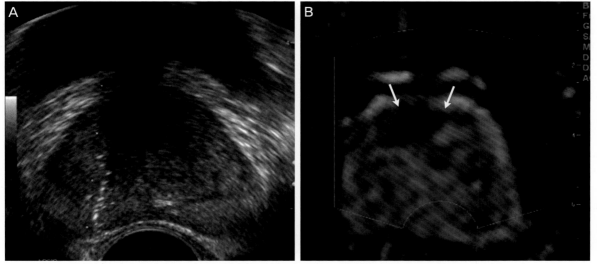

【그림 11-13】 직장경유초음파기기를 이용하여 자기공명 융합기법을 사용한 생검의 예 A, B. 이전 전립선생검에서 전립선암이 발견되지 않았던 65세 환자의 확산강조 MR영상에서 전립선의 앞쪽 부분에 저신호를 보이는 국소 병변이 발견되었고(화살표), 이 병변에 대하여 직장경유초음파-자기공명영상 융합생검을 시행했다. 이 병변은 글리슨점수 7점의 전립선암으로 진단되었다.

[표 12-1] 요도조영술의 적응증과 합병증

구분	역행요도조영술	배뇨방광요도조영술
적응증	외상 요도협착 의심: 이전의 외상, 감염, 기구조작 전립선절제술 후 평가 전립선암의 방사선치료 계획 수립	외상 요로감염 요로조영술에서 역류신장병의 증거 척추손상 또는 배뇨장애 환자의 평가와 추적검사 신장이식의 수술전 평가 전립선절제술 후 평가 여성 요도게실
합병증	감염 외상 조영제부작용 혈관외유출 질 또는 요관으로 부주의한 도관 삽입	

*lar muscle layer*이 방광경부를 둘러싸고 있는데 이것이 요도의 내괄약근*internal sphincter*이다. 요도의 중간 1/3은 수의적인 운동이 가능한 횡문근으로 구성된 외괄약근*external sphincter*이 둘러싸고 있다.

여성 요도는 길이가 약 4cm로 남성 요도에 비해 길이가 매우 짧으며 골반뼈에 고정이 잘 되어 있지 않기 때문에 외상으로 인한 손상을 잘 받지 않으며 요도의 감염질환도 드물어서 남성 요도에서와 같이 협착이 문제가 되는 경우는 거의 없고, 이와는 반대로 요실금*urinary incontinence*이 문제가 되는 경우가 많다.

Ⅱ 요도의 영상기법

요도조영술에는 대표적으로 역행요도조영술*retrograde urethrography; RGU*과 배뇨방광요도조영술*voiding cystourethrography; VCUG*이 있다(표 12-1). 역행요도조영술은 전부요도의 협착을 검사하기에 유리한데, 근위망울요도의 대칭적인 원뿔*cone*과 정구, 방광경부가 중요한 해부학적 · 영상의학적 기준점이다(그림 12-1). 이 원뿔은 막성요도의 아래 부위가 되며, 막성요도는 매끄럽게 좁아지는 모양을 보이고 길이가 약 1~

1.5cm, 폭은 약 2mm로 보인다. 전립선요도의 후벽에 아래위로 길쭉한 충만결손으로 보이는 정구는 거의 항상 관찰되며, 정구의 원위 끝이 막성요도의 시작 기준점으로 이용된다. 방광경부는 조영제가 분사되는 모양으로 알 수 있다.

드물지만 경우에 따라서는 전립선 타원낭과 쿠퍼

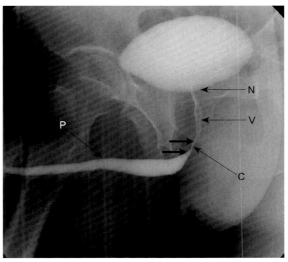

【그림 12-1】 **역행요도조영술의 정상 소견** 음경음낭접합부(P), 망울요도의 원뿔(C), 정구(V), 방광경부(N) 등이 중요한 영상의학적 기준점이다. 음경요도는 요도구에서 음경음낭접합부까지이고, 망울요도는 음경음낭접합부에서 원뿔까지이다. 막성요도는 원뿔에서 위쪽으로 약 1~1.5cm 길이의 요도이며(화살표), 전립선요도는 전립선으로 둘러싸인 부분이다.

관, 쿠퍼선이 조영제의 역류로 인해 보일 수 있으며 (그림 12-2, 12-3) 전립선 내로의 조영제 역류와 리트레선도 볼 수 있다. 전립선과 리트레선이 불투명해지는 것은 만성적인 요도주위염증이나 요도협착*urethral stricture*과 관련이 있다(그림 12-4). 역행요도조영술상 지나치게 높은 압력을 가하거나, 요도협착 또는 요도손상이 있는 경우에는 요도의 점막이 찢어져 조영제의 혈관외유출*extravasation*이 일어나면 요도해면체 *corpus spongiosum penis*와 음경의 정맥이 조영될 수도 있다. 하지만 무균으로 시술했다면 조영제의 정맥내 주사와 같은 정도의 위험성만 있을 뿐이고 다른 특별한 해는 없다(그림 12-5).

배뇨방광요도조영술에서는 역행요도조영술보다 후부요도가 더 넓게 보여, 막성요도의 지름이 7mm 정도까지 확장되어 보일 수 있지만 여전히 요도의 다른 부위와 비교해보면 약간 좁게 보인다(그림 12-6). 방광요관역류*vesicoureteral reflux*, 요도게실 등의 검사에 유용하다.

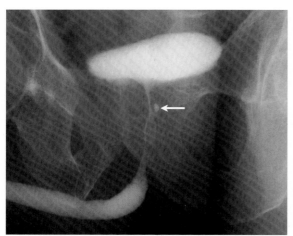

【그림 12-2】 전립선 타원낭 정구 상방의 전립선요도 뒤로 조영제의 충만으로 보인다(화살표).

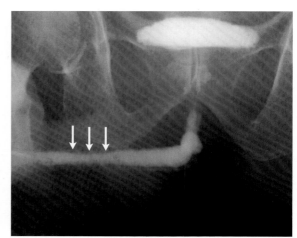

【그림 12-4】 리트레선 요도염이 있는 환자에서 주로 전부요도의 위쪽을 따라 조영제의 충만으로 보인다(화살표).

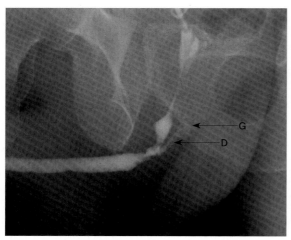

【그림 12-3】 쿠퍼관과 쿠퍼선 망울요도의 협착이 있고 근위망울요도의 바닥에서 연결되는 쿠퍼관(D)과 쿠퍼선(G)이 있다.

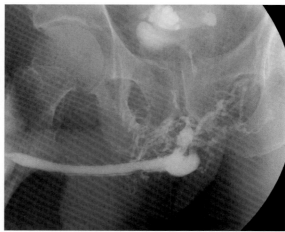

【그림 12-5】 조영제의 혈관외유출 역행요도조영술상 망울요도의 손상이 있고 이로 인해 조영제의 유출이 다수 보인다.

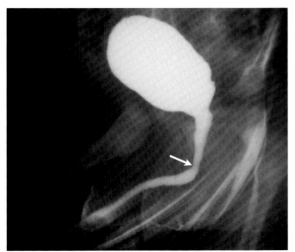

【그림 12-6】 **남아의 배뇨방광요도조영술의 정상 소견** 역행요도조영술보다 후부요도가 더 넓게 보이지만 막성요도는 여전히 가장 좁다(화살표).

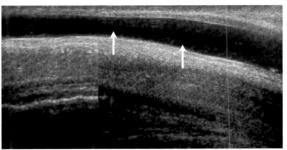

【그림 12-8】 **요도초음파촬영술** 요도 내로 도관을 삽입한 후 생리식염수를 주입해서 초음파검사를 하면 요도내강을 뚜렷이 볼 수 있다(화살표).

Cobb's collar 또는 Moormann's ring이라고 하는데, 실질적인 협착인지 근육 때문에 나타난 자국인지는 아직 분명하지 않다.

초음파검사에서 요도해면체 내의 요도는 액체로 채워지지 않으면 내부가 잘 보이지 않는다. 요도초음파촬영술sonourethrography은 요도로 액체를 주입해 요도를 확장시켜 검사하는 방법이다(그림 12-8). 일단 요도가 확장되면 클램프를 이용해 액체의 유출을 막은 후 고해상도 초음파탐촉자로 검사한다. 요도내강은 약 4~6mm로 확장되며 얇고 매끈한 벽을 가지고 있다.

MR영상은 요도와 함께 요도주위 병변도 함께 검사할 수 있는 장점이 있다. 요도에서 생긴 고형 종양의 범위를 평가할 수 있으며, 무균젤을 요도에 채워 요도를 확장시켜 협착stricture과 같은 요도 내 병변을 확인할 수도 있다.

여성 요도의 영상검사는 주로 배뇨방광요도조영술에 의존하지만, 요도게실urethral diverticulum이 의심되는 경우에는 이중풍선카테터double balloon catheter를 이용한 요도조영술을 시행하고, 초음파검사나 MR영상도 사용한다. 배뇨방광요도조영술에서 여성 요도는 매우 다양한 모양을 보이는데, 요도의 전장이 관상으로 보일 수도 있고 방광경부 쪽이 넓은 당근모양이나 팽이요도spinning top urethra의 형태로도 보일 수 있다.

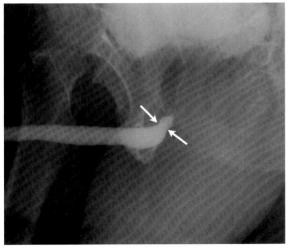

【그림 12-7】 **Muscularis compressor nuda로 인한 정상적인 충만결손** 근위구부요도에서 muscularis compressor nuda로 인한 충만결손(화살표)이 보이고 요도협착과는 구별해야 한다.

Muscularis compressor nuda와 망울해면체근이 요도의 충만결손filling defect으로 보이는 경우가 종종 있다. Muscularis compressor nuda는 근위망울요도의 앞쪽에서 관찰되고(그림 12-7), 망울해면체근은 근위망울요도 뒤쪽에서 보이며 요도협착과는 구별해야 한다. 또한 근위구부요도 외괄약근의 바로 밑에 요도내강 쪽으로 볼록하게 튀어나온 선천요도협착을

Ⅲ 남성 요도질환

1. 남성 요도의 선천이상

후요도판*posterior urethral valve*이 가장 흔한 선천이상이다. Young이 I형, II형, III형으로 분류했지만 현재 인정되는 것은 I형과 III형이다.

　I형 후요도판은 가장 흔한 형태로, 원위정구에서 전립선요도의 벽까지 연결되는 얇은 막들로 구성되며, 배뇨 중 이 판막이 소변의 배출을 막아 팽창된 돛과 같은 모양을 하면서 요도폐쇄*urethral obstruction*를 일으킨다(그림 12-9).

　후요도판으로 인한 요도폐쇄의 정도는 다양하지만, 근위요도가 확장되고 방광은 배뇨근*detrusor mus-cle*의 비후로 인해 잔기둥형성*trabeculation*이 보이며 상부요로에 영향을 미친다. 따라서 전립선요도는 심하게 확장되어 있더라도 방광경부는 배뇨근의 보상비대*compensatory hypertrophy* 때문에 다소 좁게 보일 수 있다.

　II형은 근위정구에서 방광경부까지 뻗은 판막인데, 현존하거나 이전의 원위부 폐쇄로 인한 점막주름*mu-cosal fold*의 과형성 때문으로 생각된다.

　III형은 원위전립선요도에서 중앙 구멍이 있는 동심고리*concentric ring*나 횡격막*diaphragm* 형태로 나타난다(그림 12-10).

　후요도판은 폐쇄 정도에 따라 방광과 상부요로의 손상이 다양하게 나타나는데, 심하면 신장의 이형성*dysplasia*을 초래할 수 있다. 환자의 약 반수 이상에서 방광요관역류가 생기는데 편측성인 경우가 양측성인 경우보다 더 많다. 후요도판과 구별해야 할 것으로 남아의 후부요도에 있는 비폐쇄성 주름이다. 이것은 후요도판과 같은 위치에 비슷한 충만결손으로 보이지만 요도의 폐쇄가 없다는 점이 다르다.

　선천질환은 아니지만 소아에서 후부요도의 확장을 보이는 질환으로 팽이요도가 있다(그림 12-11). 이 질환은 과민성 방광을 가진 소아에서 방광이 채워질 때

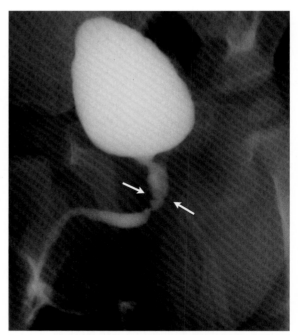

【그림 12-9】 **I형 후요도판** 배뇨방광요도조영술상 원위정구에 판막(화살표)이 보이고 후부요도의 확장이 있다. 방광벽의 비후가 동반되어 있다.

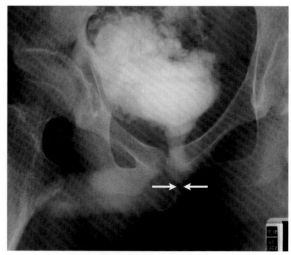

【그림 12-10】 **III형 후요도판** 배뇨방광요도조영술상 원위전립선요도에서 중앙에 구멍이 있는 횡격막(화살표)이 보이며 방광벽은 비후되어 있다.

나 자세를 바꿀 때 일시적으로 방광이 수축되면서 동시에 방광경부와 근위요도가 열리게 되는데, 이때 요실금을 막기 위해 수의적인 조절이 가능한 외괄약근

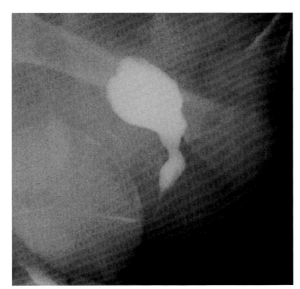

【그림 12-11】 팽이요도 배뇨방광요도조영술상 후부요도의 확장이 보인다.

을 의식적으로 수축시키는 경우에 볼 수 있다. 남아와 여아에서 모두 볼 수 있으며 여아에서는 선천적으로 넓은 방광경부를 가진 이상이 있을 때도 볼 수 있고, 심지어 정상에서도 관찰된다는 보고가 있다.

전요도판anterior urethral valve은 음경요도에 생기는 폐쇄성 점막 피판flap이다. 판막에 가까운 부위의 요도는 의미 있게 확장되어 있으며, 전부요도의 게실과 구별해야 하지만 두 질환 모두 드물다. 전부요도의 선천성 게실은, 이 게실의 원위구순lip의 밸브작용으로 배뇨 때 게실이 소변으로 채워지면 원위구순이 요도의 천장 쪽으로 들려 올라가서 요도폐쇄를 일으킨다. 전요도판도 같은 기전으로 요도폐쇄를 일으키지만 게실과는 달리 근위부가 정상 요도와 매끄럽게 연결된다.

요도중복urethral duplication은 드문 선천이상으로, 짧은 끝이 막힌 통로, 방광구멍이 있거나 없는 요도와 연결되는 부속요도, 완전한 중복요도까지 다양한 형태들이 있다. 하지만 요도구의 위치에 관계없이 배쪽에 위치한 요도가 더 기능적인 요도이다.

거대요도megalourethra는 요도해면체 또는 요도해면체와 음경해면체corpus cavernosum penis의 결손 때문에 요도가 방추상으로 확장되는 것으로, 배뇨 때 음경이 커지는 것을 볼 수 있다. 거대요도는 프룬-벨리증후군prune-belly syndrome 같은 선천이상을 동반할 수 있다.

요도상열epispadias은 요도구가 음경의 등쪽에 위치하면서 요도단축이 있는 기형이다. 이것은 흔히 방광외번bladder exstrophy과 연관이 있다. 단독 요도상열은 요도 등쪽 벽의 융합이 부분적으로 실패해서 일어나며 치골pubic bone이 방광외번보다 덜 분리되어 있다. 요도하열hypospadias은 귀두에 가까운 음경의 배쪽 어느 곳에든 요도구가 있는 경우를 말한다. 흔히 음경을 아래로 굽게 하는 삭과 섬유성 띠가 연관되어 있다.

요도에 선천적으로 폴립이 생긴 경우에도 요도폐쇄를 초래할 수 있다. 대부분은 정구에서 생긴 이행상피로 덮인 섬유혈관성 폴립fibrovascular polyp이지만 망울요도에 생긴 폴립도 보고되었다. 섬유혈관성 폴립은 정구로부터 긴 목을 가지고 매달려 있는 형태인데, 요도조영술상 방광과 망울요도 사이에서 움직이는 충만결손을 보면 진단할 수 있다.

쿠퍼선을 배액하는 관에 저류낭retention cyst이 생기면 근위망울요도에 둥근 함입indentation을 만들 수 있다. 때로는 이것이 커지면 요도를 압박해서 폐쇄를 일으킬 수도 있다. 저류낭은 선천적으로 생길 수도 있고 염증 후에 후천적으로 생길 수도 있다. 또한 쿠퍼관의 낭성 확장이 생긴 경우에는 요도조영술상 망울요도와 연결된 확장된 쿠퍼관이 조영제로 충만될 수 있고, 이러한 모양은 부분적인 요도중복, 요도게실 또는 이소성요관과 감별해야 한다.

2. 남성 요도의 외상

대부분의 요도손상은 둔기외상blunt trauma이나 의인성 손상iatrogenic injury이다. 남성의 요도손상은 재발되는 요도협착, 발기부전impotence, 요실금 같은 심각한 후유증을 야기할 수도 있다. 이에 반해서 여성 요도는 길이가 짧고 골반에 고정이 잘 되어 있지 않으므로 외상으로 인한 손상은 거의 없으며 분만할 때 요도손상이 가장 흔하다.

후부요도의 손상은 대부분 골반골절 때문인데 골절이 있는 환자의 4~14%에서 요도손상이 있다. 골반골절이 있는 경우 요도손상은 뼈조각의 관통으로 인해서 연조직이 찢어져서 발생하는 것이 아니라, 외상이 발생할 때의 과도한 비틀기힘*shearing force*으로 인해 요도가 손상되는 것으로 알려져 있다.

외상으로 인해 요도가 손상된 것이 의심될 때는 도뇨관*Foley catheter*을 삽입하기 전에 역행요도조영술을 먼저 시행해야 한다. 진단을 위한 도뇨관의 삽입은 요도의 부분파열을 완전파열로 만들 수 있고, 손상된 부위에서의 출혈을 더 악화시킬 수 있으며, 무균적으로 시술하지 못하면 이미 만들어진 혈종*hematoma*을 오염시킬 위험성이 있기 때문이다. 그러나 이미 도뇨관이 삽입되어 있으면 도뇨관주위 역행요도조영술*pericatheter retrograde urethrography*을 시행할 수도 있다(그림 12-12). 그러나 이 경우에 도뇨관이 방광에 삽입되어 있다는 것은 요도가 완전히 절단된 것은 아니라는 의미이므로 방광창냄술*cystostomy*을 시행해서 요도손상을 치유하고 난 후에 배뇨방광요도조영술로 요도의 협착을 검사할 수 있다. 만약 골반골절로 인한 출혈 때문에 골반 동맥조영술*arteriography*을 시행할 계획이면 역행요도조영술은 그 이후로 연기하는 것이 좋다. 요도조영술로 인한 조영제의 누출이 동맥조영술을 시행할 때 출혈로 오인될 수 있기 때문이다.

골반골절과 동반된 후부요도의 손상은 역행요도조영술에서 조영제의 혈관외유출 형태에 따라 5가지 유형으로 나눌 수 있다(표 12-2). I형은 전립선이 비뇨생식가로막에서 분리되어 전립선주위에 혈종이 생기고 이로 인해 후부요도가 신장되는 것으로, 조영제의 혈관외유출이 없는 요도손상을 말한다(그림 12-13).

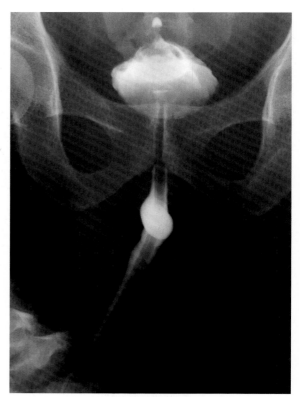

【그림 12-12】 **도뇨관주위 역행요도조영술**　도뇨관이 이미 삽입된 경우 요도손상이 의심되면 도뇨관주위로 역행요도조영술을 시행할 수 있다.

[표 12-2] **요도손상의 분류**

유형	설명
I	치골전립선인대의 파열, 신장된 후부요도
II	온전한 비뇨생식가로막 위쪽의 막성요도에 열상
III	막성요도가 파열되어 있고 손상이 근위망울요도까지 확장, 비뇨생식가로막의 열상이 동반
IV	방광경부의 손상이 근위요도까지 확장
IVa	방광기저부의 손상이 방광경부까지 확장되지 않음
V	전부요도 손상

II형은 비뇨생식가로막 위의 전립선요도와 막성요도의 접합부에서 파열이 있는 경우로, 역행요도조영술을 시행하면 조영제는 온전한 비뇨생식가로막 위 골반의 복막외공간으로 누출된다(그림 12-14). 가장 흔한 III형은 요도와 비뇨생식가로막의 파열이다. 비뇨생식가로막의 위아래 모두에서 조영제가 혈관외유출

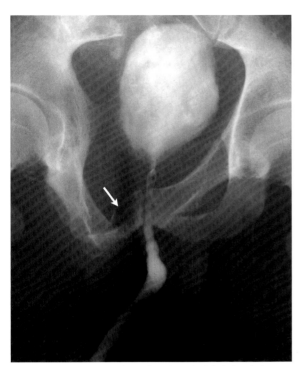

【그림 12-13】 I형 요도손상 골반골절이 있고(화살표), 역행요도조영술상 후부요도의 신장이 보이지만 조영제의 혈관외유출은 없다.

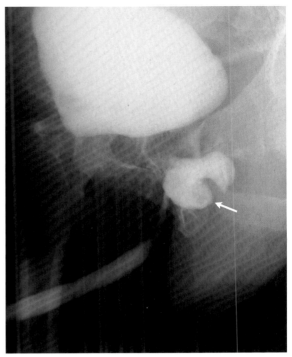

【그림 12-14】 II형 요도손상 역행요도조영술상 비뇨생식가로막 위의 후부요도에 조영제의 유출이 있다(화살표).

을 보인다(그림 12-15). 골반골절이 있다면, 특히 치골결합이 넓어져 있다면 후부요도손상의 가능성이 높으며 손상 부위의 협착이 가장 흔하다.

II형과 III형은 다시 방광이 일부 채워져 보이는 요도의 부분열상과 방광이 전혀 채워지지 않는 요도의 완전파열로 나눌 수 있다. 대부분의 부분열상은 어느 정도의 협착을 형성하기는 하지만 협착이 매우 짧거나 반흔이 작아 비수술적인 방법으로도 치료할 수 있다. 하지만 완전파열은 요도의 완전한 폐쇄를 초래해서 요도성형술urethroplasty을 시행해야 하는 경우가 많다. 역행요도조영술에서 요도가 완전히 폐쇄된 경우에는 동시에 방광창냄술을 통해 방광 내에 조영제를 주입해서 촬영해야 폐쇄된 요도의 길이를 측정할 수 있다.

방광경부의 손상이 근위요도까지 확장되면 IV형 손상이라고 하며 요실금의 발생 가능성이 높다(그림 12-16). 방광기저부bladder base에 열상이 있어서 조영

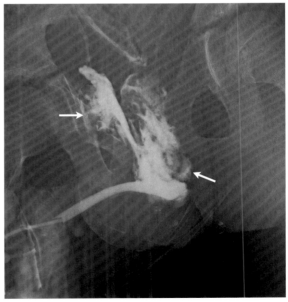

【그림 12-15】 III형 요도손상 역행요도조영술상 막성요도의 파열로 인해 비뇨가로생식막 위아래로 조영제의 혈관외유출이 보인다(화살표).

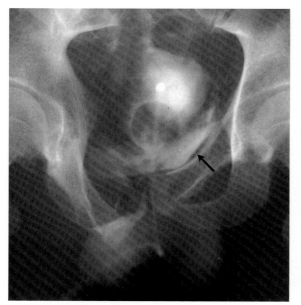

【그림 12-16】 IV형 요도손상 방광기저부의 손상이 방광경부까지 확장되어 조영제의 유출이 보인다(화살표).

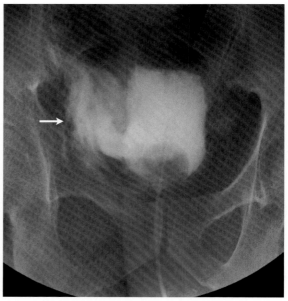

【그림 12-17】 IVa형 요도손상 방광기저부에 손상이 있어 조영제의 혈관외유출이 보이지만(화살표) 방광경부에 손상이 없다.

제의 혈관외유출이 있지만 방광경부에 손상이 없는 경우는 IVa형 손상으로 분류한다(그림 12-17). 이 경우 요실금의 발생 가능성은 낮지만 영상의학적으로 IV형 손상과 감별하기 어렵다.

전부요도는 후부요도보다는 골반외상으로 인한 손상이 덜 흔하다. 손상기전은 걸침손상straddle injury 같은 회음부의 타박이다. 이 손상은 치골의 아랫부분과 물체 사이에 망울요도가 끼어서 발생한다. 전부요도의 손상은 타박상, 부분파열, 완전파열로 나뉜다. 요도의 타박상은 요도구의 출혈과 같은 요도손상의 임상 증거는 있지만 요도조영술상 정상인 경우를 말한다. 최근에는 부분 또는 완전전부요도손상을 V형 손상으로 분류한다(그림 12-18). 요도협착이 흔한 후기 합병증이며 중간 또는 근위망울요도에 짧은 협착을 보인다(그림 12-19). 요도수술, 방광경cystoscope 등의 기구 조작, 이물질 삽입 또는 요도도관 등으로 인해 전부요도가 손상될 수 있다.

요도의 의인성 손상은 요도를 통한 내시경수술을 시행할 때 지나치게 굵은 기구를 사용하거나 방사선,

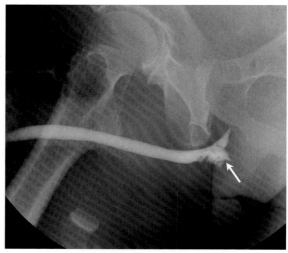

【그림 12-18】 V형 요도손상 역행요도조영술상 걸침손상으로 인해 근위망울요도에 조영제의 혈관외유출이 보인다(화살표).

도관이나 기구가 요도를 관통하는 경우 또는 요도도관 같은 요도를 통과하는 도관을 잘 관리하지 못한 경우에 발생한다(그림 12-20). 도관의 위치가 잘못된 경우는 특징적으로 요도협착이 음경음낭접합부에 생기는데, 그 이유는 이곳이 도관으로 인한 압박허혈과 괴사를 잘 일으키기 때문이다. 그러나 요도를 통한

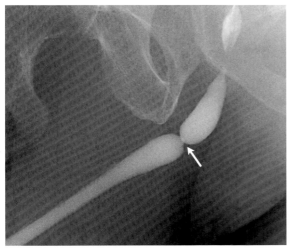

【그림 12-19】 **요도협착** 망울요도의 손상 후 추적검사에서 요도내강이 동심성으로 좁아져 보인다(화살표).

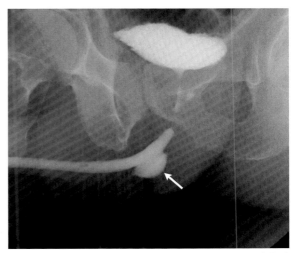

【그림 12-21】 **후천요도게실** 도뇨관 삽입으로 발생한 요도손상 후 망울요도의 배 쪽에 경계가 분명한 조영제의 충만이 보인다(화살표).

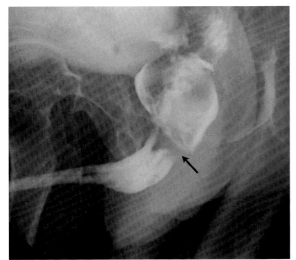

【그림 12-20】 **의인성 요도손상** 무리한 요도도관의 삽입으로 인해 망울요도에 열상이 보이고 직장과 누공이 형성되어 있다(화살표).

도관의 장기간 유치로 인한 요도염증은 요도의 어느 한 부분이나 전체에 협착을 초래할 수 있다.

외상이나 도관으로 인한 의인성 손상 또는 요도의 수술후에 후천요도게실이 형성될 수 있다. 후천성 게실은 선천성 게실과 달리 요도의 어느 부위에나 발생할 수 있는데 주로 배 쪽에 잘 생기고 경계는 뚜렷하다(그림 12-21). 요도주위농양이 요도를 통해 배출되

고 난 후에도 요도게실이 생길 수 있다. 이러한 경우에는 게실의 벽이 불규칙하게 보인다. 여성 요도의 게실과 마찬가지로 게실 내에 결석이 생길 수도 있다.

3. 남성 요도의 염증질환

남성 요도의 감염은 임균요도염*gonorrheal urethritis*과 비임균요도염*non-gonococcal urethritis*으로 나눌 수 있으며, 요도협착의 가장 흔한 원인이다. 요도감염은 일차적으로 전부요도를 침범하는데 병원균이 리트레선에 침범해서 염증을 일으킨다. 이때 적절하게 치료하지 않으면 요도에 육아조직과 섬유성 반흔을 형성해 몇 개월 이상이 지나면 협착을 일으키게 된다. 외상성 요도협착은 짧고 부분적이지만, 전형적인 염증 후 요도협착은 몇 cm 길이로 염주형태 또는 불규칙한 모양의 협착을 일으키며, 여러 곳에 생길 수 있고 전부요도 전체를 침범할 수도 있다(그림 12-22). 결핵요도염*tuberculous urethritis*인 경우에는 요도와 음낭 또는 회음부 사이에 다수의 누공*fistula*을 형성해서 물뿌리개*watering can*모양을 나타내기도 한다.

요도감염의 급성기에는 요도조영술을 시행하지 않지만, 적절한 치료를 하지 못해서 요도협착이 있는

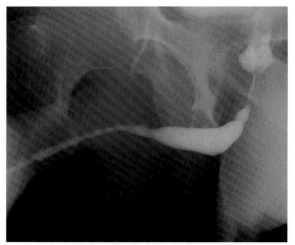

【그림 12-22】 **임균요도염** 역행요도조영술상 전부요도에 불규칙한 협착이 있으며, 다수의 리트레선도 보인다.

경우에는 일반적으로 검사를 한다. 요도조영술상 전부요도의 가장자리를 따라 리트레선에 작은 주머니 모양이나 선상으로 조영제가 채워지는 것을 관찰할 수 있다.

드물게 음경이나 회음부를 침범하는 뾰족콘딜로마 *condyloma acuminatum*가 바깥 요도구를 통해서 요도 내부까지 침범해서, 요도조영술상 다수의 특징적인 충만결손이 후부요도보다 전부요도에서 더 많이 보인다.

4. 남성 요도의 종양

요도암은 40~50대에 잘 발생하고 여성에서 남성보다 높은 빈도로 발생한다. 편평세포암*squamous cell carcinoma*이 가장 흔하고 이행세포암*transitional cell carcinoma*이나 선암*adenocarcinoma*도 발생한다.

남성 요도의 편평세포암은 이전에 염증이나 협착이 있었던 경우에 잘 발생하는데, 이러한 만성자극이나 만성염증이 편평세포암의 발생 병인으로 작용한다. 따라서 편평세포암은 요도협착이 가장 많은 망울요도에서 발생하는 경우가 가장 많다. 요도조영술에서 요도암은 충만결손이나 불규칙한 협착형태로 보인다.

요도의 이행세포암은 이행상피로 덮인 전립선요도에 가장 많지만, 이전에 방광의 이행세포암이 있었던 경우에는 전부요도에서도 발생할 수 있다.

요도의 선암은 드물지만 쿠퍼선이나 리트레선에서 발생하는 것으로 생각된다(그림 12-23).

요도의 전이암은 방광의 이행세포암, 전립선의 선암이 요도에 이차적으로 직접 침범해서 병발하며, 원격 요도 전이도 일어날 수 있다. 남성 요도의 양성 종양은 드물며 선천적으로 정구에서 발생하는 섬유혈관성 폴립과, 노인에게 주로 발생하는 이행세포유두종*transitional cell papilloma*이 있다.

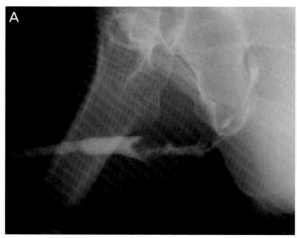
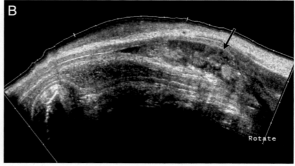

【그림 12-23】 **41세 남성에서 발생한 요도의 선암** A. 역행요도조영술상 망울요도에 불규칙한 조영제의 충만결손이 보인다. B. 음경초음파 검사에서 망울요도에 비균질한 저에코의 종양이 보인다(화살표).

Ⅳ 여성 요도질환

1. 여성 요도의 감염질환과 요도게실

여성 요도를 침범하는 성병은 매우 드물다. 그러나 급성방광염과 동반되는 요도염은 흔히 있으며, 여성 요도의 비특이적 염증을 여성요도증후군*female ure-thral syndrome*이라 한다. 이러한 질환이 있는 환자에서는 비특이적 급성염증이나 만성염증이 요도주위조직과 요도주위선을 침범한다.

여성의 요도게실은 때로는 선천적이지만, 대부분은 감염이나 손상의 합병증으로 생긴 후천성 질환이다. 요도 내부로의 화농성 요도주위 고름집 파열이나 누공 형성으로 발생할 수 있다. 요도게실이 주로 생기는 위치는 요도의 중간 1/3 부위이며 보통 요도주위선이 많이 분포된 측벽과 후벽 쪽으로 생긴다(그림 12-24). 요도게실은 일반적으로 1~4cm 정도의 크기이며 여러 개가 동시에 있을 수도 있고 하나의 게실 내에 여러 개의 중격*septum*이 있을 수도 있다.

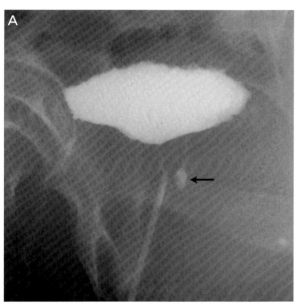
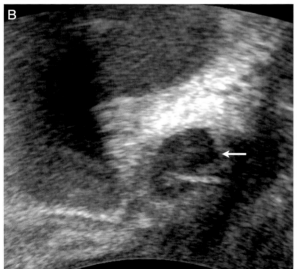
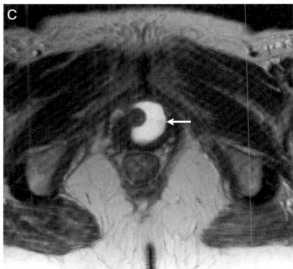

【그림 12-24】 **58세 여성에서 발생한 요도게실** A. 역행요도조영술상 요도에 조영제로 충만되는 병변이 있다(화살표). B. 회음경유초음파검사에서 요도주위로 격막을 가진 낭성 병변이 있다(화살표). C. T2 강조 축상면영상에서 요도의 측벽과 후벽에 경계가 분명한 고신호강도의 낭성 병변이 있다(화살표).

요도게실이 있을 때 성교통증dyspareunia이나 배뇨후지림postvoiding dribbling 같은 특징적 증상이 있는 경우는 드물고, 일반적으로 빈뇨urinary frequency, 요절박urgency 같은 비특이적 증상을 보이며, 이학적 검사나 요도내시경검사로도 발견하지 못하는 경우가 많다.

요도게실을 진단하기 위한 고식적 영상검사로는 배뇨방광요도조영술과 이중풍선카테터를 사용해 요도 내에 양압을 준 상태로 요도조영술을 시행하는 방법이 있는데 요도주위게실 내로 조영제가 차게 된다. 요도게실은 회음경유transperineal나 질경유transvaginal 초음파검사 또는 MR영상으로 진단할 수 있으며, 이러한 검사법들은 요도게실의 범위를 평가하는 데도 유리하다. 요도에 게실이 있으면 그 속에 소변이 저류되어 염증, 결석이 생기기 쉬우며 게실에서 선암이 발생할 수도 있다.

2. 여성 요도의 종양

여성 요도에서 발생하는 양성 종양은 드물며 상피에서 발생하는 것과 중간엽mesenchyme에서 발생하는 것이 있다. 상피에서 발생하는 종양은 폴립, 유두종papilloma, 선종adenoma이 있으며 이행상피나 편평상피 모두에서 발생할 수 있고 일부는 만성자극과 관계가 있다. 중간엽에서 발생하는 양성 종양은 악성 종양보다 흔한데 그중 평활근종leiomyoma과 혈관종hemangioma이 가장 흔하다.

여성 요도의 악성 종양은 남성 요도의 악성 종양보다 2배 정도 높은 발생 빈도를 보이며 50세 이상에서 빈발한다. 남성 요도에서와 마찬가지로 편평세포암이 가장 흔하고 선암과 이행세포암도 발생한다(그림 12-25).

여성 요도암의 발생 원인은 아직 명확하게 밝혀지지 않았지만 요도게실과 관계가 있으며 요도협착, 성병 같은 급성감염이나 만성감염이 소인이 될 수 있다. MR영상으로 요도암을 진단하는 방법은 민감도가 높지만 양성 종양과 악성 종양의 구별이 어렵고, 국소 병기결정에서 종양의 주위조직 침범과 염증반응의 구별도 어렵다.

3. 스트레스요실금

스트레스요실금stress urinary incontinence은 여성의 요실금 중 가장 흔한 형태이며, 임신한 적이 없는 여성의 약 50%에서도 요실금의 경험이 있을 정도로 흔한

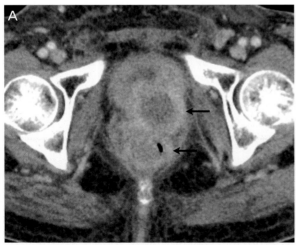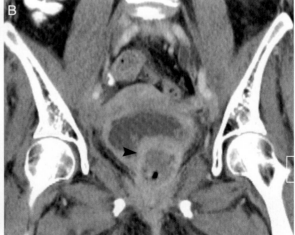

【그림 12-25】 **63세 여성에서 발생한 요도의 선암** 축상면(A)과 관상면(B) CT상 방광 하부의 요도 주변부로 조영증강되는 종양이 있고 내부는 낭성 변화와 공기가 보인다(화살표). 방광기저부로 침범이 있다(화살촉).

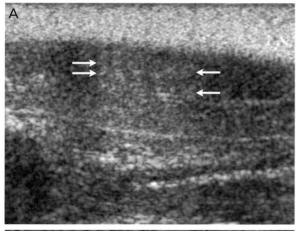

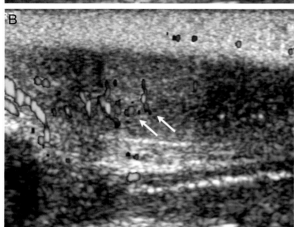

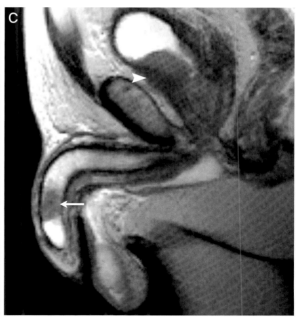

【그림 12-31】 67세 남성에서 방광 이행세포암으로부터 음경으로의 원격 전이　A. 음경초음파검사에서 음경해면체에 경계가 불분명한 고에코의 병변이 있다(화살표).　B. 출력도플러초음파검사에서 병변 내에 혈류가 증가된 소견이 보인다(화살표).　C. MR영상 T2 강조영상에서 음경해면체에 저신호강도의 종양이 보인다(화살표). 방광기저부에도 저신호강도의 종양이 있다(화살촉).

은 음경구조의 상실과 정상적인 균질한 음경조직의 에코 변형을 일으킨다. 종양이 음경해면체를 침범하면 해면체를 둘러싸는 얇은 선상 구조인 백색막을 파괴한다. 그리고 정상적으로 균질한 굴맥관체계는 비균질해진다. 종양이 요도를 침범하면 요도초음파촬영술이나 요도조영술에서 요도의 벽은 두꺼워지고 관내강은 좁아진다. 고형 종괴와 낭종은 요도주위선과 조직에서 발생하는데, 초음파검사는 이 병변들의 고형 성분과 낭 성분을 감별하는 데 우수하다. 요도초음파촬영술은 요도해면체의 병변과 요도 관내강의 관계를 평가하는 데 유용하다. 또한 요도초음파촬영술과 요도조영술은 요도게실 또는 요도주위선 낭종과 같은 낭성 병변이 요도와 교통하는지 확인하는 데 이용된다.

MR영상은 음경암의 범위 및 림프절을 평가하는 데 유용하다. 해면체와 요도 침범 여부를 확인하고 중요한 예후인자인 골반 및 서혜부 림프절을 평가해야 한다. 종양들은 T2 및 T1 강조영상에서 해면체와 비슷하거나 낮은 신호강도를 보이고, 조영증강을 하면 종양의 가장자리가 더욱 뚜렷해진다.

Ⅷ 발기장애

1. 발기의 생리

발기는 신경, 동맥, 정맥, 굴맥관체계 등의 협력적인 상호작용을 통해 일어나는 복합적인 현상이다. 이러한 구성요소들에서 어느 한 곳에 결함이 생기면 발기장애erectile dysfunction를 일으킬 수 있으며, 발기장애는 성행위를 위한 충분한 경직을 가진 발기의 발생 또는 유지의 장애로 정의할 수 있다. 영상의학방법(도플러초음파검사, 음경동맥조영술, 해면체조영술 등)은 발기장애를 가진 환자를 평가하는 데 중요하다.

정상 발기의 시작은 심리적 인자로 야기된 부교감신경의 흥분이 음경에 도달하면서 시작된다. 음경해면체의 세동맥arterioles과 굴맥관체계의 이완으로 해면체동맥을 통한 혈류유입이 증가하며, 동양체계의 충만으로 음경의 정맥폐쇄기전이 작동한다. 음경에서 나가는 도출정맥은 수동적으로 섬유질의 백색막에 압박되면서, 마침내 경직발기rigid erection가 발생하고 유지될 수 있다. 사정 후 팽대감소detumescence는 신경학적으로 자극된 음경해면체 내 잔기둥평활근육trabecular smooth muscle이 수축해서 일어난다.

발기장애는 발기에 관여하는 정서적, 신경학적, 동정맥 요소들의 장애가 원인이 되며, 때로는 여러 요소들의 장애가 작용한다. 젊은 성인에서는 교정 가능한 혈관이상이 발기장애 원인에서 높은 비율을 차지하기 때문에, 이 환자군에서 특정 원인을 규명하는 것은 아주 중요하다. 기질적 원인은 80~90% 정도 차지하며, 기질적 발기장애에서 순수 혈관성 원인(동맥부족arterial insufficiency 또는 정맥부전venous incompetence)은 50~70%를 차지한다. 순수한 동맥성발기부전은 전체 발기장애의 30%를 차지하며, 단독 정맥성 발기부전venogenic impotence은 15%를 차지한다. 발기부전은 동정맥의 복합적 원인으로 인해 종종 발생한다. 때로는 페로니병 같은 음경의 형태이상으로도 발기부전이 발생할 수 있다.

2. 음경도플러초음파검사

음경혈관의 도플러초음파검사는 음경 내 유입혈관과 유출혈관에 대한 혈역학적 이상을 구분하는 첫 번째 방법이며, 동맥성 또는 정맥성 발기부전은 각각 음경동맥조영술 또는 해면체측정술cavernosometry을 병행한 해면체조영술로 확진할 수 있다. 음경의 혈역학적 기능은 혈관작용제제인 파파베린papaverine, 펜톨라민phentolamine 또는 프로스타글란딘prostaglandin E1을 단독 또는 복합으로 주입해서 발기를 유도한 후 색도플러color Doppler 또는 출력도플러power Doppler 초음파검사의 스펙트럼 분석을 통해 비침습적으로 평가할 수 있다. 파파베린에 비해 프로스타글란딘 E1은 느린 시작과 긴 작용시간, 지속발기증의 가능성이 낮다는 장점이 있으며, 음경의 혈류증가에도 최소한 파파베린만큼의 효과가 있다.

도플러초음파검사는 환자가 앙와위에서 앞쪽 복벽에 음경이 해부학적 위치에 놓여 있을 때 배쪽접근법으로 종단면longitudinal plane과 시상옆면parasagittal plane에 5~10MHz의 고해상도 초음파탐촉자를 이용해 시행한다. 색도플러 또는 출력도플러 초음파검사는 음경혈관의 국소화를 향상시키며, 보다 신속하게 도플러파형을 얻을 수 있다. 출력도플러초음파검사는 색도플러초음파검사보다 해면체의 미세혈류를 시각화하는 데 더 우수하다.

음경도플러초음파검사는 다음과 같은 방법으로 시행한다. 먼저 이완상태에서 해면체동맥의 내부지름을 측정한다. 프로스타글란딘 E1 10~15ug을 해면체 내에 주사한 후 3~5분이 지나면 해면체동맥의 내부지름을 다시 측정하고 음경기저부에서 근위해면체동맥의 도플러스펙트럼을 얻는다(그림 12-32). 해면체 내 주사 후 최고수축기혈류속도에 도달하는 시간은 개인마다 다르기 때문에 여러 번 측정하는 것이 중요하다. 등쪽동맥과 깊은 등쪽정맥deep dorsal vein도 평가해야 한다. 환자에게 검사 후 4시간 이상의 지속적인 발기는 위험할 수 있다는 것을 주지시키고, 경직발기가 지속될 경우 병원으로 오도록 해야 한다.

3. 정상 음경도플러초음파검사

해면체동맥은 음경해면체 중심에서 약간 안쪽으로 위치하며, 내부 지름은 이완기에 0.3~0.5mm, 혈관

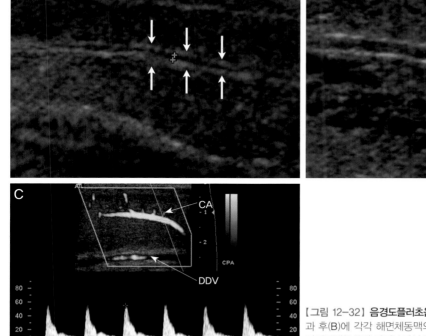
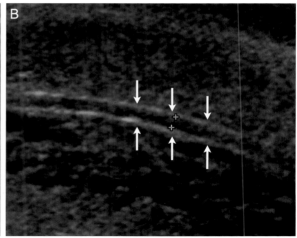

【그림 12-32】 **음경도플러초음파검사** A, B. 혈관작용제제 주사 전(A)과 후(B)에 각각 해면체동맥의 내부지름(화살표)을 측정한다. C. 해면체동맥(CA)의 기저부에서 도플러스펙트럼을 얻은 후 깊은 등쪽정맥(DDV)도 평가한다.

작용제제 주사 후 0.6~1.0mm이다.

음경이 발기하는 동안 정상적인 해면체동맥의 혈액흐름에 대해서는 잘 알려져 있다. 음경 이완기에는 최소한의 이완기혈류만 있는 단상혈류지만, 발기의 시작과 함께 수축기와 이완기혈류는 증가하게 된다. 해면체 내 압력이 상승하면서 중복맥박패임*dicrotic notch*이 나타나고 이완기혈류가 감소한다. 해면체 내 압력이 상승하면 이완말기혈류속도는 0으로 감소하며 이완기혈류의 역전이 일어난다. 그 다음에 경직발기와 함께 이완기혈류는 완전히 없어지게 된다(그림 12-33).

4. 음경도플러초음파검사의 지표

최고수축기혈류속도, 이완말기혈류속도, 저항지수*resistive index* 등의 지표들은 음경의 동맥혈류 정량화에 이용되고 있다. 이러한 지표들 가운데 최고수축기혈류속도가 가장 흔히 이용된다. 동맥기능부전과 정상을 구분하는 최고수축기혈류속도의 기준은 25~40cm/초로 범위가 넓다. 그러나 일반적으로 최고수축기혈류속도가 25cm/초보다 낮은 경우는 동맥부전증을 나타내며, 30cm/초 이상인 경우는 정상, 25~30cm/초 사이에 있는 경우는 판정하기 모호한 수치이다.

최고수축기혈류속도는 해면체동맥경로에서 표본추출*sampling* 위치에 따라 두드러진 차이를 보이지만, 음경다리*penile crus*의 뒤쪽으로 각을 이루는 근위해면체동맥이 해면체동맥 도플러초음파검사의 표준위치이다. 음경등쪽동맥의 도플러스펙트럼과 최고수축기혈류속도는 상당히 다양하며, 해면체동맥에서 측정되는 값과 일반적으로 다르다.

동맥 순응도*compliance*는 혈관의 확장능력을 반영

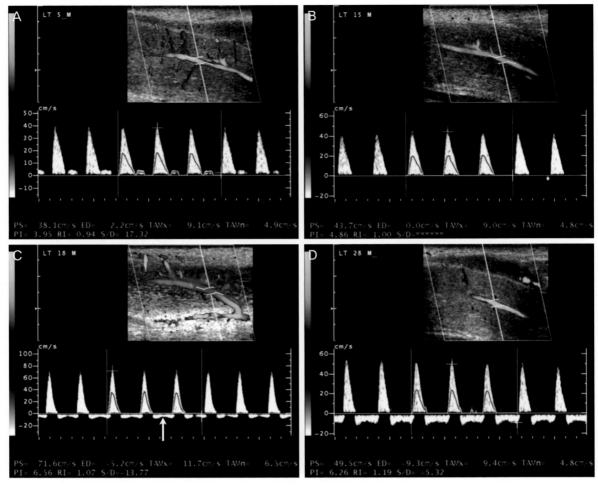

【그림 12-33】 정상 연속 음경도플러초음파검사 A. 혈관작용제제 주사 5분 후 도플러초음파검사에서 수축기혈류속도와 이완기혈류속도가 증가되어 있다. 최고수축기혈류속도(PSV)=38.1cm/초, 이완말기혈류속도(EDV)=2.2cm/초. B. 혈관작용제제 주사 15분 후 도플러초음파검사상 최고수축기혈류속도는 더욱 증가되어 있으나 이완말기혈류속도는 감소되어 있다. PSV=43.7cm/초, EDV=0cm/초. C. 혈관작용제제 주사 18분 후 도플러초음파검사에서 최고수축기혈류속도는 더 증가되어 있지만 이완말기혈류속도는 역전되어 있다(화살표). PSV=71.6cm/초, EDV=−5.2cm/초. D. 혈관작용제제 주사 28분 후 경직발기상태의 도플러초음파검사에서 최고수축기혈류속도는 감소되어 있고 이완말기혈류속도는 더욱 역전되어 있다. PSV=49.5cm/초, EDV=−9.3cm/초.

하는 중요한 지표이다. 해면체 내로 혈관작용제제를 주사한 후 분명한 박동과 함께 해면체동맥의 지름이 60~75% 증가하는 경우는 적당한 순응도라고 할 수 있다.

5. 동맥성발기부전과 정맥성발기부전

동맥질환을 나타내는 지표로는 혈관작용제제에 대한 정상 이하subnormal의 임상반응이 있으며, 해면체동

맥의 지름 증가가 60% 미만이고 해면체동맥의 최고수축기혈류속도가 30cm/초 미만인 경우가 기준이 된다(그림 12-34).

해면체동맥 간의 혈류속도 차이가 두드러진다면 (>10cm/초), 편측동맥질환을 의심할 수 있다. 동맥기능이 정상일 경우에 비정상 정맥유출을 시사하는 도플러초음파검사 소견에서는 해면체동맥의 이완말기혈류속도가 지속적으로 5cm/초 이상이고 깊은 등

CHAPTER 13

음낭 및 정낭

이현

음낭질환은 증상이나 임상 소견이 비슷해서 진단이 어려운 경우가 흔하다. 특히 젊은 남자에서 응급수술이 필요한 고환염전testicular torsion과 항생제로 치료하는 부고환염epididymitis 그리고 고환종양testicular tumor 환자의 10%에서 급성통증을 동반하는데, 영상진단을 이용한 감별진단이 고환기능을 유지하고 효과적인 치료를 하는 데 중요한 역할을 한다.

I 해부학

음낭은 중간격막midline septum으로 분리된 2개의 섬유근낭fibromuscular sac으로, 각각의 낭은 고환과 그 관련 구조물로 이루어져 있다(그림 13-1). 고환은 피부skin, 음낭근dartos muscle, 바깥정삭근막external spermatic fascia, 고환올림근cremasteric muscle과 고환올림근막cremasteric fascia, 속정삭근막internal spermatic fascia, 고환초막tunica vaginalis 등 6개의 층으로 둘러싸여 있다. 복막의 초상돌기processus vaginalis로부터 유래된 고환초막은 음낭벽을 싸고 있는 벽쪽층parietal layer과 고환과 부고환을 싸고 있는 고환쪽층visceral layer의 2개 층으로 이루어져 있고, 고환의 후측방에서 서로 만나며 그 사이에 정상적으로 몇 mL의 체액을 가지고 있다.

고환초막의 고환쪽층 내에 비탄성 섬유성 피막인 백색막tunica albuginea으로 싸인 고환은 난원형으로,

사춘기 이후에 길이 5cm, 너비 2~4cm, 앞뒤 3cm, 약 12.5~19g 정도의 무게를 가진다. 그리고 백색막에서 나오는 섬유성 조직으로 된 격막으로 인해 200~400개의 쐐기모양 엽lobe으로 나누어진다. 각 소엽에는 세정관seminiferous tubule이라고 하는 1~4개의 구불구불하고 가느다란 관이 있는데 여기에서 정자를 생산한다. 소엽과 세정관 사이에 있는 격막들은 고환의 후연posterior margin에서 한 지점으로 모여 고환종격mediastinum testis을 형성한다. 세정관에서 생성된 정자는 세정관의 수축을 통해 고환종격으로 이동하게 된다. 정자는 고환종격 내에 복잡하게 얽힌 그물망모양 세뇨관tubule의 문합anastomosis인 고환그물rete testis과 10~15개의 원심성 도관efferent duct을 통해 부고환으로 운반되어 잠시 그곳에 저장된다.

부고환은 각 고환의 위쪽과 뒤쪽 일부분을 둘러싸고 있는 길이 6~7cm의 세뇨관tubular 구조물로, 두부, 체부, 미부로 나뉘며 점차 하나의 도관이 되어 정관vas deferens으로 연결된다. 고환부속기appendix testis, 부고환부속기appendix epididymis, 변이정관vas aberrans, 부고환곁체paradidymis의 4가지 부속기appendage가 있다. 이 중 고환의 상극부와 부고환의 두부에 있는 작은 돌출부를 각각 고환부속기와 부고환부속기라고 하며 상대적으로 흔하다.

정삭spermatic cord은 서혜관inguinal canal을 통해 심서혜륜deep inguinal ring에서부터 고환까지 뻗어 있으며 내부에는 정관, 고환동맥testicular artery, 아랫배

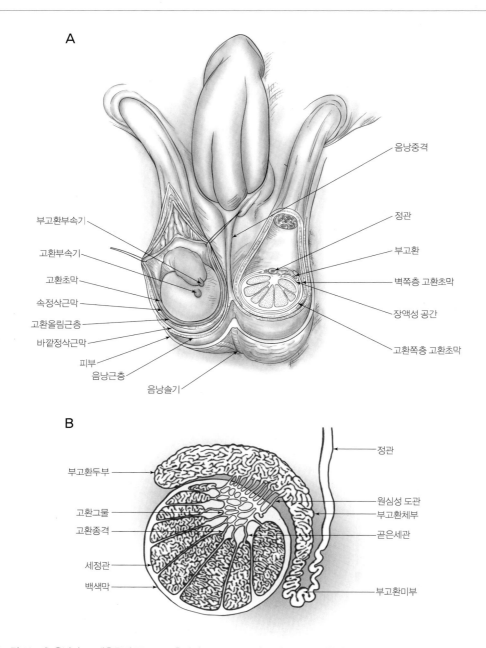

【그림 13-1】 **음낭과 그 내용물의 구조** A. 음낭의 주요 구조물과 모식도. B. 고환과 부고환의 주요 명칭 및 모식도.

벽동맥*inferior epigastric artery*의 분지인 고환올림근동맥*cremasteric artery*, 상방광동맥*superior vesical artery*의 분지인 정관동맥*artery to ductus deferens*, 덩굴정맥얼기*pampiniform plexus*, 음부대퇴신경*genitofemoral nerve*, 림프관*lymphatic vessel* 등이 있다. 고환동맥은 신장동맥 바로 아래 복부대동맥의 양쪽 전외측에

서 기시해 심서혜륜에서 정삭과 만나 음낭으로 내려오는데, 부고환으로 가는 분지를 먼저 내고 고환 백색막 바로 아래에 피막동맥*capsular artery*을 형성하며 각 소엽*lobule* 내의 구심성 동맥*centripetal artery*과 원심성 동맥*centrifugal artery*을 통해서 고환종격으로 혈류를 공급한다. 정맥혈은 덩굴정맥얼기를 통해 고환

정맥으로 합쳐지며 우측 고환정맥은 하대정맥으로, 좌측 고환정맥은 좌신장정맥으로 유출된다.

II 영상검사

초음파검사ultrasonography; US는 고환 내외의 병변, 낭성 또는 고형 종괴를 감별하는 데 우수해서 음낭질환을 진단하는 데 가장 흔히 사용된다. 적응증으로는 음낭 내 종괴의 감별, 고환종양의 진단과 감별, 염증질환, 심한 통증, 음낭수종hydrocele, 덩굴정맥류varicocele, 외상, 미하강고환undescended testis 등 대부분의 음낭질환이다.

초음파검사는 환자가 누운 상태에서 고해상도 선형탐촉자로 음낭피부 두께, 고환 크기, 고환과 부고환의 에코 등을 적어도 두 평면에서 반대쪽과 비교해서 시행하며 색도플러color Doppler나 펄스도플러pulsed Doppler 초음파검사 또는 발살바조작Valsalva maneuver, 곧게 선 자세upright positioning 등으로 진단에 도움을 얻을 수 있다.

정상 음낭벽 두께는 고환올림근 수축 상태에 따라 약 2~8mm 정도이다. 초음파검사에서 고환은 중등도의 에코를 가지는 균질한 구조물로, 고환종격은 상하 방향 선상의 고에코로, 고환종격의 주된 구조물인 고환그물은 잘 보이지 않지만 저에코 또는 작은 낭종으로 보이기도 한다(그림 13-2). 그러나 백색막은 초음파검사에서 잘 구분되지 않는다. 부고환은 두부, 체부, 미부가 고환 주위에서 고환과 비슷한 에코를 보이지만 두부가 다른 부위보다 약간 높다. 시상면영상의 초음파검사에서 부고환이 잘 보이며 두부는 피라미드형태로 5~12mm, 체부는 2~4mm, 미부는 곡선형태로 2~5mm의 지름을 보인다. 고환부속기와 부고환부속기는 음낭수종이 없을 경우 초음파검사에서 잘 보이지 않는다. 고환의 관류는 색도플러·출력도플러power Doppler·분음도플러spectral Doppler 초음파검사 등으로 검사하며, 정상 고환내동맥은 혈류저항이 낮은 파형low resistance flow spectrum으로 평균저항지수resistive index는 0.62(0.48~0.75) 정도를 보인다.

자기공명영상magnetic resonance imaging; MRI은 초음파검사 결과가 모호하거나 임상 소견과 일치하지 않을 경우, 낭종, 체액, 고형 종괴, 지방, 섬유화 등을 포함한 고환 내외의 다양한 병변과 조직의 특징을 파악할 수 있다. 특히 고환종괴의 위치가 불확실하거

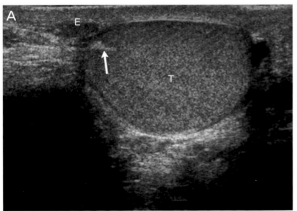
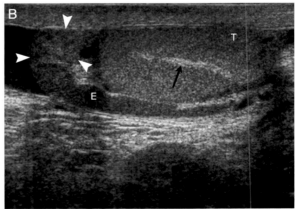

【그림 13-2】 **정상 음낭의 초음파영상** A. 정상 음낭 횡단면 초음파영상으로, 고환은 중등도의 에코를 가지는 균질한 구조물로 고환종격(화살표)의 일부가 고에코로 보인다. B. 시상면영상에서 고환종격(화살표)은 상하 방향 선상의 고에코로, 부고환은 고환과 비슷한 에코를 보이지만 두부(화살촉)가 다른 부위보다 약간 높은 에코를 보인다(T: 고환, E: 부고환).

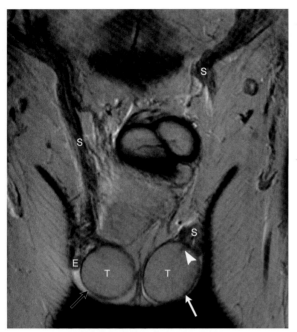

【그림 13-3】 **정상 음낭의 T2 강조 MR영상** 관상면영상에서 균질한 고신호강도를 보이는 고환과 선상의 저신호강도를 보이는 백색막(화살표)이 주위조직과 쉽게 구별된다(T: 고환, E: 부고환, S: 정삭, 화살촉: 고환종격).

나 초음파검사로 고형 종괴와 염증성, 혈관성 이상과의 구별이 어려울 때 유용하다. 조영증강 MR영상은 양성 낭성 병변과 낭성 종양과의 감별, 고환관류 정도 평가, 복강내abdominal cavity 미하강고환의 위치 결정 등에 사용된다.

고환은 MR영상에서 균질한 신호강도를 보이는데, T2 강조영상에서 골격근과 비교해 낮은 신호강도를 보이는 고형 병변과 구별되는 높은 신호강도를 보인다(그림 13-3). 지방, 메트헤모글로빈methemoglobin을 포함한 조직은 T1 강조영상에서 높은 신호강도를 보이기 때문에 구별하기 쉽다.

초음파검사와는 달리 백색막은 T1, T2 강조영상에서 선상의 낮은 신호강도를 보여 주위조직과 쉽게 구별되며, 부고환은 T1 강조영상에서 고환과 비슷한 중간 신호강도를 보이고, T2 강조영상에서는 낮은 신호강도를 보인다.

정삭은 음낭근과 여러 근막으로 둘러싸여 있는데,

T2 강조영상에서 저신호강도로 보이고 그 내용물은 신호가 없는 관상구조물로 보이지만 각각의 구조물을 구별하기는 어렵다.

그 밖에 CT, 방사성동위원소radioisotope를 이용한 섬광조영술scintigraphy, 혈관조영술angiography 등은 고환에 대한 방사선 노출의 위험과 낮은 공간해상도 spatial resolution 때문에 음낭질환 진단에 많이 이용되지 않는다. CT는 고환암의 병기결정이나 복강 내 미하강고환의 위치 결정 등에 흔히 이용되며, 섬광조영술은 급성음낭증acute scrotum에 흔히 사용되었지만 색도플러초음파검사가 보편화되면서 사용 빈도가 감소하고 있다. 덩굴정맥류의 진단과 치료, 촉지되지 않는 고환 발견에는 고환정맥조영술testicular venography이 드물게 사용된다.

Ⅲ 양성 질환

1. 음낭수종

태생 7주경부터 고환은 배안에서 만들어지는데, 점점 시간이 지나면서 음낭으로 내려오며 출생 직전에 완전히 음낭에 내려오게 된다. 이때 복강의 일부가 함께 고환 쪽으로 내려오는데 이것을 초상돌기라고 한다. 고환이 음낭에 정착한 뒤 완전히 폐쇄되어 복강과의 연결이 없어지고 고환 옆에 주머니모양의 공간만 남는데, 이것을 고환초막이라고 한다. 음낭수종이란 이 고환초막의 벽쪽층과 고환쪽층 사이에 비정상적으로 액체가 차 있거나 초막돌기가 완전히 폐쇄되지 못하고 남아 있을 경우에 복강과 연결되어 복막속에 액체가 고이는 것을 말한다(그림 13-4).

음낭수종은 무통성 음낭종창scrotal swelling의 가장 흔한 원인으로, 선천적으로 발생할 수 있고 외상, 감염, 고환염전, 종양 등으로 인해 후천성 또는 특발성으로 발생할 수도 있다. 선천음낭수종은 출생 당시 6% 정도 보이지만 생후 18개월에 대부분 사라지며

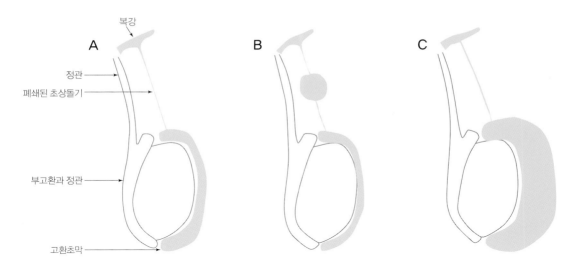

【그림 13-4】 음낭수종의 모식도 A. 정상. B. 정삭에 고인 액체와 폐쇄된 초상돌기를 보이는 정삭의 수종. C. 고환주위에 고인 과잉의 액체와 폐쇄된 초상돌기를 보이는 음낭수종.

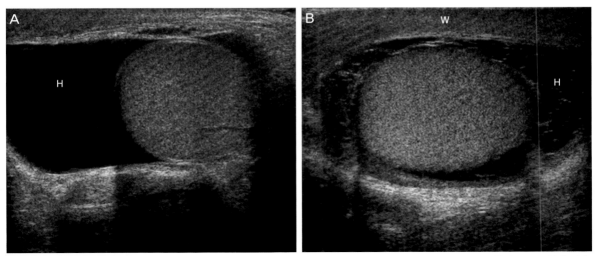

【그림 13-5】 음낭수종의 초음파영상 A. 음낭수종(H)은 고환을 둘러싸고 있는 무에코 액체저류로 보인다. B. 부고환염 등으로 인해 격막, 소낭 등을 가진 보다 복잡하고 비균질한 낭성 병변으로 보이는 음낭수종(H)과 두꺼워진 음낭벽(W)이 보인다.

성인에서는 1% 이하에서 발생한다.

   초음파검사에서 음낭수종은 고환의 전외측면을 둘러싸는 무에코 액체저류*fluid collection*로 보이며, 단백질이나 콜레스테롤 함량이 많을수록 저수준에코*low-level echo*를 보인다. 외상, 종양, 수술, 염전 등으로 인해 혈액음낭종*hematocele*과 부고환염, 고환염*orchitis*으로 인해 고름낭종*pyocele*이 드물게 생길 수 있

다. 초음파검사에서 격막, 소낭 등을 가진 보다 복잡하고 비균질한 낭성 병변으로 보이며 만성기에는 피부가 두꺼워지고 석회화를 동반할 수 있다(그림 13-5).

2. 정액류와 부고환낭종

고환외낭종이 고환내낭종보다 훨씬 많은데 증상이 없는 개인의 20~40%까지 보고되고 있으며 정삭, 부

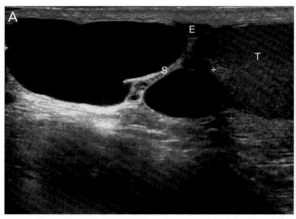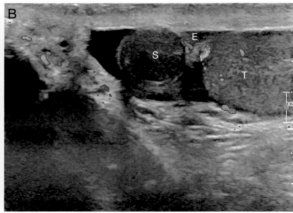

【그림 13-6】 **정액류의 초음파영상** A. 고환 시상면 초음파영상에서 후방음향증강을 보이고 격막을 가진 경계가 좋은 무에코 병변이 있다. B. 부고환두부에 저수준에코를 가진 낭성 병변이 보인다. 정액류는 영상만으로는 부고환낭종과 구별하기 어렵다(S: 정액류 E: 부고환, T: 고환).

고환, 고환초막, 백색막 등에서 보일 수 있다. 이 가운데 가장 흔한 형태가 부고환의 두부에서 원심성 도관이 늘어나거나 막혀서 낭성 확장을 보이는 정액류*spermatocele*이다. 주로 단방성으로 내부에 정자, 림프구, 조직파편*cellular debris* 등을 함유한 체액으로 채워져 있으며 정관절제술*vasectomy*과 관련이 있다. 부고환낭종*epididymal cyst*은 순수한 장액으로 차 있으며 부고환 전체에 걸쳐 생길 수 있다.

정액류와 부고환낭종 모두 초음파검사에서 후방음향증강*posterior acoustic enhancement*을 보이고 경계가 좋은 1~2cm 크기의 무에코 병변으로 보이기 때문에 구별하기가 어렵다(그림 13-6).

3. 미하강고환

음낭에서 고환이 촉지되지 않는 경우에는 견축성고환*retractile testis*(이동성고환*migratory testis*)이 70%로 가장 흔하고 미하강고환이 30%, 무발생*agenesis*이 3~5%, 이소성고환*testicular ectopia*이 1% 정도를 차지한다. 태생기에 원시복강*primitive abdominal cavity*의 등쪽에서 만들어진 고환이 음낭으로 자라 내려오는 과정에서 멈춘 상태를 미하강고환이라 하는데, 신생아 중 미숙아에서 30%, 만삭아에서 3.5%의 빈도를 보이며 출생 후 12개월에는 1%까지 감소한다. 약 10%에서는 양측성으로 발생할 수도 있다.

미하강고환은 하강과정 중 어디에나 생길 수 있지만 위치에 따라 서혜관(72%), 음낭상부*prescrotal*(20%), 복강 내(8%)의 세 종류로 나뉜다. 주된 합병증으로는 악성 변성, 불임, 염전, 서혜부탈장*inguinal hernia* 등이 있으며 정낭낭종*seminal vesicle cyst*, 부고환·정관·정낭의 무발생, 요관의 비정상적 종료*anomalous termination* 등 볼프관*wolffian duct*과 연관된 선천이상이 동반될 수 있다. 최근에 정상 고환에 비해 고환암, 특히 정상피종*seminoma*이 2.5~8배까지 잘 발생하는 것으로 보고되고 있다. 1~10세에 고환고정술*orchiopexy*을 시행하면 악성 변성의 위험을 낮출 수는 없어도 추적관찰을 쉽게 할 수 있다.

초음파검사는 고환이 음낭상부나 서혜관 근처에 위치할 때 90% 이상 정확히 진단할 수 있지만 복강 내에 있을 때는 CT나 MR영상에 비해 정확도가 떨어진다. 미하강고환은 균질한 저에코의 난형구조물로 정상 고환에 비해 크기가 작다(그림 13-7 A). 가끔 태생기에 고환이 내려올 때 고환의 아래쪽에서 고환을 유도하는 구조물을 고환길잡이*gubernaculum testis*라 하는데, 이 구조물에서 구형으로 끝나는 부분(고환길잡이 끝부분*pars infravaginalis gubernaculi*)과 위축된 고환을 구별하기는 어렵다. 이때 고환종격의 선상 고에코를

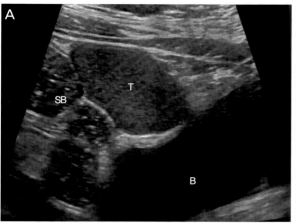
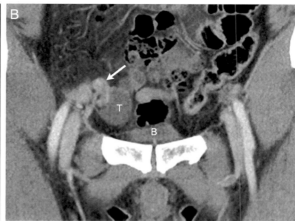

【그림 13-7】 **미하강고환의 영상 소견** A. 골반강 시상면 초음파검사에서 방광(B)과 소장(SB) 사이에 균질한 저에코의 난형구조물인 미하강고환(T)이 보인다. B. 관상면 조영증강 골반 CT에서 조영증강이 잘 되지 않는 복강 내 미하강고환(T)의 소견이 있고 잇닿아서 조영증강되는 쉼표모양의 정삭이 보인다(화살표).

확인하는 것이 진단에 도움이 된다.

CT는 다른 영상진단법에 비해 공간해상도는 낮지만 복강 내 고환을 찾는 데 가장 좋은 기법으로 알려져 있다. 미하강고환은 CT에서 태생기 때 고환이 내려오는 길에 난형구조물로 보이며 조영증강은 거의 되지 않는다(그림 13-7 B).

MR영상은 정상 고환과 비슷한 신호강도, 즉 T2 강조영상에서 아주 밝고 T1 강조영상에서 낮거나 중간의 신호강도를 보이며 부고환, 고환종격, 백색막 등

의 구조물을 확인할 수 있으므로 서혜부림프절, 퇴화된 고환*regressed testis*, 고환길잡이 끝부분 등과 비교적 쉽게 구별할 수 있다.

정맥조영술은 현재 거의 사용되지 않지만, 덩굴정맥얼기, 고환실질, 정삭정맥의 종말*blind ending*을 보면 고환의 위치나 유무를 알 수 있다.

4. 고환미세결석증
세정관 내에 생긴 석회화를 의미하는 고환미세결석

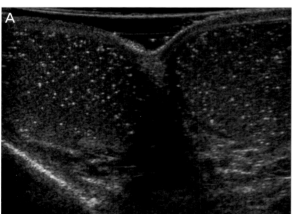
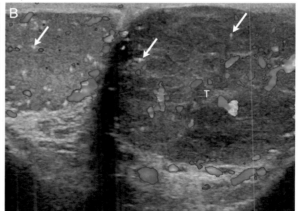

【그림 13-8】 **고환미세결석증의 초음파검사 소견** A. 음낭초음파검사에서 음향음영은 보이지 않는 1~3mm 크기의 많은 고에코 석회화가 양쪽 고환에 산재해 있다. B. 왼쪽 고환 대부분을 채우고 있는 커다란 저에코의 종양(T)이 보이는데 정상피종으로 확인되었다. 또한 양쪽 고환, 특히 오른쪽 고환에 많은 후방음향음영이 없는 고에코 석회화가 보인다(화살표).

증testicular microlithiasis은 일반적으로 적어도 한 영상에서 양쪽 또는 한쪽 고환에서 5개 이상의 소결석이 보이는 경우로 정의하고 있다.

전체 남성 중 1% 미만에서 발생하는 드문 병변으로 초음파검사에서 우연히 발견되는데, 1~3mm 크기의 많은 고에코 석회화의 형태로 보이지만 음향음영acoustic shadowing은 보이지 않는다(그림 13-8).

주로 양측성, 임의분포를 보이며 잠복고환증cryptorchidism, 불임, 클라인펠터증후군Klinefelter's syndrome, 폐포미세결석증pulmonary alveolar microlithiasis, 남성 거짓남녀중간몸증male pseudohermaphroditism, 후천면역결핍증후군acquired immunodeficiency syndrome; AIDS, 고환암 등과 연관성이 있는 것으로 알려져 있다. 특히 고환암과의 연관성은 18~75% 정도로 다양하게 보고되고 있지만 전암성 병변이나 원인인자인지는 명확하지 않다. 고환암의 고위험인자인 고환암 병력, 고환암 가족력, 잠복고환증, 고환고정술, 고환위축 등의 경우에는 초음파검사 등의 추적관찰을, 그 외에는 정기적 자가검진을 권하고 있다. MR영상에서는 잘 보이지 않지만 저신호강도로 보일 수 있다.

Ⅳ 고환종양

음낭종양 중에서 고환 내에서 생긴 종양의 대부분은 악성 종양이며 고환 밖에서 생긴 것은 대부분이 양성 종양이다. 고환암은 남성의 전체 암 중에서 1~1.5%를 차지하며 15~34세에 가장 흔한 악성 종양이다. 예후가 좋기 때문에 음낭 내에 국한되어 있을 경우 5년 생존율이 96.6%에 이른다.

고환종양의 95%는 생식세포 기원이고 나머지는 성삭기질종양sex cord-stromal tumor과 림프종lymphoma, 백혈병leukemia, 전이암 등으로 구성되어 있다. 생식세포종양germ cell tumor의 조직학적 유형은 크게 세뇨관 내 생식세포종양germ cell neoplasia in situ 기원 여부에 따라 나뉘며, 정상피종(35~50%)과 비정상피종성 종양[배아암종embryonal carcinoma(20%), 기형종teratoma(5%), 기형암teratocarcinoma(25%), 융모막암choriocarcinoma(1%)], 정모세포종양spermatocytic tumor 등이 있다(표 13-1). 양성 고환종양은 전체 고환종양의 3~4%를 차지하며 대부분이 비생식세포종양으로, 라이디히세포종양leydig cell tumor, 세르톨리세포종양ser-

[표 13-1] 고환종양의 조직학적 분류(WHO, 2016)

생식세포종양
세뇨관 내 생식세포종양기원 생식세포종양
　비침습성 생식세포종양
　　세뇨관 내 생식세포종양
　1개의 조직학적 형태를 보이는 종양
　　정상피종
　　비정상피종성 종양
　　　배아암종
　　　난황낭종양
　　　융모막암
　　　기형종, 사춘기후 형태
　2개 이상의 조직학적 형태를 보이는 비정상피종성 종양
　　혼합종자세포종양
　원인불명의 생식세포종양
　　퇴행한 생식세포종양
세뇨관 내 생식세포종양과 연관성이 없는 생식세포종양
　정모세포종양spermatocytic tumor
　기형종, 사춘기전 형태
성삭기질종양
　라이디히세포종양
　세르톨리세포종양
　과립막세포종양
　섬유종-난포막종
성삭, 간질세포와 생식세포에서 생긴 종양
　성선모세포종
고환의 다양한 종양
　난소상피 형태 종양
　소아황색육아종
　혈관종
조혈세포-림프양 종양
　림프종
　형질세포종

며 배아암종이 가장 흔한 아형으로 각 아형에 따라 종양표지자 또한 다르게 나타난다. 영상 소견은 각 구성 종양비율에 따라 다양하나 대체로 출혈, 괴사, 석회화 등으로 인해 비균질한 종괴로 보인다(그림 13-12).

2. 성삭기질종양

비생식세포종양의 대부분은 성삭기질*sex cord intersti-tium*(그림 13-13)에서 생긴 종양으로, 고환종양의 4% 정도를 차지하며 종양 크기는 작고 우연히 발견된다. 비생식세포종양의 90% 이상이 양성 종양이지만 감별하기가 어렵기 때문에 수술을 시행한다.

라이디히세포종양은 성삭기질종양에서 가장 흔한 형태로 모든 연령대에 생길 수 있다. 환자의 30%에서 종양에서 생성된 성호르몬의 작용으로 성조숙증 *sexual precocity*, 여성형유방증, 성욕감퇴 등이 나타나

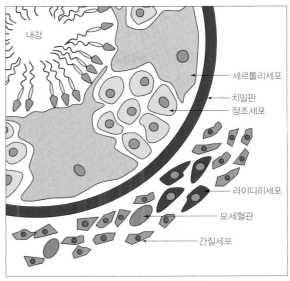

【그림 13-13】 **세정관 모식도**

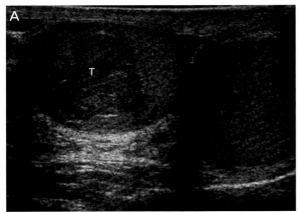

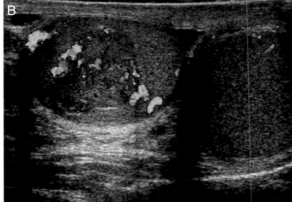

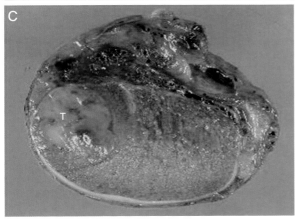

【그림 13-14】 **40세 남성에서 발생한 라이디히세포종양** A, B. 우측 고환에 비균질하고 경계가 좋은 저에코의 종괴(T)가 현저한 과혈성을 보인다. C. 육안병리 소견상 경계가 좋은 결절 종괴(T)가 잘 보인다.

며 다양한 초음파검사 소견을 보여 다른 생식세포종양과 감별이 어렵다(그림 13-14). 세르톨리세포종양은 편측성의 경계가 좋은 둥근 종괴로, 드물지만 여성형유방증이 생길 수 있다. 그 밖에 드문 형태의 성삭기질종양으로 과립막세포종양granulosa cell tumor, 성선모세포종 등이 있다.

3. 림프종

림프종은 고환을 침범하는 이차종양 중 가장 흔한 것으로 고환종양의 5%를 차지하며 대부분 비호지킨림프종non-Hodgkin lymphoma B세포종양이다. 50세 이상에서는 고환종양의 25%를, 60세 이상에서는 고환종양의 50%를 차지한다. 림프종이 있는 환자는 고환이 커지지만 전신증상은 흔치 않다. 다른 고환종양에 비해 반대편 비동시성 종양의 발생 빈도가 높고 정삭이나 부고환 침윤도 정상피종에서보다 흔하다.

초음파검사에서 균질한 저에코 고환, 다양한 크기의 다병소성 저에코 병변으로 보이며 색도플러초음파검사에서 크기에 관계없이 증가된 혈류를 보인다(그림 13-15). T1, T2 MR영상에서는 모두 저신호강도를 보인다.

V 부고환종양과 정삭종양

고환 내 종괴와 달리 대부분의 고환 외 종괴는 양성종양으로 모든 나이에 생길 수 있지만, 고환종양의 약 10%로 드물고 일반적으로 증상이 없다.

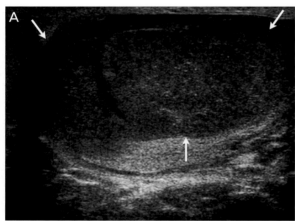
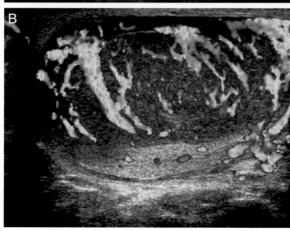
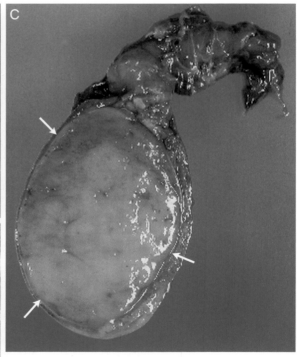

【그림 13-15】 **48세 남성에서 발생한 림프종의 영상 소견** A. 횡단면 초음파영상에서 비교적 경계가 잘 그려지는 저에코의 종괴가 있다(화살표). B. 색도플러초음파영상에서 이 종괴는 매우 심한 과혈관성의 소견을 보인다. C. 육안병리 소견상 균질한 종괴가 고환을 채우고 있음을 알 수 있다(화살표).

가장 흔한 부고환의 종양은 선종모양 종양*adeno-matoid tumor*으로 고환 외 종양의 약 1/3을 차지하는 양성 종양이며, 그 밖에 지방종*lipoma*, 평활근종*leio-myoma*, 유두낭선종*papillary cystadenoma* 등이 있다. 특히 유두낭선종은 폰히펠–린다우병*von hippel-lindau disease*과 관련이 있으며, 폰히펠–린다우병 환자의 60% 정도는 유두낭선종을 가지고 있고 양측유두낭선종이 40%까지 보고되고 있다.

초음파검사에서 선종모양종양은 경계가 좋은 고에코 종괴가 부고환의 두부보다는 미부에서 흔히 보이는데, 정자육아종*sperm granuloma*이나 생식세포종양과 감별하기 어렵다. 유두낭선종은 부고환과 같은 에코의 고형 종괴, 낭성 종괴 등 비특이적이고 다양한 모양을 보인다.

고환 외 종양 중 가장 흔한 종양은 정삭에서 주로 생기는 지방종이며, 평활근종, 유피낭종*dermoid cyst*, 림프관종*lymphangioma*, 부신잔류종양 등의 양성 종양이 드물게 정삭에서 생긴다. 지방종은 초음파검사에서 주로 고에코로 보이지만 저에코까지 다양한 에코를 보일 수 있기 때문에 MR영상이 진단에 도움이 된다.

지방종 다음으로 흔한 종양은 육종*sarcoma*으로 횡문근육종*rhabdomyosarcoma*, 지방육종*liposarcoma*, 평활근육종, 악성섬유조직구종*malignant fibrous histio-cytoma* 등이 있다. 횡문근육종은 악성 고환주위종양의 약 40%를 차지하고 소아에서 주로 생기는 종양이며, 무통으로 크기가 다양하고 진단 당시 40% 정도까지 전이를 보인다. 고환초막에서 발생하는 중피종*mesothelioma*이 음낭벽에서 생길 수 있고 악성의 빈도가 높다.

정삭종양은 대부분 초음파검사에서 비특이적 소견을 보이고 영상범위가 좁기 때문에 감별진단이나 종괴의 성상, 파급 등을 확인하는 데는 MR영상이 유용하다.

VI 급성질환

1. 고환염전

정삭의 장축을 중심으로 고환이 꼬이는 것을 고환염전이라 하며, 일단 염전이 되면 정맥혈과 동맥혈이 순차적으로 폐쇄되고 고환의 허혈이 생기게 된다. 따라서 진단이 지체되면 고환의 비가역적 손상을 일으키므로 응급수술이 필요한 질환이다. 염전의 형태에 따라 초막내*intravaginal*와 초막외*extravaginal* 염전*torsion*으로 나누는데, 초막외염전은 신생아에서 생기는 드문 형태이며, 대부분은 초막내염전이다. 정상적으로 초막이 고환 뒤쪽에 고정되지 않고 고환을 싸고 있는 종의 추모양 변형*bell-clapper deformity*인 경우 초막내염전이 양측성으로 잘 일어난다.

고환염전의 약 2/3는 12~18세의 사춘기에 생기며 음낭 부위의 종창을 동반한 급성통증의 형태로 나타난다. 오심, 구토, 미열이 있지만 요로감염증상을 보이지는 않는다. 부고환염과 달리 고환을 들어올렸을 때 통증이 줄어들지 않고(음성 Prehn's sign) 고환이 서혜부로 올라가 있으며 옆으로 누운 특징적 소견을 볼 수 있다.

고환염전은 수술로 치료하며 증상의 발현 시간부터 수술까지의 시간, 즉 허혈의 시간과 염전의 정도에 따라 고환의 회생 가능성이 좌우된다. 6시간 이내에 수술하면 거의 100% 고환의 기능을 회복할 수 있지만 24시간이 지나면 대부분 고환의 기능을 상실한다.

초음파검사 소견은 비특이적이지만 증상 발현 4~6시간 내에는 고환이 약간 커지고 에코가 정상이거나 약간 감소하며, 24시간이 경과하면 출혈, 경색 등으로 인해 비균질한 에코를 보이는데 이 경우를 계류염전*missed torsion*이라 한다. 부고환은 커지고 에코가 감소하며 음낭의 피부가 두꺼워지고 반응성 음낭수종*reactive hydrocele*을 동반할 수 있다.

색도플러초음파검사에서는 특징적으로 고환 내 관류가 감소하거나 없어지기 때문에 다른 질환과 감별하기가 쉽지만 반응성 충혈*reactive hyperemia*, 염전 초기나 불완전염전, 염전정복*detorsion*이 있어도 관류가 증가될 수 있으므로 주의해야 한다. 색도플러초음파검사를 이용한 고환염전 진단의 민감도는 86%, 특이도는 100%, 정확도는 97%에 이르는 것으로 보고되고 있다(그림 13-16).

MR영상은 급성염전의 진단에는 거의 사용되지 않지만 다른 질환과의 감별이 어려운 만성염전에서 유용하다. 특히 아급성염전이 발생했을 경우에 고환은 정상이거나 커져 있으며 T2 강조영상에서 비균질성 저신호강도를 보인다. 특징적으로 꼬인 정삭은 다수의 곡선형 저신호를 보이고(소용돌이징후*whirl-pool sign*) 염전매듭*torsion knot*은 신호가 없는 부위로 보인다.

2. 부속기염전

고환과 부고환 주위에는 고환부속기, 부고환부속기, 변이정관, 부고환결체의 4가지 부속기가 있는데, 부검상 정상인에서 고환부속기는 92%, 부고환부속기는 34%에서 염전이 존재한다고 보고되고 있다.

이러한 부속기염전*appendiceal torsion*은 급성음낭증을 초래하는 경우가 많고 전체 급성음낭증 환자의 약 5%를 차지한다. 특히 7~14세의 소아가 급성음낭증 환자의 20~40% 정도를 차지하며 고환염전과 비슷한 발생 빈도를 보인다. 이 중 91~95%는 고환부속기의 염전 때문에 발생한다.

초기에는 대개 고환 상부 음낭피부 아래에서 3~5mm 통증성 종물로 만져지거나 청색점징후*blue dot sign*를 볼 수 있지만 부종이 진행되면 고환염전과 구별되지 않는 경우도 있기 때문에 수술적 확인이 필요

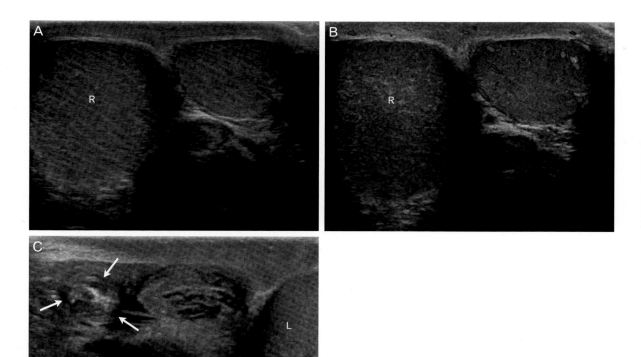

【그림 13-16】 15세 남성에서 발생한 고환염전의 초음파검사 소견 A. 횡단면 초음파영상에서 우측 고환(R)은 좌측 고환에 비해 에코는 정상이나 상당히 커져 있다. B. 횡단면 색도플러초음파영상에서 좌측 고환은 정상적인 혈류를 보이지만 우측 고환(R)은 혈류가 보이지 않는다. C. 음낭 상부의 횡단면 초음파영상에서 우측 정삭의 소용돌이징후와 염전매듭을 볼 수 있다(화살표, L: 좌측고환).

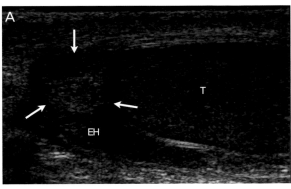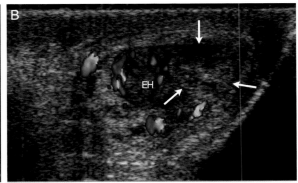

【그림 13-17】 11세 남아에서 발생한 고환부속기염전의 초음파검사 소견　A. 시상면 초음파영상에서 고환 상부(T)와 부고환 두부(EH) 사이에 위치하는 비균질한 결절(화살표)이 있다.　B. 경사횡단면 색도플러초음파영상에서 혈류가 보이지 않는 비균질한 고에코 결절(화살표)이 보이나 부고환 두부(EH)에는 정상적인 혈류가 보인다.

하다. 그러나 고환염전에 비해 음낭종창, 고열, 백혈구증가증leukocytosis 등은 드물고 부속기가 위축되면서 5~7일 후에는 자연적으로 증상이 호전된다.

초음파검사에서 꼬인 부속기는 고환과 부고환 옆에서 중심부에 저에코 부분을 가진 고에코 종괴로 보이고, 고환염전처럼 음낭의 피부가 두꺼워지며 반응성 음낭수종을 잘 동반한다. 색도플러초음파검사에서는 꼬인 부속기 주위로 혈류의 증가를 볼 수 있고 고환과 부고환의 정상적인 혈류분포를 확인할 수 있으므로 고환염이나 고환염전 등과 감별하는 데 유용하다(그림 13-17).

3. 부고환염과 고환염
성인 남성에서 갑작스런 음낭통증, 종창 등의 증상을 보이는 급성음낭증의 가장 흔한 원인이 부고환염과 고환염이다. 젊은 남성은 대부분 임균Neisseria gonorrhea, 클라미디아트라코마티스Chlamydia trachomatis 등으로 인한 성매개질환Sexually transmitted disease에, 소아나 노인은 대장균Escherichia coli, 프로테우스균Proteus mirabilis 등으로 인한 방광으로부터의 역행성 감염 때문에 발생한다. 즉 요도나 전립선에 있는 병원균이 소변에 포함되어 배출될 때 요류압으로 인해 사정관, 정관을 거쳐 부고환에 도달하는 것으로 보

고 있다. 드물게 사르코이드증sarcoidosis, 브루셀라증brucellosis, 결핵tuberculosis, 볼거리mumps 그리고 아미오다론하이드로클로라이드amiodarone hydrochloride 같은 약으로 인해 생기기도 한다.

음낭 부위 급성통증과 종창, 고열의 증상을 보이며 배뇨통dysuria, 고름뇨pyuria 등 요도염이나 전립선염의 증상을 동반하는 경우가 흔하다. 임상적으로 고환염전과의 감별이 어려운 경우가 많은데, 특히 35세 이전에는 고환염전과 부고환염이 모두 흔하므로 감별이 중요하다. 사춘기 이전에는 부고환염이 드물고, 35세 이후에는 고환염전은 드물고 부고환염이 흔하다. 고환염전은 초기에 음낭을 치골결합symphysis pubis 위쪽으로 들면 통증이 더욱 심해지고, 부고환염인 경우에는 통증이 감소한다(Prehn's sign).

초음파검사에서는 급성기에 미부에서부터 역행성으로 진행하는 부고환의 심한 팽대와 고환보다 낮은 에코를 주로 보이며 출혈로 인한 고에코를 보이기도 한다. 음낭의 피부가 두꺼워지고 반응성 음낭수종, 고름낭종 등이 잘 동반된다. 부고환염 환자의 20~40%에서는 고환염이 동반되는데 고환은 커지고 비균질한 에코, 국소성 또는 미만성 저에코를 보이는 것이 특징이다. 고환염이 있을 때 보이는 비균질한 에코는 백혈병, 림프종 등에서도 볼 수 있기 때문에 추적관찰

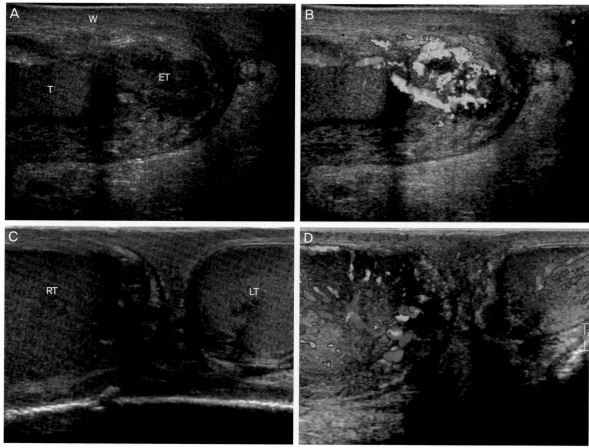

【그림 13-18】 **부고환염과 고환염의 초음파영상** A. B. 급성부고환염의 시상면 초음파영상(A)에서 고환(T)보다 낮은 에코를 보이는 부고환 미부(ET)가 현저히 커져 있으며 음낭벽(W)이 두꺼워져 있고 에코도 증가되어 있다. 또 시상면 색도플러초음파영상(B)에서 부고환 미부의 혈류가 매우 증가되어 있어 부고환염이 있음을 알 수 있다. C. D. 급성고환염의 횡단면 초음파영상(C)에서 좌측 고환(LT)보다 우측 고환(RT)이 커져 있고 저에코를 보이며 색도플러초음파영상(D)에서 혈류가 매우 증가되어 있다.

이 필요하다. 색도플러초음파검사에서는 침범 부위의 심한 혈류 증가를 보이기 때문에 고환혈류가 감소되는 고환염전과의 감별에 유용하다(그림 13-18).

MR영상에서 급성부고환염은 부고환이 커지며 T2 강조영상에서 비균질한 고신호강도를 보이고 조영증강 T1 강조영상에서 강한 조영증강을 보인다. 정삭이 커지고 고혈관성 때문에 충혈된 혈관들이 보이는 것이 고환염전과 구별되는 소견이다.

핵의학검사에서는 정삭혈관을 통한 혈류 증가로 인해 부고환 부위에 선형 또는 곡선형의 증가된 활성도를 보인다.

만성부고환염은 음낭 부위 통증 또는 무통증의 결절형태로 나타나며 결핵, 진균, 기생충감염 등과 같은 만성육아종성 반응과 주로 연관되어 있다. 초음파검사 소견은 비특이적이며, 부고환이 커지고 에코가 증가하거나 감소하고 석회화를 동반할 수 있다.

4. 음낭외상

음낭은 표재성 장기이므로 직접적인 가격, 운동, 교통사고, 걸침손상straddle injury 등으로 외상이 흔히 생기는데 타박상, 혈종hematoma, 골절, 파열 등을 야기할 수 있다. 특히 고환파열이나 음낭혈종이 커지는

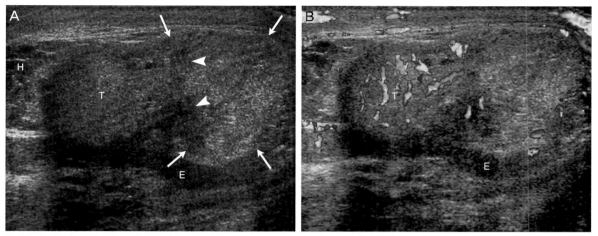

【그림 13-19】 둔상에 의한 고환파열을 보여주는 초음파영상 A. 시상면 초음파영상에서 혈종으로 생각되는 비균질한 고에코 종괴(화살표)가 백색막의 파열 부위(화살촉)를 통해 고환(T)의 하방에서 보이며 경계는 불규칙하다. 부고환의 체부(E)는 이 혈종에 의해 후하방으로 밀려 있고 고환 주위로 혈액음낭종(H)이 보인다.   B. 시상면 색도플러초음파영상에서 고환의 혈류는 증가되어 있지만 백색막 파열 부위 하방은 혈류가 보이지 않는다. 환자는 수술을 통해 고환파열로 확진되었다.

경우에는 수술을 해야 하므로 백색막의 이상 유무를 평가하는 것이 매우 중요하다. 손상 발생 후 72시간 이내에 수술하면 고환파열 환자의 80~90%는 그 기능을 유지할 수 있는 것으로 보고되고 있다.

고환파열은 대개 쉽게 진단할 수 있다. 고환의 외형이 불규칙하거나 출혈, 경색으로 인해 비균질한 부위를 보인다. 즉 초음파검사에서 고에코 백색막의 연속성이 소실되는 경우 진단할 수 있다(그림 13-19). 그러나 골절선은 잘 보이지 않으며 주위 혈종이 없는 경우에는 백색막의 파열을 진단하기도 쉽지 않다.

음낭의 외상은 혈액음낭종을 흔히 동반하는데, 급성기에는 고에코를 보이다가 점차 복잡한 에코, 저에코로 변해간다. 고환 내 혈종은 고환암과 감별하기 어려운 경우도 있는데, 고환암의 10~15%는 음낭외상과 연관되어 발견된다는 보고도 있다. 색도플러초음파검사는 고환혈관막tunica vasculosa의 정상 피막혈류 소실을 확인할 수 있고 음낭 내 혈류분포를 평가하는 데 유용하다.

5. 푸르니에괴저

푸르니에괴저Fournier's gangrene는 하복벽까지 퍼질 수 있는 클레브시엘라Klebsiella, 녹농균, 연쇄구균Streptococcus, 포도구균Staphylococcus, 대장균 등의 복수균감염으로 인한 괴사성 근막염으로, 사망률이 최고 75%에 이르는 비뇨기과적 응급질환이다. 종양, 사지마비, 알코올중독, 장기 입원 환자에서 발생하기 쉽고, 환자의 50%는 당뇨병을 앓고 있는데, 요로감염, 대장·직장질환 등의 기저질환, 비뇨기과적 기구조작술과 관련이 있다.

푸르니에괴저 진단은 주로 임상검사에 근거하지만 초음파검사에서 음낭벽 내 피하조직의 공기를 확인할 수 있다면 진단에 도움이 된다. 즉 수많은 별개의 반향인공물reverberation artifact을 가진 고에코 부위가 보이며 음낭벽이 두꺼워지지만 고환과 부고환은 정상 에코를 보인다. CT나 단순방사선촬영술도 음낭 내 공기의 원인이나 위치를 결정하는 데 도움이 된다(그림 13-20).

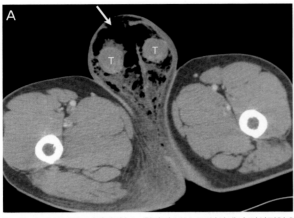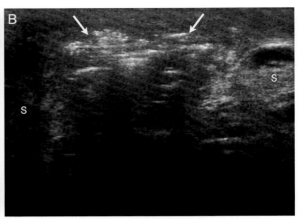

【그림 13-20】 **푸르니에괴저** A. 횡단면 복부 CT영상에서 정상적인 양쪽 고환(T) 주위와 음낭의 피하조직에 다량의 공기가 있고 회음부와 음낭의 피하조직에 지방의 염증성 변화가 동반되어 있다(화살표). B. 음낭 상부의 횡단면 초음파영상에서 양쪽 정삭(S) 사이에 반향인공물을 가진 고에코 부위(화살표)가 보이는데 푸르니에괴저로 진단된 환자의 경과 관찰 중 영상이다.

Ⅶ 정낭

1. 해부학 구조

정낭은 전립선의 후상방에 위치해 있으며 꾸불꾸불한 관들로 구성된 부생식선accessory sex gland이다. 정상 정낭은 대칭적이며 길이 3cm, 너비 1.5cm, 약

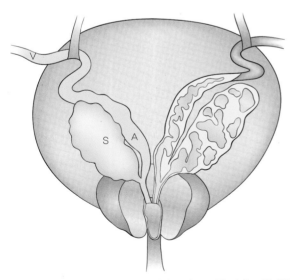

【그림 13-21】 **전립선 뒤에서 본 정낭과 정관** 정관은 팽대를 형성한 후 정낭과 합쳐져 사정관으로 연결되며, 사정관은 전립선의 중앙구역을 가로질러 정구에서 전립선요도와 연결된다(S: 정낭, V: 정관, A: 팽대부).

10~17.5cc 정도의 부피를 가진다. 한편 정관은 부고환미부epididymis tail가 연장된 것이고, 서혜관을 지나서 정낭의 상내측superomedial portion을 주행하면서 팽대ampulla를 형성하게 된다. 정관의 팽대는 정낭과 합쳐져서 사정관을 형성한다(그림 13-21, 13-22).

2. 선천기형

정낭, 정관 그리고 요관싹ureteric bud은 같은 원초중신primitive mesonephric 또는 볼프관wolffian duct 기원이기 때문에 정낭과 요로의 이상이 동반되는 경우가 많다. 중신관mesonephric duct의 발생에 문제가 생기면 신장, 요관, 방광삼각bladder trigone, 정낭, 정관, 사정관 등의 발생 이상이 단독 또는 복합으로 나타난다.

3. 중심선낭종

소실낭종utricular cyst, 뮐러관낭종Müllerian duct cyst, 사정관낭종ejaculatory duct cyst 등은 중심선 또는 그 주위에 생기기 때문에 모두 합쳐서 중심선낭종midline cyst이라고 부르기도 한다(표 13-3).

소실낭종은 내배엽endodermal 기원으로 대부분 뮐러관낭종보다는 작고 전립선요도와 연결되어 있으며 요도하열hypospadias과 동반하는 경우도 많다. 뮐러

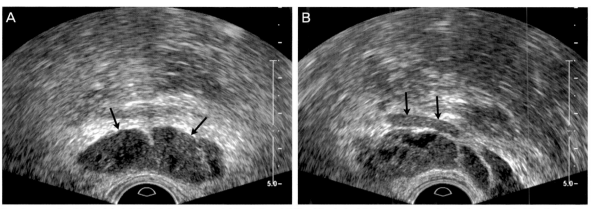

【그림 13-22】 정낭과 정관의 초음파검사 소견 A. 정낭은 저에코의 얇은 벽을 가진 방추형 구조물로 보인다(화살표). B. 정관은 정낭보다 좀 더 상내측에서 직선형 저에코의 관상 구조물로 보인다(화살표).

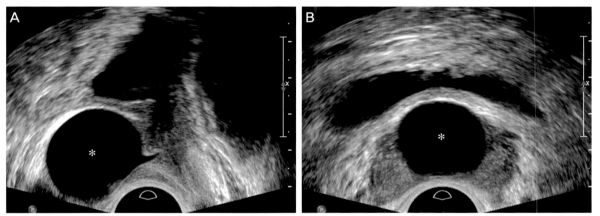

【그림 13-23】 중심선낭종의 초음파영상 시상면(A)과 축상면(B) 전립선초음파영상에서 눈물방울모양의 중심선낭종(＊)이 전립선의 위쪽으로 확장되어 있어서 영상 소견으로 구분하기 어렵지만 소실낭종보다는 뮐러관낭종의 가능성이 높다.

[표 13-3] 전립선 중심선낭종의 종류와 특징

종류	특징
소실낭종	내배엽 기원
	요도하열과 동반되는 경우 많음
	전립선요도와 연결
뮐러관낭종	중배엽 기원
	생식기계기형과 동반되지 않음
	전립선요도와 연결되지 않음
사정관낭종	정관, 정낭과 연결
	내용물에 정자를 포함
	불임과 연관 가능성 있음

관낭종은 중배엽mesodermal 기원이며 전립선의 위쪽으로까지 확장된 경우도 있다(그림 13-23). 전립선요도와는 연결되지 않으며 생식기계기형과도 동반되지 않는다. 사정관낭종은 정관이나 정낭과 연결되어 있기 때문에 내용물에 정자sperm가 있다는 점에서 소실낭종이나 뮐러관낭종과 구별된다.

이 중심선낭종은 영상으로 구분하기 어려울 수도 있으며 불임인 젊은 환자가 중심선낭종을 보이는 경우에 그 낭종의 내용물에 정자의 존재 여부나 사정관 또는 정낭과의 연결을 보기 위해, 그리고 수술을 시행할 때 낭종까지의 도달 여부를 알기 위해 초음파유

부신과 후복막강

CHAPTER 14

박성윤, 박병관

I 부신

1. 정상 부신

(1) 발생

부신adrenal gland은 피질cortex과 수질medulla로 구성되며 뇌하수체pituitary gland의 전엽과 후엽의 발생과 비슷하게 두 조직의 발생 기원이 전혀 다르다. 태생기 5주째에 중피세포mesothelial cell(중배엽mesodermal 기원)가 장간막근mesenteric root과 성선gonad 사이에서 발달한다. 처음에는 크기가 큰 호산세포acidophilic cell가 태아기의 피질fetal cortex을 형성하지만 나중에는 크기가 작은 호산세포가 피질의 형성에 관여한다. 태아기의 피질이 형성되는 동안 신경능선세포neural crest cell(외배엽ectoderm 기원)가 피질의 안쪽면medial aspect을 파고 들면서 결국 수질을 형성하는데 크롬염chrome salt으로 노랗게 염색되기 때문에 크롬친화세포chromaffin cell라고 불린다.

(2) 해부학

부신은 시상하부hypothalamus-뇌하수체-부신의 한 축을 이루는 내분비기관이다. 피질은 시상하부에서 분비하는 부신피질자극호르몬adrenocorticotropic hormone; ACTH에 의해서 음성되먹임negative feedback을 받고, 수질은 시상하부에서 나오는 신경의 자극을 받아 조절된다. 수질은 피질에 둘러싸여 있으며 대부분의 수질은 부신의 다리limb가 아닌 몸통body에 존재

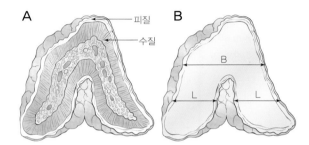

【그림 14-1】 **부신의 해부학** A. 부신의 수질과 피질을 보여주는 모식도이다. 부신은 피질과 수질로 구성되어 있다. 부신의 바깥층이 피질(흰색)이고 스테로이드계 호르몬을 분비해서 체내 항상성에 관여한다. 안쪽 층은 수질(회색)이며 카테콜아민을 분비해서 혈압 조절에 관여한다. B. 부신은 1개의 몸통(B)과 2개의 다리(L)로 구성된다. 크기를 측정할 때는 가장 두꺼운 부분(화살표)을 측정해야 한다.

한다. 부신은 신장 전상부의 내측에 존재하며 신장과 함께 신장근막renal fascia에 둘러싸여 있다. 우측은 흔히 뒤집어 놓은 V자형, 좌측은 뒤집어 놓은 Y자형으로 보인다. 무게는 3~6g 정도이며 좌측이 우측보다 두껍다. 부신은 상하 길이가 2~4cm이며 두께는 몸통이 10~12mm, 다리가 5~6mm를 넘지 않는다(그림 14-1).

(3) 혈관계

부신동맥suprarenal artery은 여러 개이며, 상부신동맥superior suprarenal artery은 하횡격막동맥inferior phrenic artery에서, 중부신동맥middle suprarenal artery은 대동맥에서, 하부신동맥inferior suprarenal artery은 신장동맥renal artery에서 각각 기시한다. 반면에 부신정맥

은 좌우 각각 1개씩이며 우측은 하대정맥inferior vena cava으로 직접 배액되고 좌측은 좌신장정맥으로 배액된다.

(4) 림프관계

피질에는 비교적 적은 림프관lymphatic vessel이 분포하지만 수질에는 상대적으로 많다.

(5) 신경계

피질은 신경자극에 조절받지 않고 수질은 복강celiac, 흉부thoracic, 요부lumbar, 신경nerve에서 오는 교감신경절이전섬유sympathetic preganglionic fiber가 크롬친화세포에 연결되어 조절받는다.

(6) 생리학

부신피질에서 분비되는 호르몬의 기본적인 화학적 구성은 모두 스테로이드steroid이다. 부신피질호르몬은 생명 유지에 필수적이기 때문에 고갈되면 사망할 수 있다.

피질에서 분비되는 호르몬은 각 층마다 다르다. 가장 바깥층인 사구대zona glomerulosa에서는 알도스테론aldosterone이 생성되며 신장에서 나트륨과 물을 흡수하고 칼륨을 내보내는 역할을 한다. 중간층인 속상대zona fasciculata에서는 혈당을 높이는 코르티솔cortisol이 생성된다. 가장 안쪽 층인 망상대zona reticularis에서는 성호르몬을 분비하지만 고환과 난소에서 분비하는 양에 비하면 매우 적기 때문에 그 역할이 미미하다.

부신수질에서 분비하는 대표적인 호르몬은 에피네프린epinephrine과 노르에피네프린norepinephrine인데, 피질의 호르몬과는 달리, 없어도 생명 유지에는 큰 지장을 주지 않는다. 이 호르몬은 인체가 스트레스를 받게 되는 상황에서 교감신경으로부터 직접 자극을 받아서 생성된다.

2. 비종양성 부신질환

(1) 애디슨병

애디슨병Addison's disease은 정상 부신이 90% 이상 파괴되었을 때 나타나는 부신기능부전증adrenal insufficiency을 의미한다. 전 세계적으로 가장 흔한 원인질환은 결핵이지만 선진국에서는 자가면역질환이 더 흔하다. 자가면역질환의 하나인 애디슨병은 CT상 부신의 크기가 작은 것이 특징이다.

다른 원인질환으로는 종양, 출혈, 감염 등이 있다. 이 경우에는 흔히 부신이 커지기 때문에 자가면역질환과의 감별에 도움을 줄 수 있다. 결핵tuberculosis을 포함한 육아종증granulomatous lesions 또는 출혈 등이 발생하면 초기에 부신이 커졌다가 시간이 지나면서 크기가 감소하고 석회화calcification가 발생할 수 있다. 그러나 애디슨병은 임상증상, 혈액화학적 분석으로 진단되며 영상 소견만으로 진단을 내릴 수 없다.

(2) 감염

결핵, 히스토플라스마증histoplasmosis, 블라스토마이세스병blastomycosis 등의 감염질환이 부신에서 발생할 수 있다. 특징적으로 이러한 질환들은 초기에 부신종대adrenal enlargement를 일으키며 만성기에는 부신이 작아지고 석회화가 생길 수 있다. 부신감염이 심할 경우에는 부신기능부전증이 발생할 수 있다. 특히 양측부신비대 또는 종괴이며 내부에 괴사가 관찰되고 임상적으로 부신기능부전증이 동반된 경우에는 항상 결핵의 가능성을 생각해야 한다(그림 14-2).

(3) 출혈

부신 내의 출혈은 외상, 항응고요법anticoagulation therapy, 패혈증, 수술 등과 같은 강한 스트레스상황에서 발생한다. 외상은 부신출혈의 원인 중 가장 흔하며 전체의 80%를 차지한다. 약 20%에서 양측성으로 발생하지만 이로 인한 부신기능부전증은 매우 드문 것으로 알려져 있다.

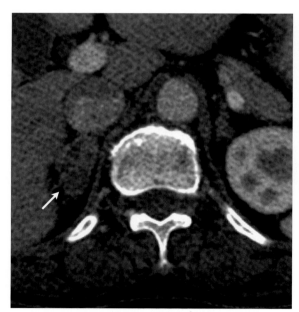

【그림 14-2】 **64세 부신기능부전증이 있는 여성** 조영증강 CT에서 우측 부신종괴가 관찰되며, 내부에 저음영의 괴사 부위가 동반되어 있다(화살표). 좌측 부신에는 뚜렷한 종괴가 관찰되지 않지만, 결핵의 만성기에는 오히려 종괴가 위축되기 때문에 주의해야 한다. 부신의 악성 종양 가능성을 배제할 수 없어 우측 부신절제술이 시행되었으며 결핵으로 확진되었다.

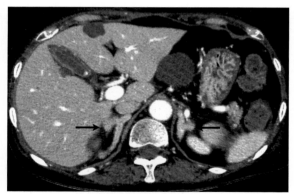

【그림 14-3】 **60세 여성의 부신증식증** 양쪽 부신(화살표)이 원래 모양을 어느 정도 유지하면서 전반적으로 비대하다. 부신의 두께가 인접한 횡격막보다 훨씬 두꺼워져 있음을 알 수 있다.

CT상에서 부신출혈은 고음영의 종괴로 보일 수 있으며 시간이 지남에 따라 음영이 감소한다. 아급성출혈인 경우에는 MR영상에서 메트헤모글로빈*methemoglobin* 때문에 T1 강조영상에서 고신호강도를 보일 수 있으며, 만성출혈인 경우에는 T2 강조영상에서 헤모시데린*hemosiderin*의 침착 때문에 종괴의 가장자리에 저신호강도의 띠를 볼 수 있다. 이와 같이 부신출혈은 시간에 따라서 영상 소견이 변한다는 것을 숙지해야 한다.

(4) 증식증

증식증*hyperplasia*은 피질증식증*cortical hyperplasia*을 의미한다. 미만증식증*diffuse hyperplasia* 또는 결절증식증*nodular hyperplasia*으로 나타날 수 있다. 미만증식증은 부신의 크기가 전반적으로 커지지만 비교적 형태를 유지하면서 부드러운 윤곽을 보인다(그림 14-

3). 결절증식증은 여러 군데*multifocal* 또는 양측성*bilateral* 종괴를 보이는 경우가 많다. 증식증에서의 종괴나 미만성으로 두꺼워진 부위에서 측정한 비조영증강 CT 감쇠계수, 절대적 혹은 상대적 세척값은 부신선종과 중첩되는 양상을 보이기 때문에 영상 소견만으로 감별진단이 어려운 경우가 많다. 성인에서 부신증식증의 임상양상은 부신선종과 매우 유사하며, 증상이 없거나 혹은 부신피질자극호르몬의존성 쿠싱증후군*pituitary Cushing's syndrome*, 부신피질자극호르몬비의존성쿠싱증후군*adrenocorticotropin hormone(ACTH)-independent Cushing's syndrome*이나 콘증후군*Conn syndrome* 등을 초래할 수 있다. 증상이 없을 경우 치료가 필요 없지만, 증상이 있는 경우에는 수술적 제거가 필요한 부위를 결정하기 위해 부신정맥을 통한 추출*adrenal venous sampling*을 시행하기도 한다.

3. 부신종괴

복부의 CT영상을 판독하다가 우연히 부신종괴를 접하게 되면 판독하기 어려운 경우가 많다. 단순하게 부신종괴를 분류하면 내분비기능이 없는 부신종괴*non-functioning adrenal mass*와 내분비기능이 있는 부신종괴*functioning adrenal mass*로 나눌 수 있다.

내분비기능이 있는 부신종괴는 임상증상, 각종 검사결과로 쉽게 진단할 수 있기 때문에 영상의학의 역할은 병변의 감별진단보다는 종괴의 개수, 위치를 파악하는 데 초점이 맞춰져 있다. 내분비기능이 없는 부신종괴는 영상의학적 분석이 진단과 치료방침을 정하는 데 중요한 역할을 담당하고 있다. 현재까지의 연구 결과를 근거로 해서 각 부류에 속한 부신종괴, 특히 일상적인 판독에서 흔히 볼 수 있는 내분비기능이 없는 부신종괴를 중심으로 영상 소견을 기술하면 다음과 같다.

(1) 내분비기능이 없는 부신종괴
1) 부신선종과 전이암
내분비기능이 없는 부신종괴는 일상적으로 판독하는 복부 CT에서 5%가량 발견되는 비교적 흔한 질환이다. 이 종괴를 흔히 부신우연종 *adrenal incidentaloma* 이라고 부르는데 대개는 임상증상을 일으키지 않는다. 또한 부신우연종의 대부분은 피질선종 *cortical adenoma*으로 알려져 있다. 현재까지의 연구에 따르면 CT가 부신선종 진단의 가장 정확한 영상검사로 알려져 있다. CT에서의 부신선종의 정량적 기준은 다음과 같다.

① 조영증강 전 CT 감쇠계수 (부신선종, 10HU 이하) 또는

② 절대적 세척값 *absolute percentage washout* = [(조영증강 CT 1분 감쇠계수 – 조영증강 CT 15분 감쇠계수) / (조영증강 CT 1분 감쇠계수 – 조영증강 전 CT 감쇠계수)] × 100 (부신선종, 60% 이상) 또는

③ 상대적 세척값 *relative percentage washout* = [(조영증강 CT 1분 감쇠계수 – 조영증강 CT 15분 감쇠계수) / (조영증강 CT 1분 감쇠계수)] × 100 (부신선종, 40% 이상).

먼저 조영증강 전 CT를 분석하여 부신종괴의 감쇠계수가 10HU 이하로 측정될 경우 지방이 많은 부신선종 *lipid-rich adrenal adenoma*으로 진단하는 데 큰 무리가 없다(그림 14-4). 하지만 부신선종의 약 1/3에서 10HU보다 높은 감쇠계수를 보이기 때문에(지방이 적은 부신선종), 조영제를 정맥주사한 후 1분과 15분 조영증강 CT를 시행하여 정량적 분석을 하면 지방이 적은 부신선종 진단에 큰 도움이 되며 진단적 민감도와 특이도는 각각 98%와 92% 정도이다(그림 14-5). 15분이 아닌 10분 조영증강 CT을 시행하면 절대적 또는 상대적 세척값의 공식이 달라지지는 않고 기준치 *cut-off value*를 낮추어야 하는데, 절대적 세척값만

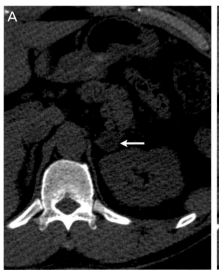
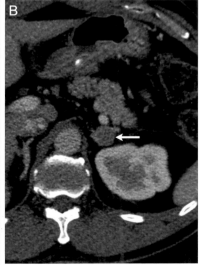

【그림 14-4】 **조영증강 전 CT를 이용한 지방이 많은 부신선종 진단** A. 45세 남성 환자에서 시행한 조영증강 전 CT에서 좌측 부신에 종괴(화살표)가 있다. 종괴 내부의 음영은 낮고 감쇠계수가 10HU보다 낮게 측정된다. B. 이 병변은 조영증강 CT에서 조영증강되는 고형 종괴(화살표)로 나타난다. 조영증강 전 CT영상에서의 감쇠계수를 감안하여 지방이 많은 부신선종으로 진단이 가능하다.

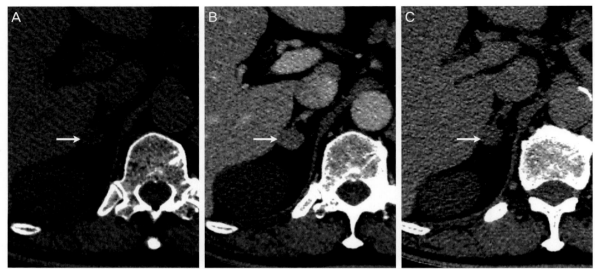

【그림 14-5】 조영증강 CT를 이용한 선종의 진단 31세 여성 환자의 부신 CT에서 우측 부신종괴(화살표)의 감쇠계수는 조영증강 전 20HU(A), 조영증강 1분 73HU(B), 조영증강 15분 33HU(C)로 측정되기 때문에(절대적 세척값=76%, 상대적 세척값=55%) 선종으로 진단할 수 있다.

50%이고 상대적 세척값은 40%로 동일하다. 하지만 진단적 민감도가 15분 조영증강 CT보다 다소 낮은 것으로 보고되고 있다. 최근 이중에너지 CT*dual-energy CT*의 가상비조영증강 CT영상*virtual noncontrast CT*을 통한 정량적 분석이 기존의 CT 진단과 대등한 민감도를 보이는 것으로 보고되고 있으며 추가 연구가 필요하다.

화학변위 MR영상*chemical shift MRI*이 세포 내 지방*intracellular lipid*을 발견함으로써 부신선종을 진단하는 데 도움을 줄 수 있다. 호흡중지경사에코연쇄*breath-hold gradient echo sequence*를 이용해 MR영상을 시행할 경우 물과 지방의 공명주파수가 서로 다르기 때문에 동위상*in-phase*인 경우와는 달리 탈위상*opposed-phase*에서 부신선종의 신호가 감소하게 된다. 이를 신호강하*signal drop*라고 부른다. 육안으로 탈위상에서 신호감소가 뚜렷하게 보이면 선종으로 진단이 가능하며, 다소 불확실한 경우에는 정량적으로 신호강도비*signal intensity ratio*를 측정한다. 흔히 이용되는 공식으로는 ASR(adrenal to spleen ratio), SII(signal intensity index)가 있다. ASR은 동위상과 탈위상에서 부신

종괴와 비장의 신호강도를 각각 측정해서 신호강도비가 동위상에서보다 탈위상에서 29% 이상으로 감소하면(ASR<0.71) 선종으로 진단이 가능하다. SII는 부신종괴의 신호강도가 동위상에서보다 탈위상에서 16.5% 이상 감소하면 선종으로 진단이 가능하다(그림 14-6). 참고로, ASR과 SII의 공식은 다음과 같다.

$$ASR = (A_{OP}/S_{OP})/(A_{IP}/S_{IP}), \ 부신선종, \ ASR < 0.71$$
$$SII = [(A_{IP}-A_{OP})/A_{IP}] \times 100, \ 부신선종, \ SII > 16.5\%$$

A_{OP}: 탈위상 시 부신종괴의 신호강도
S_{OP}: 탈위상 시 비장의 신호강도
A_{IP}: 동위상 시 부신종괴의 신호강도
S_{IP}: 동위상 시 비장의 신호강도

지방이 비교적 적은 부신선종인 경우, 조영증강 전 CT에서 측정된 감쇠계수가 높을수록 신호강하의 정도가 감소한다. 10~20HU 이하의 부신종괴에서 화학변위 MR영상은 CT와 유사한 정도로 선종을 진단할 수 있지만, 20HU가 넘을 경우 화학변위 MR영상의 민감도가 CT보다 낮아지기 시작한다. 더군다나 30HU가 넘는 부신선종은 화학변위 MR영상으로 부

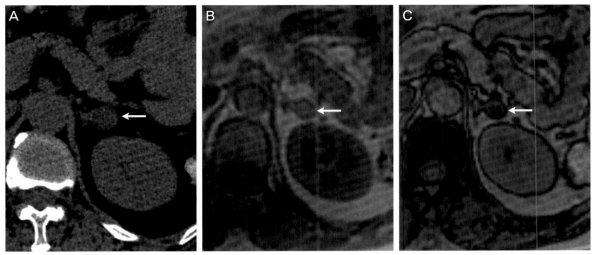

【그림 14-6】 **화학변위 MR영상을 이용하여 진단된 부신선종** A. 유방암 병력이 있는 49세 여성 환자의 조영증강 전 CT에서 좌측 부신에서 1개의 고형 종괴(화살표)가 관찰되었다. 감쇠계수는 16HU로 측정되기 때문에 선종인지 전이암인지 감별이 어렵다. 동위상(B)과 탈위상(C) 화학변위 MR영상에서 좌측 부신종괴(화살표)의 신호강도가 육안으로도 감소되는 것을 알 수 있다. 또한 정량적 평가에서 ASR은 0.55, 신호강도비는 54%로 계산되었기 때문에 부신선종으로 진단이 가능하다. 이처럼 10~20HU로 측정되는 선종은 화학변위 MR영상에서 진단이 가능하기 때문에 조영제를 사용할 수 없는 환자에서는 화학변위 MR영상이 유용하다. 하지만 30HU가 넘는 선종의 MR영상 민감도는 75% 정도로 감소하므로 주의해야 한다.

신선종의 세포 내 지방성분을 발견하기가 어려워져 감별진단이 곤란한 경우가 많다. 따라서 전반적인 부신선종 진단에는 세척값을 계산할 수 있는 부신 CT가 가장 정확하며, CT 조영제를 사용할 수 없는 환자 중에 부신종괴가 조영증강 전 CT에서 10~30HU의 감쇠계수를 보이는 경우에만 화학변위 MR영상을 선별적으로 시행하는 것이 권장된다.

2) 골수지방종

골수지방종myelolipoma은 대개 임상증상을 일으키지 않고 CT검사에서 우연히 발견된다. 종양 내부에 지방조직이 많기 때문에 조영증강 전 CT에서 피하지방과 비슷한 저음영의 종괴로 보이며 감쇠계수가 -20HU 이하로 측정되면 진단이 가능하다(그림 14-7). 드물지만 골수지방종과 선종이 혼합된 형태도 있으며, CT에서 고형 종괴 내부에 육안으로 확인되는 지방조직이 섞여 있는 형태로 보인다. 따라서 지방조직이 아닌 고형 부위가 부신선종의 정량적 CT 기준을 만족하거나, 선종에서 나타날 수 있는 내분비적 이상

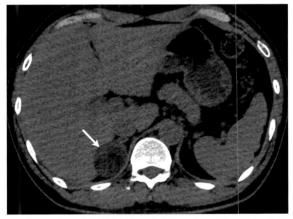

【그림 14-7】 **46세 남성에서 발생한 부신골수지방종** 조영증강 전 CT에서 우측 부신에 저음영의 종괴(화살표)가 있으며, 감쇠계수가 -20HU 이하로 측정되기 때문에 지방조직을 포함한 골수지방종으로 진단할 수 있다.

소견 및 증상이 있다면 이러한 혼합된 형태의 종양 *combined adrenal adenoma and myelolipoma*을 생각해야 한다.

3) 림프종

림프종*lymphoma* 중에서 속발림프종*secondary lympho-*

ma이 원발림프종primary lymphoma보다 흔하며, 주로 비호지킨림프종non-Hodgikin lymphoma으로 인해 발생한다. CT검사상 편측성 또는 양측성의 균질한 고형 종괴이며, 부신의 형태를 유지하면서 종괴가 형성되면 부신증식증adrenal hyperplasia과 유사하게 보일 수 있다. 조영증강 CT에서는 비교적 균질하면서 약한 조영증강을 보인다(그림 14-8).

4) 혈관종

혈관종hemangioma은 드문 부신종양이며 영상 소견은 간혈관종hepatic hemangioma과 유사하다. 조기 조영증강 CT상 가장자리의 결절조영증강peripheral nodular enhancement을 볼 수 있으며 지연기 조영증강 CT상 종괴 중심까지 조영증강되는 소견(fill-in)을 볼 수 있다. 종괴 내 석회화도 흔한 것으로 알려져 있다(그림 14-9). MR영상검사도 간혈관종과 유사한 소견을 보인다.

5) 신경절신경종

신경절신경종ganglioneuroma은 원래 교감신경절sym-

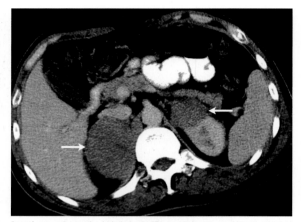

【그림 14-8】 54세 남성에서 발생한 부신림프종 조영증강 CT에서 양쪽 부신에 고형 종괴(화살표)가 있으며 균질한 양상이다. 조영증강 정도는 근육보다 약간 강하고 괴사, 출혈, 석회화 등의 소견은 보이지 않는다.

pathetic ganglion에서 발생하는 양성 종양이며 20~30% 정도가 부신에서 발생한다. 신경모세포종neuroblastoma과 비슷한 영상 소견을 보이지만 10% 정도만 소아에서 발생한다. CT와 MR영상에서 비균질한 조영증강을 흔히 보이고 지연영상에서 지속적인 조영증강을 보일 수 있다(그림 14-10).

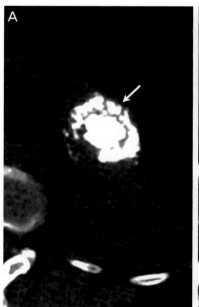
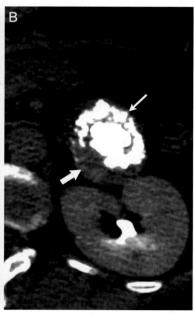

【그림 14-9】 50세 여성에서 발생한 부신혈관종 A. 조영증강 전 CT에서 좌측 부신에 석회화를 동반한 종괴(화살표)가 있다. B. 조영증강 15분 CT에서 내부로 차들어오는 조영증강 부위가 관찰된다(굵은 화살표).

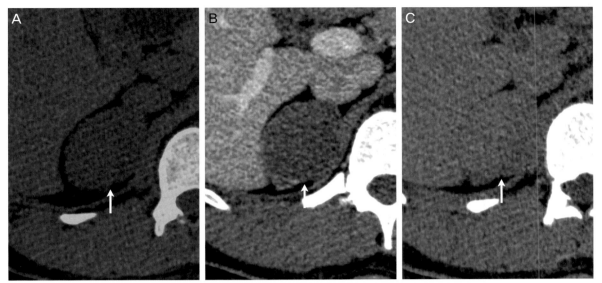

【그림 14-10】 **26세 남성에서 생긴 부신 신경절신경종** 부신 CT에서 우측 부신종괴(화살표)의 감쇠계수는 조영증강 전 33HU(A), 조영증강 1분 48HU(B), 조영증강 15분 68HU(C)로 측정되어 지속적으로 조영증강되는 양상이다.

6) 부신혈종

부신혈종*adrenal hematoma*은 심한 외상, 패혈증, 저혈압, 신생아, 항응고요법 등과 관련되어 발생한다. 비조영증강 CT상 급성혈종은 감쇠계수가 50~90HU 정도로 측정되며 며칠 또는 몇 주에 걸쳐서 음영이 감소한다. 혈종의 발생 시기에 따라 MR영상에서 다양한 신호강도를 보인다. 혈종이 치유되면서 석회화

를 보일 수 있다(그림 14-11).

7) 부신낭종

부신낭종*adrenal cyst*은 비교적 드물고 84%가 내피낭종*endothelial cyst* 또는 거짓낭*pseudocyst*이다. CT상 내부에 액체밀도*fluid density*를 보이고 낭벽에 석회화 소견이 있을 수도 있다. 낭액 내 성분에 따라서 CT와

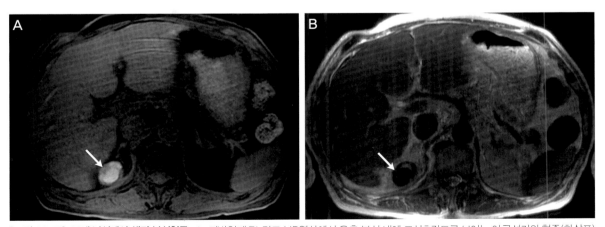

【그림 14-11】 **81세 남성에서 생긴 부신혈종** A. 지방억제 T1 강조 MR영상에서 우측 부신 내에 고신호강도를 보이는 아급성기의 혈종(화살표)이 보인다. B. T2 강조 MR영상에서는 매우 낮은 신호강도가 관찰된다. 이 환자의 경우 심방세동이 있어 항응고요법을 받고 있었다.

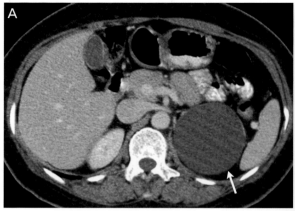

【그림 14-12】 **54세 여성에서 생긴 부신낭종** 조영증강 CT(A)와 T2 강조 시상면 MR영상(B)상 좌측 부신에서 얇은 벽을 갖고 있는 낭종(화살표)이 있으며 내부 액체는 순수한 물과 같은 음영과 신호강도를 보인다. 내부에 격막, 석회화, 고형 조직이 드물게 보일 수 있다.

MR영상에서 감쇠계수와 신호강도가 달라질 수 있으므로 조영증강을 시행해서 고형 종괴와 감별해야 한다(그림 14-12). 임상적으로 양성 질환이 대부분이기 때문에 치료가 필요 없지만 종괴가 커서 압박하는 증상이 발생할 경우 수술의 적응증이 된다.

8) 부신석회화

부신석회화*adrenal calcification*는 결핵, 히스토플라스마증, 혈종*hematoma*, 부신낭종, 부신암 등에서 발생할 수 있다(그림 14-13).

9) 전이암

타 장기에 원발암이 있는 환자의 경우에는 양성 종양인지 전이암*metastasis*인지를 감별하는 것이 환자의 치료와 예후를 결정하는 데 매우 중요하다. 부신 전이암의 가장 흔한 원발암은 폐암이다. 일반적으로, 부신에서 발생한 전이암은 CT와 MR영상에서 부신선종의 정량 기준을 만족시키지 않는다(그림 14-14). 하지만 신장세포암 또는 간세포암으로부터의 전이암일 경우에는 CT검사에서 절대적 세척값 또는 상대적 세

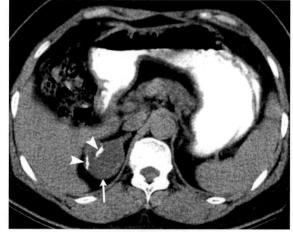

【그림 14-13】 **56세 남성에서 발견된 부신석회화** 조영증강 전 CT상 우측 부신 내에 낭종(화살표)과 그 벽을 따라서 석회화(화살촉)가 보인다.

척값이 부신선종의 진단 기준을 만족시킬 수 있으므로 주의해야 한다(그림 14-15). 부신선종은 추적영상검사에서 비교적 천천히 자라는 양상인 반면, 전이암은 새롭게 발생하여 비교적 빠른 속도로 성장하는 특징이 있으므로 과거 영상검사와의 비교평가가 중요하다. 이외에도 양전자방출컴퓨터단층촬영술*PET/CT*을 통해 간*liver*보다 높은 부신병변의 18F-FDG의 섭

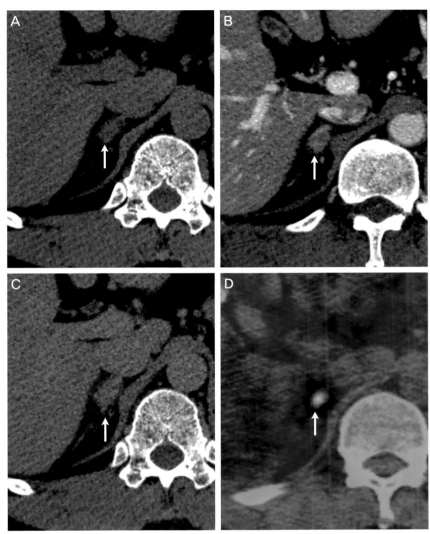

【그림 14-14】 조영증강 CT와 PET/CT를 이용한 전이암의 진단 폐암으로 진단받은 64세 여성 환자의 부신 CT에서 우측 부신종괴(화살표)의 감쇠계수는 조영증강 전 37HU(A), 조영증강 1분 85HU(B), 조영증강 15분 82HU(C)로 측정되기 때문에 (절대적 세척값=6%, 상대적 세척값=4%) 전이암으로 진단할 수 있다. D. PET/CT에서도 부신종괴의 간보다 강한 섭취증가가 관찰된다.

취증가를 확인하는 방법도 진단에 도움이 된다. 하지만 크롬친화세포종이나 결핵 등의 양성 질환에서도 거짓양성*false positivity*을 보일 수 있으므로 감별진단에 주의해야 한다.

(2) 내분비기능이 있는 종괴
1) 부신선종
부신은 조직학적으로 피질과 수질로 구성되어 있는데 발생학적 기원은 서로 다르다. 내분비기능이 있는 부신선종은 혈중 코르티솔이 증가되는 쿠싱증후군

*Cushing's syndrome*과 혈중 알도스테론이 증가하는 콘증후군을 일으킨다. 특징적인 임상증상과 임상병리학 소견으로 진단이 가능하기 때문에 영상검사(주로 CT)는 감별진단보다는 수술전에 부신선종의 위치와 개수를 파악하기 위해 시행한다. 특히 콘증후군을 일으키는 부신선종은 임상증상이 조기에 발생하기 때문에 영상검사에서 발견 당시 종괴의 크기가 2cm 이하인 경우가 흔하다. 부신선종이 코르티솔을 과도하게 분비하여 쿠싱증후군을 초래하는 경우에는 음성되먹임*negative feedback*을 통해 부신피질자극호르몬이

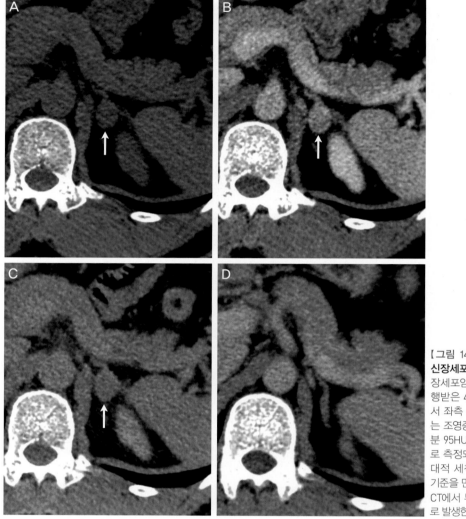

【그림 14-15】 **조영증강 CT를 이용한 신장세포암의 부신전이암의 진단** 신장세포암으로 우측 신장절제술을 시행받은 45세 여성 환자의 부신 CT에서 좌측 부신종괴(화살표)의 감쇠계수는 조영증강 전 27HU(A), 조영증강 1분 95HU(B), 조영증강 15분 52HU(C)로 측정되어 (절대적 세척값=62%, 상대적 세척값=44%) 부신선종의 정량 기준을 만족시킨다. **D.** 하지만 수술전 CT에서 부신종괴가 없었기 때문에 새로 발생한 전이암으로 진단할 수 있다.

감소하여 정상 부신조직이 위축되기 때문에 CT에서 작고 얇은 부신이 관찰되기도 한다(그림 14-16). 부신선종 CT 소견은 앞서 기술한 내분비기능이 없는 부신선종과 같다. 증상이 있는 양측성 병변일 경우에는 내분비기능이 있는 선종을 찾기 위해 부신정맥채혈 *adrenal vein sampling* 시술이 수술 계획 수립에 도움이 된다.

2) 부신증식증

부신증식증이 결절형태로 나타나면 결절증식증이라

고 부른다. 더욱 커져서 육안으로 부신선종처럼 보이면 대결절증식증*macronodular hyperplasia*이라고 하며, 결절증식증의 종괴 부위에서 측정한 CT의 정량 소견 (비조영증강 CT의 감쇠계수 또는 절대적 혹은 상대적 세척값)이 부신선종과 매우 유사하기 때문에 감별이 어려울 수 있다(그림 14-17). 하지만 결절의 개수가 증가할수록 부신선종보다는 다결절증식증의 가능성이 높아진다. 원발색소침착결절형성이상*primary pigmented nodular dysplasia*은 소결절증식증*micronodular hyperplasia*의 드문 형태로 선종처럼 코르티솔을 분비해서 쿠

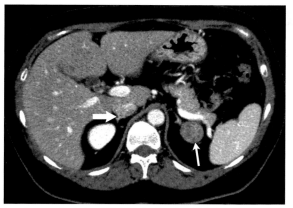

【그림 14-16】 52세 쿠싱증후군이 있는 여성 환자의 부신선종 부신 CT에서 좌측 부신종괴(화살표)가 관찰되며 수술적으로 선종으로 진단되었다. 코르티솔을 분비하는 부신선종으로 인해 수술전 내분비 검사에서 혈중 ACTH 수치가 낮은 것이 확인되었다. 이로 인해 CT영상에서도 우측 부신의 크기가 작고 얇아져 있어 정상 부신조직이 위축되어 있음을 알 수 있다(굵은 화살표).

싱증후군을 일으킬 수 있다.

3) 크롬친화세포종

크롬친화세포종pheochromocytoma은 부신의 수질에 있는 크롬친화세포에서 발생하는 종양으로, 카테콜아민catecholamine을 분비해서 고혈압, 두근거림palpitation, 발한sweating 등의 임상증상을 일으킬 수 있다. 특발성sporadic form으로 발생하는 경우가 흔하지만, 다발내분비샘종양 2형multiple endocrine neoplasia(MEN) type 2, 신경섬유종 1형neurofibromatosis type 1, 또는 폰히펠-린다우병von hippel-lindau disease; VHL 등의 유전질환에서 발생하기도 한다. 전통적으로 '10% rule'이 많이 알려져 있는데(10%는 양측성이다; 10%는 부신 외에서 발생한다; 10%는 악성 종양이다; 10%는 유전성이다; 10%는 고혈압과 관련이 없다; 10%는 소아에서 발생한다), 최근 연구 결과에 따르면 이런 사항들이 꼭 들어맞지는 않는다. 대체로 선종보다 크며 평균 3~5cm 정도로 측정된다.

CT상에서 내부에 다양한 정도의 변성 또는 낭성 변화가 동반되며, 조영증강이 강해지는 경향이 있다. 하지만 크기가 작은 경우, CT의 정량 소견이 부

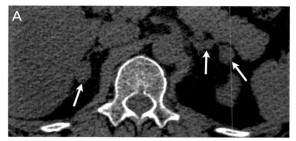

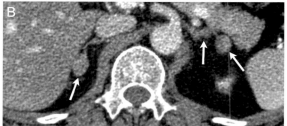

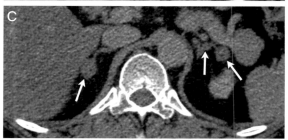

【그림 14-17】 52세 여성에서 발생한 부신증식증 부신 CT에서 양측 부신에 여러 개의 종괴가 관찰된다(화살표). 각각의 종괴 부위에서 측정한 절대적 세척값과 상대적 세척값은 각각 60%와 40%를 초과했다. 하지만 양측 부신의 여러 군데에서 발생한 종괴임을 고려하여 결절증식증을 의심할 수 있으며 수술로 확진되었다.

신선종의 기준을 만족시키는 경우가 드물지 않기 때문에 감별진단에 주의를 요한다. 따라서 부신종괴의 절대적 또는 상대적 세척값이 부신선종의 기준에 부합하더라도 강한 조영증강(>120~150HU)을 보이는 경우에는 크롬친화세포종의 가능성을 고려하여 카테콜아민과 관련된 내분비적 이상 소견이 있는지 확인하는 것이 중요하다(그림 14-18). T2 강조 MR영상에서 흔히 물과 비슷한 고신호강도를 보이지만 일부에서는 오래된 출혈 또는 석회화로 인해 저신호강도를 보일 수 있다.

4) 부신피질암

부신피질암adrenal cortical carcinoma의 약 5~10%에서

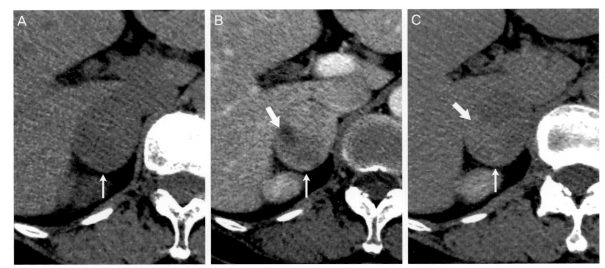

【그림 14-18】 **60세 여성에서 발생한 크롬친화세포종** A. 조영증강 전 CT에서 우측 부신 내에 고형 종괴(화살표)가 보인다. 근육과 음영이 비슷하며 괴사, 석회화 등은 보이지 않는다. B. 조영증강 1분 CT상 그 종괴는 전반적으로 조영증강이 잘 되고 내부에 조영증강이 안 되는 부분(굵은 화살표)이 있다. C. 이 부위는 조영증강 15분 CT에서 조영증강된다(굵은 화살표). 따라서 이 부위는 괴사가 아닌 종괴 내 변성에 해당되며 서서히 조영증강된다. 변성 부위를 포함하여 측정한 종괴의 절대적 세척값과 상대적 세척값은 각각 60% 미만과 40% 미만을 보여 선종이 아님을 시사한다. 하지만 변성 부위를 제외한 부위에서 측정한 세척값들은 모두 60%와 40%를 초과하여 부신선종과의 감별이 어렵다. 감별진단이 어려운 경우 반드시 내분비 검사를 통해 크롬친화세포종의 여부를 확인하는 것이 중요하다. 이 환자의 경우에는 혈액 및 소변에서의 카테콜아민 수치가 상승되어 크롬친화세포종으로 진단되었다.

코르티솔을 분비해서 쿠싱증후군을 일으킬 수 있다. 부신피질암은 진단 당시 크기가 대개 6cm 이상으로 측정되지만 전체 부신피질암의 약 15%에서 6cm 이하에서 발견되며, 내부에 변성을 동반하는 큰 부신선종은 부신피질암과 유사하게 보일 수 있기 때문에 감별진단에 주의를 요한다. CT에서 부신피질암은 괴사 또는 석회화 때문에 비균질하게 보이며 림프절, 간, 폐, 뼈 등으로 전이될 수 있다(그림 14-19). 하대정맥 또는 주변 장기를 직접 침범하기도 한다. 초음파검사 또는 MR영상이 주변 장기의 침범 여부를 확인하는 데 도움을 준다.

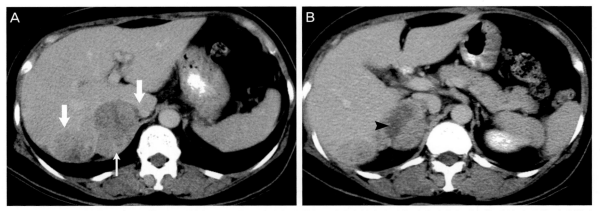

【그림 14-19】 **57세 남성에서 발생한 부신피질암** A. 우측 부신에서 발생한 부신피질암(화살표)은 하대정맥과 간(굵은 화살표) 등을 이미 침범하고 있다. 이처럼 부신피질암은 진단 당시에 T3 이상의 병기를 보이기 때문에 예후가 나쁘다. B. 종괴 내부에는 조영증강이 되지 않아서 괴사(화살촉)가 의심되는 부분이 있다.

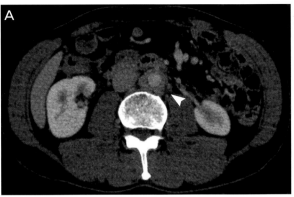
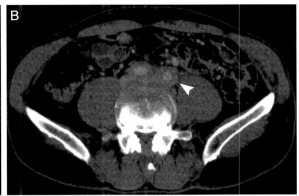

【그림 14-25】**60세 남성에서 발생한 후복막섬유증** A. 조영증강 CT상 대동맥 주위에 후복막섬유증(화살촉)이 보이며 비교적 조영증강이 잘 되기 때문에 급성기에 해당되는 염증이 있을 것으로 판단된다. B. 병변은 양측 총장골동맥 주위까지 하방으로 이어져 있는 양상이다(화살촉). 섬유증이 후복막강을 주행하는 요관을 감싸는 경우 수신증을 초래할 수 있다.

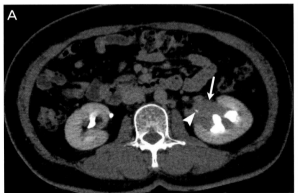
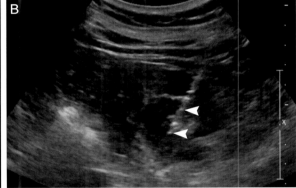

【그림 14-26】**56세 여성에서 발생한 IgG4 연관 질환** A. 조영증강 CT에서 좌측 신문을 채우며 신우를 감싸는 종괴성 병변이 관찰된다(화살표). 병변 내부에 매우 좁아진 요관이 관찰되며(화살촉), IgG4 연관 질환 외에도 후복막섬유증, 림프종, 요관암 등과의 감별질환이 필요한 소견이다. B. 초음파유도하에 경피생검을 하여 IgG4 연관 질환으로 확진되었다. 초음파영상에서 신장을 관통하여 신문부의 저에코 병변 내부에 위치한 생검 바늘을 확인할 수 있다(화살촉). 이 질환은 약물치료가 가능하기 때문에 영상검사 및 경피생검을 통해 불필요한 신장절제수술을 방지할 수 있었다.

환을 더 의심할 수 있다. 이외에도 뇌수막, 뇌하수체, 눈, 코, 부비동, 침샘, 갑상선, 폐, 간, 담관, 전립선 등의 다양한 장기에서 병발할 수 있다. 앞서 언급한 후복막섬유증 외에도 림프종, 진행된 요관암 등의 악성 종양과 영상학적 구분이 어려운 경우가 많다(그림 14-26). 또한 PET/CT에서 병변의 높은 18F-FDG의 섭취증가가 있는 경우가 흔해 감별진단이 어렵다. 치료를 하지 않으면 결국 발병 장기의 기능이 소실*organ failure*될 수 있지만 많은 환자가 글루코코르티코이드*glucocorticoid* 치료에 반응을 잘한다.

따라서 영상검사를 통해 생검이 가능한 부위를 찾아 조직학적으로 질환을 밝히는 것이 치료 계획 수립에 도움이 된다.

5. 후복막림프절병

후복막강에서 림프절병은 매우 흔한 소견이다. 악성 종양, 감염질환 등의 선행 병변이 없을 때 커진 림프절을 발견하면 대개 임상적으로 문제가 되지 않는다. 흔히 정상 림프절의 크기는 CT와 MR영상에서 3~10mm 정도로 측정된다. 그러나 현미경으로만 암세포를 찾을 수 있는 림프절은 그 크기가 크지 않기 때문에 영상 소견상 정상으로 판독되는 경우가 많다. 암병력이 있는 환자에서 림프절의 크기가 10mm가 넘으면 암 전이를 의심해야 한다. 1개의 림프절이 커진 경우보다 여러 개의 커진 림프절이 뭉쳐 있으면 전이암일 가능성이 훨씬 더 높다. 림프절의 크기를 측정할 때 장축보다는 단축의 크기를 측정하는 것이 진단의 정확도가 높다. 림프절병은 간혹 횡격막다리, 굵은 혈관, 소화장관, 소요근psoas minor muscle 등과 혼동될 수 있기 때문에 주의해야 한다. 그러므로 적절한 정맥조영증강, 구강조영제 복용 등이 진단의 혼선을 줄일 수 있다.

커진 림프절에 특징적 소견이 있으면 감별진단의 범위를 줄일 수 있다. 예를 들어 림프절에 석회화가 보이면 결핵, 항암화학요법, 방사선치료 등의 결과일 수 있다. 또한 림프절에 괴사가 동반되면 결핵, 고환암의 전이 등을 시사하는 소견이다. 카포시육종Kaposi sarcoma에서는 림프절의 음영이 증가되기도 한다. 캐슬만병Castleman disease인 경우에는 후복막림프절병이 비교적 광범위하고 조영증강이 잘 될 수 있다.

6. 후복막액체저류

후복막강에는 혈종, 농양, 소변종urinoma, 림프낭종lymphocele 등이 발생할 수 있다(그림 14-27). 임상 소견과 영상 소견을 잘 분석하면 후복막액체저류는 종양과 쉽게 구분할 수 있다. 신장주위에서 발생한 농양 또는 염증의 파급은 대개 신장의 감염, 염증으로부터 발생한다. 영상의학적으로 신장주위근막의 두께 증가, 액체저류, 가스저류, 신장종대, 부종 등이 보인다.

소변종은 요로폐쇄urinary tract obstruction, 외상 등의 결과로 발생한다. 출혈이 동반된 경우에는 소변보다 음영이 증가한다. 새어 나온 소변은 후복막강의 지방을 녹여서 소변종 주변에 염증과 섬유화를 일으

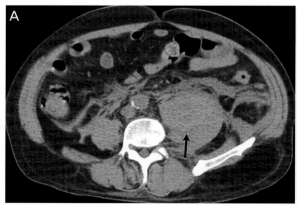
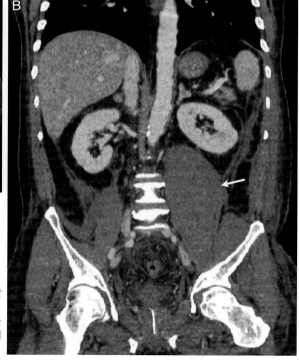

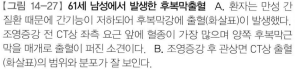

[그림 14-27] **61세 남성에서 발생한 후복막출혈** A. 환자는 만성 간질환 때문에 간기능이 저하되어 후복막강에 출혈(화살표)이 발생했다. 조영증강 전 CT상 좌측 요근 앞에 혈종이 가장 많으며 양쪽 후복막근막을 매개로 출혈이 퍼진 소견이다. B. 조영증강 후 관상면 CT상 출혈(화살표)의 범위와 분포가 잘 보인다.

키고 섬유성 낭sac을 형성시킬 수 있다.

신장주위에 발생한 혈종은 외상 또는 자발적으로 *spontaneously* 발생할 수 있다. 자발적 혈종의 가장 흔한 원인은 종양으로 신장세포암*renal cell carcinoma*과 혈관근지방종이 대표적이다. 모양상 피막하혈종*subcapsular hematoma*, 신장주위혈종*perirenal hematoma*으로 구분할 수 있다. 피막하혈종은 주로 렌즈모양*lenticular*이며 그 양에 비해 신장실질로의 종괴효과*mass effect*가 크다. 상대적으로 신장주위혈종은 초승달 *crescent*모양이며 양이 많아도 종괴효과가 거의 없다.

급성기에는 혈종의 음영이 높다가 시간이 지날수록 음영이 감소해서 만성기에는 마치 단순액체저류로 보일 수 있다. 소량의 피막하혈종과 신장 자체에 붙어 있는 격막내*renorenal bridging septa*에 작은 혈종이 있을 경우 그 모양이 혼동될 수 있지만 혈종의 양이 적으면 임상적으로 환자의 치료와 예후에 영향을 주지 않기 때문에 피막하혈종과 신장주위혈종을 감별하는 것은 무의미한 경우가 많다.

참고문헌

1. Adam SZ, Nikolaidis P, Horowitz JM, et al. Chemical Shift MR Imaging of the Adrenal Gland: Principles, Pitfalls, and Applications. Radiographics 2016;36:414-432.

2. Caiafa RO, Vinuesa AS, Izquierdo RS, et al. Retroperitoneal fibrosis: role of imaging in diagnosis and follow-up. Radiographics 2013;33:535-552.

3. Choi YA, Kim CK, Park BK, et al. Evaluation of adrenal metastases from renal cell carcinoma and hepatocellular carcinoma: use of delayed contrast-enhanced CT. Radiology 2013;266:514-520.

4. Elaini AB, Shetty SK, Chapman VM, et al. Improved detection and characterization of adrenal disease with PET-CT. Radiographics 2007;27:755-767.

5. Kim YK, Park BK, Kim CK, et al. Adenoma characterization: adrenal protocol with dual-energy CT. Radiology 2013;267:155-163.

6. Mailhot JP, Traistaru M, Soulez G, et al. Adrenal Vein Sampling in Primary Aldosteronism: Sensitivity and Specificity of Basal Adrenal Vein to Peripheral Vein Cortisol and Aldosterone Ratios to Confirm Catheterization of the Adrenal Vein. Radiology 2015;277:887-894.

7. Mayo-Smith WW, Song JH, Boland GL, et al. Management of incidental adrenal masses: A White Paper of the ACR incidental Findings Committee. J Am Coll Radiol 2017;14:1038-1044.

8. Park BK, Kim CK, Kim B, et al. Comparison of delayed enhanced CT and chemical shift MR for evaluating hyperattenuating incidental adrenal masses. Radiology 2007;243:760-765.

9. Park SY, Oh YT, Jung DC, et al. Prediction of Adrenal Adenomas With Hypercortisolism by Using Adrenal Computed Tomography: Emphasis on Contralateral Adrenal Thinning. J Comput Assist Tomogr 2015;39:741-746.

10. Park SY, Park BK, Park JJ, et al. CT sensitivities for large (≥3 cm) adrenal adenoma and cortical carcinoma. Abdom Imaging 2015;40:310-317.

11. Park SY, Park BK, Park JJ, et al. Differentiation of Adrenal Hyperplasia From Adenoma by Use of CT Densitometry and Percentage Washout. AJR Am J Roentgenol 2016;206:106-112.

12. Schieda N, Siegelman ES. Update on CT and MRI of Adrenal Nodules. AJR Am J Roentgenol 2017;208:1206-1217.

13. Seo JM, Park BK, Park SY, et al. Characterization of lipid-poor adrenal adenoma: chemical-shift MRI and washout CT. AJR Am J Roentgenol 2014;202:1043-1050.

14. Shaaban AM, Rezvani M, Tubay M, et al. Fat-containing Retroperitoneal Lesions: Imaging Characteristics, Localization, and Differential Diagnosis. Radiographics 2016;36:710-734.

15. Stone JH, Zen Y, Deshpande V. IgG4-related disease. N Engl J Med 2012;366:539-551.

16. Tirkes T, Sandrasegaran K, Patel AA, et al. Peritoneal and retroperitoneal anatomy and its relevance for cross-sectional imaging. Radiographics 2012;32:437-451.

17. Young WF Jr. Clinical practice. The incidentally discovered adrenal mass. N Engl J Med 2007;356:601-610.

CHAPTER 15

신장혈관질환과 덩굴정맥류

김상윤, 김승협

신장혈관질환은 동정맥기형, 신장동맥류, 협착, 경색, 염증, 외상, 혈전, 넛크래커증후군 등 원인에 따라 다양한 형태로 나타난다. 신장혈관질환은 증상이 나타나지 않을 수도 있으나, 교정되지 않는 고혈압, 옆구리 통증, 혈뇨, 심부전 등의 원인이 될 수 있어 조기 진단을 통한 교정이 필요하다. 초음파, CT, MRI, 혈관조영술 등의 영상기법에서 정상 신장혈관이 어떻게 표현되는지를 파악하고, 각 질환별 이상 소견을 이해하는 것이 중요하다.

덩굴정맥류는 정맥혈의 역류로 인해 음낭에 둔통을 유발하고, 정자 형성에 영향을 주어 불임의 원인이 되기도 하며, 고환의 위축을 가져오기도 하는 질환으로 초음파검사를 통한 선별 검사가 질환의 범위, 정도를 파악하는 데 큰 역할을 하기 때문에 검사방법과 이상 소견을 이해하는 것이 중요하다.

I 신장혈관의 발생, 해부, 변이

태생기 초기에 신장은 골반강 내에 위치하고 신장동맥*renal artery*도 총장골동맥*common iliac artery*에 연결되어 있는데, 신장이 위로 이동하면서 대동맥에 연결된 새로운 신장동맥이 발생하고 이전의 신장동맥은 퇴화하는 과정을 반복한다. 태생기 9주경에 신장이 부신*adrenal gland*의 바로 아래에 도달하면 이동을 멈추게 되며 이때 신장동맥도 완성된다. 우신장동맥은 좌신장동맥보다 약간 길고 대동맥의 약간 위쪽에서 기시한다.

약 75%에서는 좌우 신장동맥이 각각 1개이고, 25%에서는 2개 이상이다. 이 중 절반 정도에서는 2개 이상의 신장동맥이 모두 신문*renal hilum*으로 들어가고, 나머지 절반 정도에서는 1개의 신장동맥은 신문으로 들어가지만 나머지 1개는 신극 부위로 들어간다.

신장동맥은 앞뒤 가지로 나뉘는데 앞가지는 신장정맥*renal vein*과 신우 사이를 지나 신장의 앞쪽과 아래쪽에 혈액을 공급하고, 뒷가지는 신우의 뒤를 지나 신장의 뒤쪽과 위쪽에 혈액을 공급한다. 신장동맥가지는 신우*renal pelvis*, 신배*calyx*를 눌러서 흔적을 남길 수 있으며 간혹 신우신배 안의 병변과 혼동되기도 한다. 드물게 신장동맥가지가 누두*infundibulum*를 눌러 폐쇄를 일으킬 수 있는데 이를 프라리증후군*Fraley's syndrome*이라고 한다.

태생기에는 기본정맥*cardinal vein*이 가장 중요한 정맥구조이다. 이 중 뒤기본정맥*posterior cardinal vein*, 아래기본정맥*subcardinal vein*, 위기본정맥*supracardinal vein* 순으로 발생과 퇴화를 반복하면서 하대정맥*inferior vena cava*과 신장정맥들을 형성한다. 신장정맥은 약 14%에서 다발성으로 존재하며 좌측보다 우측에서 더 흔하다. 약 6%에서는 좌신장정맥이 대동맥의 뒤나(retroaortic), 대동맥을 둘러싸고(circumaortic) 있고 좌측 위기본정맥이 퇴화하지 않는 경우에는 좌하대정맥으로 남아 있게 된다. 하대정맥뒤요관*ret-*

rocaval ureter 또는 대정맥주위요관*circumcaval ureter*도 정상과는 달리 아래기본정맥이 신장동맥 아래의 하대정맥으로 남는 경우에 생기는 기형이다.

Ⅱ 신장동정맥기형과 동정맥루

신장동정맥기형*renal arteriovenous malformation*과 동정맥루*arteriovenous fistula*는 모두 비정상적인 동정맥연결을 의미하지만, 신장동정맥기형은 주로 선천 병변을 의미하고 동정맥루는 외상, 생검, 종양 등으로 인해 발생한 후천 병변을 의미한다. 동정맥루는 보통 동정맥 사이에 단일연결이 있지만 신장동정맥기형에서는 다수의 복잡한 그물모양의 연결이 있다. 신장동정맥기형은 드물고, 비정상적인 동정맥연결의 75%는 동정맥루이다. 동정맥루의 가장 흔한 원인은 신장생검으로 인한 외상으로 생검 후 혈뇨, 고혈압, 급작스런 질소혈증*azotemia* 악화 등의 증상이 있으면, 영상검사가 필요하다. 경미한 경우에는 저절로 막히기도 하지만 심한 경우에는 색전술로 치료한다. 신동맥조영술*renal arteriography*이 가장 확실한 방법이지만 병변이 큰 경우 CT나 색도플러초음파검사*color Doppler ultrasonography*로도 진단된다(그림 15-1). 색도플러초음파검사에서는 병변 부위의 혈류속도가 증가하

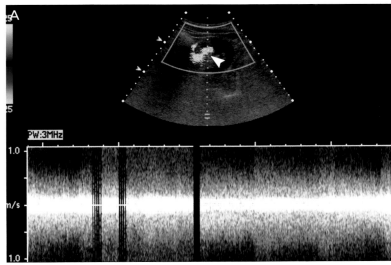

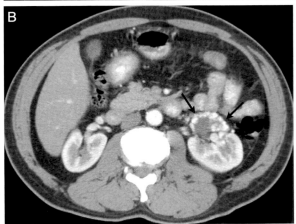

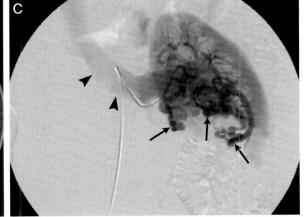

【그림 15-1】 **44세 혈우병 환자에서 보였던 신장동정맥기형** A. 색도플러초음파검사에서 좌측 신장에 고혈관성 병변이 보인다(화살촉). 해당 부위에서 측정한 분음도플러초음파검사에서 고속의 와류를 볼 수 있다. B. 조영증강 CT에서 구불구불하게 늘어난 혈관을 볼 수 있다(화살표). C. 선택적 혈관조영술에서 신문 주위의 늘어난 혈관(화살표)과 좌측 신장정맥으로 이어지는 조기배출정맥(화살촉)을 볼 수 있다.

고 저항지수resistive index는 감소하며 정맥혈류에서 동맥혈류와 비슷한 파형을 보인다.

Ⅲ 신장동맥류

신장동맥류renal artery aneurysm의 원인은 선천 병변, 염증, 외상, 죽상경화증atherosclerosis 등으로 다양하며 신장동맥협착renal artery stenosis에 병발하기도 한다. 이 중에서 선천동맥류 이외의 후천동맥류를 거짓동맥류pseudoaneurysm라고도 하며 신장생검 후 발생하는 경우가 가장 흔하다. 보통 증상이 없지만 고혈압을 일으키기도 한다. 지름 2cm 이상의 석회화calcification되지 않은 동맥류는 파열의 위험이 있어서 수술 치료가 필요하다.

신장동맥류는 CT, 색도플러초음파검사, MR영상으로 진단되며, 수술이나 중재적 시술intervention을 계획할 때는 고식적 혈관조영술angiography이 필요하다. 회색조초음파검사gray scale ultrasonography에서 신장동맥류를 낭종으로 오인할 수 있지만 색도플러초음파검사에서 보이는 와류turbulent flow 소견으로 쉽게 진단할 수 있다(그림 15-2).

Ⅳ 신장동맥협착

신장동맥협착은 신장성고혈압renal hypertension의 가장 흔한 원인으로 죽상경화증, 섬유근육형성이상fi-

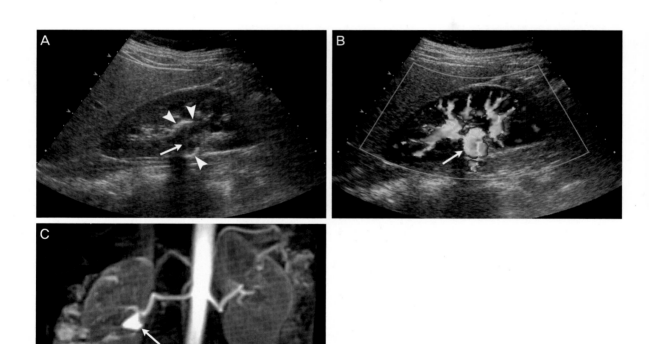

【그림 15-2】 **43세 여성 환자에서 발견된 석회화된 신장동맥류** A. 우측 신장의 초음파영상에서 석회화된 벽을 시사하는 고에코 곡선(화살촉)으로 둘러싸인 둥근 저에코의 병변이 있다(화살표). B. 색도플러초음파검사에서 그 병변은 고혈류를 보인다(화살표). C. MR 혈관조영술에서 이 병변이 우측 신장동맥류임을 알 수 있다(화살표).

bromuscular dysplasia, 다카야스동맥염*Takayasu arteritis* 등이 중요한 선행질환이다. 신장동맥협착의 영상진단법은 다양하지만 CT 혈관조영술을 주로 이용하며 고식적 혈관조영술은 중재적 시술을 전제로 이용된다. 신장동맥협착의 진단을 위한 비침습적 방법으로써 도플러초음파검사에 관한 연구가 광범위하게 이루어졌지만 신장동맥협착의 선별검사*screening test*로서의 가치에 대해서는 이견이 있다.

도플러초음파검사를 이용한 신장동맥협착의 진단에는 크게 2가지 방법이 있는데, 하나는 협착 부위 자체를 평가하는 것이고 다른 하나는 협착으로 인한 신장실질내 혈류의 변화를 평가하는 것이다. 주신장동맥*main renal artery*협착 부위의 도플러초음파검사에서 신장동맥혈류의 속도가 100cm/초 이상이거나, 대동맥혈류속도보다 3.5배 이상 빠르고 분음광역화*spectral broadening*의 소견을 보이면 신장동맥협착을 진단할 수 있다. 협착이 아주 심한 경우에는 혈류신호를 발견하기 어려울 수도 있다. 그러나 협착 부위 자체를 초음파로 검사하는 것이 기술적으로 어려운 경우가 흔할 뿐만 아니라 이 방법으로는 덧신장동맥*accessory renal artery*에 대한 평가가 불가능하기 때문에, 이 방법보다는 신장동맥협착으로 인한 신장실질내동맥의 혈류변화를 평가하는 방법이 흔히 이용된다.

주신장동맥에 혈류역학적으로 의미 있는 협착이 있

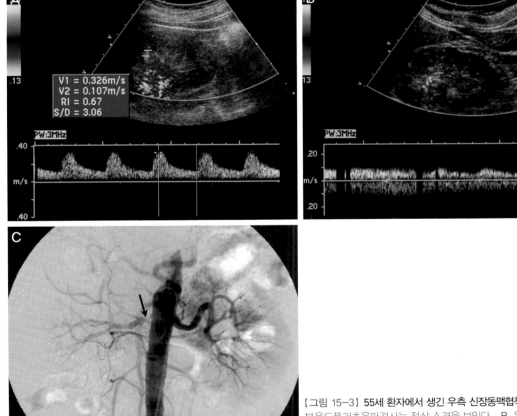

【그림 15-3】 55세 환자에서 생긴 우측 신장동맥협착 A. 좌측 신장의 분음도플러초음파검사는 정상 소견을 보인다. B. 우측 신장의 분음도플러초음파검사에서 약하고 천천히 상승하는 분음을 보인다. C. 대동맥조영술에서 우측 신장동맥의 협착을 확인할 수 있다(화살표).

으면 신장 내 동맥에서 진폭amplitude이 감소하고 수축기상행각systolic upstroke이 느려지는 파형의 변화를 보이며 이를 소지맥pulsus parvus et tardus이라고 한다. 이러한 파형의 변화를 객관적으로 나타내는 지표로 사용할 수 있는 것은 가속시간acceleration time이 0.07초 이상으로 길어지고, 가속기울기를 나타내는 가속지수acceleration index가 $3.0m/S^2$ 이하로 감소하며, 저항지수가 0.56 이하로 낮아지고, 정상적인 조기수축기순응정점early systolic compliance peak이 사라지는 등의 소견이다(그림 15-3). 이 소견들을 종합하면 72~100%의 민감도와 62~100%의 특이도로 신장동맥협착을 진단할 수 있는 것으로 알려져 있다. 하지만 이러한 객관적 지표보다는 파형의 변화를 주관적으로 판단해서 진단하는 것이 실제적으로 유용하다. 편측 협착인 경우에는 양쪽 파형을 비교하는 것이 중요하다. 양측 협착인 경우에는 양쪽의 비교가 어려워서 진단하기 어려울 수 있다. 신장실질 내 동맥의 도플러초음파검사를 할 때는 최소한 상, 중, 하의 세 부위에서 검사를 해야 분지동맥이나 덧신장동맥의 협착도 진단할 수 있다.

V 신장경색

신장경색renal infarction은 환자의 병력, 임상증상과 CT 소견으로 진단할 수 있다. 신장경색의 CT 소견은 비교적 특징적이어서, 경계가 뚜렷한 쐐기모양wedge shape의 조영증강되지 않는 병변으로 보인다. 병변의 가장자리를 따라 2~3mm 두께로 조영되는 테두리를 볼 수 있는데, 이를 피질테징후cortical rim sign라고 하며 피막동맥capsular artery으로 인한 피막하피질subcapsular cortex의 조영증강 때문에 나타나는 소견이다 (그림 15-4). 이 소견은 신장경색 초기에는 뚜렷하지 않다가 혈관이 막힌 후 대략 1주일 정도 경과하면 보이는 것으로 알려져 있다. 이 밖에도 경색 부위 내부

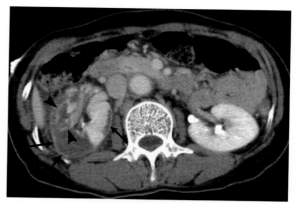

【그림 15-4】 **55세 여성 환자에서 발견된 우측 신장의 국소경색** 조영증강 CT에서 우측 신장의 후측방에 경계가 잘 그려지는 관류결손 부위가 있다. 이 병변의 가장자리를 따라 일어나는 곁순환을 통해 피질테(화살표)와 신장수질의 일부가 조영증강되는 것을 볼 수 있다(화살촉).

의 신장수질 부위가 불규칙하게 조영증강되는 소견이 간혹 보이는데, 이는 기능이 보존된 신장 부위를 의미하는 것은 아니고 단지 신우주변동맥을 통한 곁순환collateral circulation 때문에 나타나는 소견이다(그림 15-4). 신장경색은 종양, 특히 전이종양과 구별하기 어려운 경우도 있다.

색도플러나 출력도플러power Doppler 초음파검사를 이용하면 신장의 전반적인 혈류변화를 알 수 있지만 경색 부위를 정확히 평가하기는 어렵다. 조영증강 초음파검사를 시행하면 신장경색의 범위를 좀 더 정확하게 평가할 수 있다. MR영상, 특히 조영증강 MR영상은 조영증강 CT와 비슷하게 신장경색의 범위를 잘 보여준다. 또한 T1과 T2 강조영상에서 신호강도를 관찰하면 신장경색 부위에 대한 정보를 더 얻을 수 있다. 대부분의 신장경색 부위는 T1과 T2 강조영상에서 낮은 신호강도를 보이는데, 그 이유는 경색 초기에는 혈류의 감소로 인한 변화이고, 경색이 진행되면 경색 부위가 기질화organization되기 때문이다. 간혹 경색 부위가 T1 강조영상에서 높은 신호강도를 보이는 경우가 있는데 이는 출혈성 신장경색을 의미한다.

없이도 확장된 정맥이 만져지고 보이는 경우에 해당한다. 무증상 덩굴정맥류는 발살바조작을 해도 만져지지 않는 덩굴정맥류를 가리키며, 그 빈도는 알 수 없지만 불임남성에서는 임상적 중요성이 다르기 때문에 치료 대상이 된다.

초음파검사에서 덩굴정맥류는 2~3mm 이상의 지름으로 확장된 관모양tubular 또는 뱀모양serpiginous의 혈관이 정삭을 따라서 보이고 고환의 상방과 후방 주변에도 늘어난 혈관이 보인다(그림 15-9). 도플러초음파검사에서 확장된 혈관내 역류reflux 소견이 동반된다. 색도플러초음파검사는 덩굴정맥류를 확인하고 무증상 덩굴정맥류를 발견하는 데 도움이 되며, 분음 도플러초음파검사spectral Doppler ultrasonography에서는 덩굴정맥류 내부의 혈류방향에 관한 정보를 얻을 수 있다. 낮은 등급의 덩굴정맥류에서는 발살바조작에서만 역류가 확인되지만, 높은 등급의 덩굴정맥류에서는 자발적인 역류가 확인되고, 발살바조작을 통해 역류가 악화되는 소견을 보인다. 발살바조작을 하거나 환자를 일으켜 세우면 경미한 덩굴정맥류나 무증상 덩굴정맥류를 진단하는 데 도움이 되기도 한다. 덩굴정맥류는 고환 안에도 생길 수 있다.

덩굴정맥류가 크고 둔통 등의 증상을 일으키거나 불임의 원인이라고 판단되면 치료 대상이 된다. 치료는 내정삭정맥을 수술로 결찰하거나 정맥색전술로 치료한다. 정맥색전술에서는 금속코일이나 젤폼gelfoam과 같은 경화제, 분리할 수 있는 풍선 등을 사용한다. 두 치료법 모두 재발률이 낮지 않은데, 특히 좌신장정맥에 넛크래커현상이 있는 경우에 재발 가능성이 더 높다.

참고문헌

1. Cheon JE, Kim WS, Kim IO, et al. Nutcracker syndrome in children with gross haematuria: Doppler sonographic evaluation of the left renal vein. Pediatr Radiol 2006;36:682–686.
2. Cho BS, Kim SH. Varicocele. In: Kim SH, ed. Radiology Illustrated: Uroradiology. 2nd ed. Berlin Heidelberg: Springer, 2012, pp.979–997.
3. Choo SW, Kim SH, Jeong YG, et al. MR imaging of segmental renal infarction: an experimental study. Clin Radiol 1997;52:65–68.
4. Cura M, Elmerhi F, Suri R, et al. Vascular malformation and arteriovenous fistula of the kidney. Acta Radiol 2010;51:144–149.
5. H'el'enon O, Melki P, Correas JM, et al. Renovascular disease: Doppler ultrasound. Semin Ultrasound CT MR 1997;18:136–146.
6. Halpern EJ, Needleman L, Nack TL, et al. Renal artery stenosis: should we study the main renal artery or segmental vessels? Radiology 1995;195:799–804.
7. Jung SI, Kim SH. Vascular diseases of the kidney. In: Kim SH, ed. Radiology Illustrated: Uroradiology. 2nd ed. Berlin Heidelberg: Springer, 2012, pp.629–687.
8. Kawashima A, Sandler CM, Ernst RD, et al. CT evaluation of renovascular disease. Radiographics 2000;20:1321–1340.
9. Kim SH, Byun HS, Park JH, et al. Renal parenchymal abnormalities associated with renal vein thrombosis: correlation between MR imaging and pathologic findings in rabbits. AJR Am J Roentgenol 1994;162:1361–1365.
10. Kim SH, Cho SW, Kim HD, et al. Nutcracker syndrome: diagnosis with Doppler US. Radiology 1996;198:93–97.
11. Kim SH, Park JH, Han JK, et al. Infarction of the kidney: role of contrast enhanced MRI. J Comput Assist Tomogr 1992;16:924–928.
12. Kim SH, Park JH, Han MC, et al. Embolization of the internal spermatic vein in varicocele: significance of venous pressure. Cardiovasc Intervent Radiol 1992;15:102–107.
13. Kim SH. Embolotherapy of varicocele. In: Han MC, Park JH, eds. Interventional radiology. Seoul: Ilchokak, 1999, pp.53–59.
14. Kim SH. Vascular diseases of the kidney. In: Kim SH, ed. Radiology Illustrated: Uroradiology. Philadelphia: WB Saunders, 2003, pp.429–476.
15. Kurklinsky AK, Rooke TW. Nutcracker phenomenon and nutcracker syndrome. Mayo Clin Proc 2010;85:552–559.
16. Ozaki K, Miyayama S, Ushiogi Y, et al. Renal involvement of polyarteritis nodosa: CT and MR findings. Abdominal Imaging 2009;34:265–270.
17. Seong CK, Kim SH, Sim JS. Detection of segmental branch renal artery stenosis by Doppler US: a case report. Korean J Radiol 2001;2:57–60.

요로의 중재적 시술

CHAPTER 16

이명석, 성창규

비뇨기계영역의 경피중재적 시술*percutaneous intervention*은 생검과 배액술을 포함한 다양한 비혈관영역에서의 중재적 시술과, 신장혈관협착증의 풍선확장술*balloon dilatation*이나 덩굴정맥류색전술*varicocele embolization* 같은 동맥 또는 정맥을 통한 혈관영역에서의 중재적 시술로 나눌 수 있다. 이러한 중재적 시술은 다양한 시술도구와 영상방법의 발전 덕분에 예전에는 수술 치료가 필요하던 질환들을 국소 마취하에서 최소침습적 영상유도수기*minimally invasive image-guided techniques*로 치료할 수 있을 정도로 발전했다. 이 시술들은 초음파검사, 투시, CT 또는 MR영상 등 다양한 영상유도하에 시행되고 있기 때문에 영상의학과 의사의 역할이 중요한 분야이다. 이 장에서는 영상유도하에 시행되는 생검 외의 비뇨기계영역에서 이루어지는 경피중재적 시술에 대해 서술한다.

I 비혈관영역에서 비뇨기계 중재적 시술

1. 경피신장창냄술

경피 신장창냄술*percutanous nephrostomy*의 적응증은 크게 3가지로 구분할 수 있다. 첫째, 요로폐쇄*urinary tract obstruction*가 발생했을 때 일시적 소변의 배액을 통한 요 감압 및 신장기능저하의 방지를 위해 시행한다. 특히 패혈증을 동반한 화농신장*pyonephrosis*이나 급성신부전*acute renal failure*을 동반한 양측성 수신

증*hydronephrosis*의 경우 응급 경피신장창냄술의 적응증이 된다(그림 16-1). 둘째, 소변의 유출*urine leakage* 또는 요로누공*urinary fistula* 등의 치료를 위한 요로전환술*urinary diversion*의 목적으로 시행한다. 셋째, 다른 중재적 시술을 위한 접근 경로의 확보를 위해 시행하며, 이를 통해 내비뇨기시술*endourological procedures*, 선행요관스텐트삽입술*antegrade ureteral stent insertion*, 약물 투여, 이물질 제거*foreign body removal* 등을 시행할 수 있다. 이외에 만성폐쇄신장의 기능 평가를 위해, 또는 이식신장에서 신부전이 발생했을 때 그 원인이 요로폐쇄인지 거부반응인지 명확하지 않을 경우 이를 감별하기 위해 시행하기도 한다.

교정되지 않는 심한 출혈성 경향 외에는 경피신장창냄술의 절대적 금기증은 없다. 출혈성 경향이 있는 경우에는 시술할 때 주의해야 하며, 시술 전에 혈소판수혈 등을 통해 교정해야 한다. Society of interventional radiology(SIR) Consensus Guideline(2012)에서는 경피신장창냄술을 심각한 출혈 위험*significant bleeding risk*이 있는 시술로 분류하여, 시술 전 프로트롬빈 시간PT-INR을 1.5 이하, 활성화부분트롬보플라스틴시간*activated partial thromboplastin time*을 1.5초 이하, 혈소판 개수를 50,000/μℓ 이상으로 유지할 것을 권장하고 있다. 요로감염이 있는 경우에 시행할 때는 패혈증을 유발할 위험이 있으므로 경피신장창냄술을 시행하면서 도관 등의 조작을 최소화하고, 신우신배의 과다확장*overdistension*을 피하며, 시술 전후

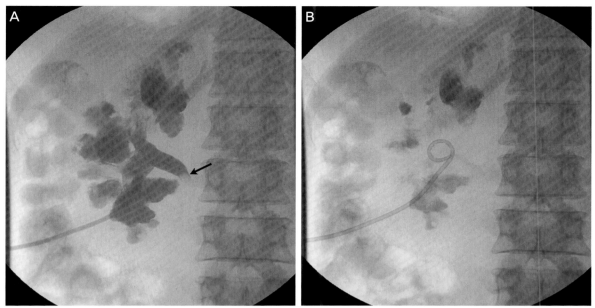

【그림 16-1】 **요관신우접합부의 결석으로 발생한 화농신장의 경피신장창냄술** 하극신배를 통해 배액관을 삽입하고 다량의 화농성 소변을 배액했다. 요관신우접합부에 결석으로 인한 충만결손이 보이고(A의 화살표), 확장된 신배의 윤곽이 불규칙적이고 내부에 아직 남은 고름뇨로 인해 충만결손이 있다. 화농신장에서 신장창냄술을 시행할 때는 신우신배의 내부 압력을 높이지 않도록 주의해야 하며, 정확한 진단을 위한 조영검사나 필요한 추가 시술은 배액을 통해 감염증상이 호전된 후 시행한다.

에 항생제를 사용함으로써 위험을 줄이도록 해야 한다. 임신*pregnancy*도 상대적 금기증이 될 수 있지만, 태아에 대한 잠재적 위험성과 경피신장창냄술의 임상적 필요성, 다른 치료방법의 유무를 고려해서 결정해야 한다.

시술과 관련된 합병증의 예방을 위해 적어도 4시간 이상 금식해야 하며, 많은 경우 시술 전에 데메롤*demerol* 등의 진통제를 사용하지만, 디아제팜*diazepam*과 같은 진정제는 환자의 협조를 곤란하게 해서 오히려 시술이 어려워질 수도 있고, 요독증 환자에서는 증상을 악화시킬 수 있으므로 필요한 경우에만 사용한다. 화농신장이나 요로감염이 동반되어 있지 않은 경우에는 경피신장창냄술을 위해 예방적 항생제를 사용할 필요는 없다.

안전하고 성공적인 경피신장창냄술을 시행하기 위해서는 시술 전에 영상 소견을 통해 신장과 주변 장기의 해부학 구조를 확인하는 것이 중요하다. 신장

은 12번째 흉추와 2, 3번째 요추 사이의 척추 양쪽 후복막강*retroperitoneal space*에 위치하고 있으며, 종축은 요근*psoas muscle*과 평행하고 상극*upper pole*이 하극*lower pole*에 비해 내측과 후방에 위치해 있다. 일반적인 배액 목적의 경피신장창냄술을 위해서는 하극 후방신배*lower pole posterior calyx*를 가장 적절한 통로로 선택한다. 12번째 늑골이 약 45도로 비스듬히 신장 상부에 걸쳐 있기 때문에 상극의 신배를 천자하기 위해 11번째와 12번째 늑골 사이의 공간으로 신장창냄술을 시행하기도 하지만, 11번째 늑골 상부는 늑막과 폐 손상의 위험이 높아 천자를 피해야 한다. 또한 늑골의 직하부는 혈관이 지나기 때문에 천자를 피해야 하며, 신장 상부를 천자할 때는 폐뿐만 아니라 간과 비장이 천자되지 않도록 주의해야 한다. 후복막강에 위치한 상행결장과 하행결장이 간혹 신장의 후외측까지 깊이 위치하는 경우도 있기 때문에 사전에 이러한 해부학적 관계를 파악해서 천자할 때 결장을 관

통하지 않도록 주의해야 한다.

대동맥에서 나온 신장동맥은 전, 후방 분지로 갈라져서 신장에 혈류를 공급하기 때문에 신장 외측연lateral border의 후방 부위에 있는 1~2cm 길이의 피질을 따라 비교적 혈관분포가 적은 부위(Brodel's avascular line)가 있는데 이 부위를 천자해야 출혈의 위험성을 줄일 수 있다. 천자 부위는 12번째 늑골 하방에서 후액와선posterior axillary line과 척추주위근육paraspinal muscle의 외측연 사이에서 시행하는 것이 좋다. 앞서 설명한 대로 대개 하극의 후방신배를 천자하지만, 신우와 요관에 대한 중재적 시술이 필요한 경우에는 상극 또는 극간interpolar area의 후방신배를 천자한다. 신우나 누두infundibulum를 천자해서 신장창냄술을 시행할 경우 분절동맥segmental artery이나 엽간동맥interlobar artery 등 좀 더 큰 혈관의 손상으로 인한 동정맥루, 출혈 등의 합병증 빈도가 높아질 수 있다.

천자는 21G 또는 22G 세침으로 초음파 등의 영상유도하에 하는 것이 안전하고 쉬운데, 일단 원하는 소신배minor calyx를 천자한 후 유도철사hairwire와 도관 조작은 대부분 투시유도하에서 시행한다. 신장창냄술을 진행하기에 부적절한 위치가 천자되었을 때는 천자침을 통해 조영제를 주입해서 해부학적 구조를 확인하고 원하는 신배를 찾은 후에 다른 천자침으로 다시 천자한다.

원하는 신배를 바로 천자하기 어려운 경우에는 좀 더 천자하기 쉬운 신우나 신배 등을 천자해서 조영제나 공기 등을 주입한 후 원하는 신배를 찾아 천자할 수 있으며, 수신증이 없는 경우에도 정맥신우조영술intravenous pyelography과 같은 방법으로 조영제를 정맥에 주입한 후 나타나는 신배를 표적으로 해서 신장창냄술을 시행할 수 있다.

조영제만으로는 전방신배인지 후방신배인지 구분되지 않는 경우에는 비스듬한 복와위에서 공기나 이산화탄소를 조금 주입하면 후방신배에 공기음영이 모이기 때문에 투시유도하에 이를 표적으로 천자할 수 있다(그림 16-2).

소신배를 천자한 후에는 0.018인치 유도철사 삽입과 0.035~0.038인치 유도철사 삽입을 위한 경로확장을 순차적으로 시행하고, 배액관 삽입에 앞서 확장기(8~10F)를 이용해 추가로 확장한 후 배액관을 설치한다.

다양한 종류와 크기의 배액용 도관이 사용되지만 흔히 8~10F 크기의 돼지꼬리모양pigtail 끝을 가진 도관을 사용한다. 배액관을 삽입할 때 유도철사를 신우나 요관 내에 충분히 넣은 후에 시행해야 시술 중에 유도철사가 빠지거나 경로가 꼬이는 사고를 예방할 수 있다. 배액관을 삽입할 때 저항이 심한 경우에는 통로를 1~2F 더 굵은 확장기로 확장시켜 주면 삽입이 원활해진다.

경피신장창냄술의 합병증은 약 10% 정도로 보고되고 있으며, 경미한minor 합병증과 중대한major 합병증으로 분류할 수 있다. 경미한 합병증으로는 배액관의 밀림 또는 빠짐, 신우천공, 마비성장폐쇄, 요로감염, 혈전으로 인한 배액관 막힘, 소변의 누출 및 천자한 피부위 감염 등이 있다. 중대한 합병증 중 심각한 출혈은 4% 이하로 보고되며, 거짓동맥류pseudoaneurysm의 형성과 관련이 있을 것으로 추정하고 있다. 이에 비해 경미한 일시적 출혈은 신장창냄술의 가장 흔한 합병증이며, 많게는 95%까지 보고되고 있다. 혈액흔적뇨blood tinged urine가 배액될 경우, 이는 자연적으로 1~2일에 소실되며, 시술과정에서 차가운 생리식염수로 세척하면 지혈에 도움이 되기도 한다. 진한 혈뇨 또는 신선 혈액이 배액관에서 관찰될 경우, 시술자는 배액관을 잠그어 탐폰효과에 의한 지혈을 기대할 수 있다. 지속적인 출혈이 있을 경우 혈관조영술에 이은 색전술embolization을 통해 치료할 수 있다.

혈전 때문에 배액관이 자주 막힐 경우에는 배액관 내강을 자주 세척하거나 좀 더 큰 배액관으로 교체해야 한다. 생검과는 달리 일부 조직이 제거되는 것이

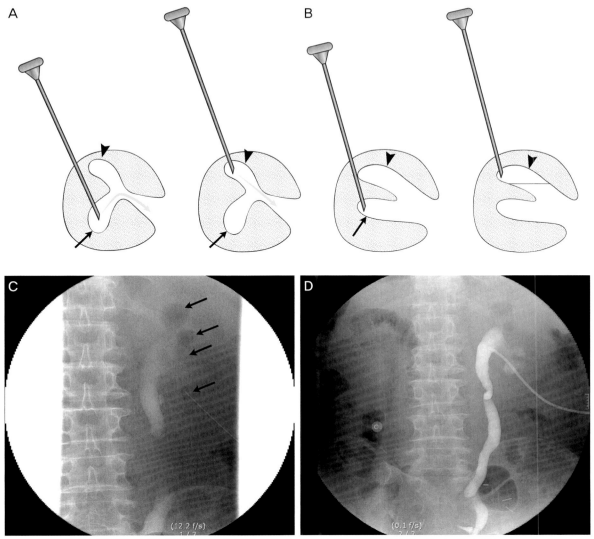

【그림 16-2】 **후방신배를 통한 경피신장창냄술** A. 전방신배(화살표)와 후방신배(화살촉)를 통한 경로를 비교하기 위한 모식도로, 후방신배를 통한 경로의 진행방향이 자연스러움을 알 수 있다. B. 초음파유도하에 시행하는 직접 천자가 아니라면 투시유도하에 천자하는 경우 후방신배임을 확인할 수 있어야 하는데, 신우신배 천자 후에 소량의 공기를 주입하면 후방신배에 공기가 모이는 것을 볼 수 있다. C. 소량의 공기 주입후 후방신배의 끝에 모인 공기음영이 보인다(화살표). 천자침이 하극 후방신배에 위치하고 있다. D. 후방신배를 통한 천자 경로를 확장하고, 출혈 등의 합병증 없이 안전하게 배액용 도관을 삽입했다.

아니라 경로 확장을 통해 조직이 밀리기만 하기 때문에, 신장창냄술 후에 동정맥루*arteriovenous fistula*나 거짓동맥류가 발생해서 혈뇨가 생기는 경우는 극히 드물지만, 이러한 합병증이 생기는 경우에도 색전술로 해결할 수 있다.

배액관이 경로 내에 위치해 주위조직을 누르고 있

어 혈관조영술*angiography*에서 병변을 찾기 어려운 경우에는 유도철사로 경로를 확보한 후에 배액관을 제거한 상태에서 다시 혈관조영술을 시행하면 병변을 발견할 수 있다. 그 밖의 합병증으로는 패혈증, 기흉*pneumothorax* 또는 혈흉*hemothorax*, 장손상*bowel injury*, 신장주위농양*perirenal abscess*, 소변으로 인한 복막염urine peritonitis, 소변종urinoma 등이 있다.

배액관을 장기간 가지고 있어야 하는 환자의 경우 배액관의 내구성 때문에 2~3개월마다 교체해야 하며, 외부에 노출되어 있는 배액관으로 인해 피부질환이나 배액관의 위치 이탈 등의 문제가 흔히 발생한다. 너무 오래된 배액관을 교체할 때는 돼지꼬리모양의 잠금장치가 잘 풀리지 않아 무리하게 배액관을 당길 경우 신장실질에 심한 손상을 유발할 수 있으므로, 배액관보다 큰 덮개sheath를 이용하면 신장실질의 손상 없이 안전하게 배액관을 제거하고 교체할 수 있다.

신장이식 후 약 10%에서 요관폐쇄ureteral obstruction, 소변의 유출 등 비뇨기계 합병증이 발생할 수 있다. 신장이식에서 요관폐쇄의 원인은 요관협착, 응고된 혈액blood clot, 결석, 요관뒤틀림, 림프낭종lymphocele으로 인한 압박 등이 있다. 협착은 주로 하부요관에 생기며, 요관혈관공급의 장애로 인한 조직

경색이 원인으로 생각된다. 소변의 유출은 요관이나 신배에 생긴 누공이 원인으로, 경피신장창냄술과 더불어 요관스텐트설치를 병행하게 된다. 이식신장에서는 요관의 길이가 짧으므로 짧은 길이의 요관스텐트를 사용한다. 이식신장은 정상 위치의 신장과는 달리 해부학적 위치나 안정성 등에 차이가 있기 때문에 천자와 경로 확장을 할 때 주의해야 한다.

이식신장의 가장 이상적인 천자 경로는 상외측superolateral 신배를 천자하는 것이며, 그 이유는 복막반전peritoneal reflection 부위, 장관bowels, 신장혈관 등을 가장 잘 피할 수 있기 때문이다. 그러나 시술 전 초음파 또는 CT 등을 통해 각 장기들의 해부학적 위치를 감안하여 천자 부위를 결정해야 하며, 필요할 경우 극간 또는 하부 신배를 천자할 수 있다. 모든 경우에서 복막강을 통과하는 것을 피하기 위해 가능하면 최대한 신장의 외측에서 천자를 시행하는 것이 중요하다(그림 16-3). 또한 일반적으로 경피신장창냄술

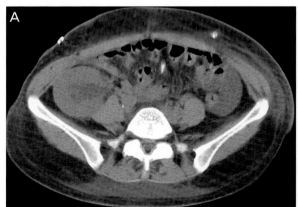

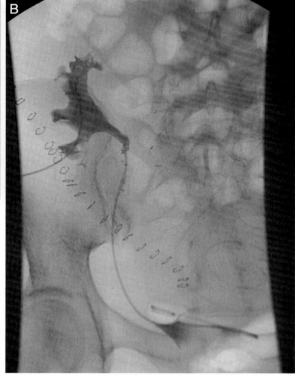

【그림 16-3】 신장이식 후 요관문합부의 협착으로 생긴 수신증의 경피신장창냄술 A. 비조영증강 CT에서 이식신장에 수신증 소견이 보인다. 초음파유도하에 적절한 위치와 방향의 신배를 표적으로 해서 천자를 하는데, 후복막강을 통하는 것을 피하기 위해 가능하면 최대한 신장의 외측에서 시행하는 것이 안전하다. B. 초음파유도하에 이식신장의 신배를 천자해서 경로를 확보한 후 5F 요관스텐트를 삽입했다.

에 사용되는 도관보다 가는 배액관을 사용하는 것이 좋다.

경피신장창냄술은 경피신장쇄석술*percutaneous neph-rolithotripsy*을 위한 경로를 확보하기 위해 시행하기도 하는데, 경피신장쇄석술의 일반적인 적응증으로는 지름 2cm 이상의 큰 신장결석, 체외충격파쇄석술*extra-corporeal shock-wave lithotripsy*로 치료에 실패한 신장결석, 결석이 있는 위치보다 하부요로에 폐쇄가 있는 경우, 이전에 결석 제거를 위한 수술을 받은 기왕력이

있을 때, 마제신*horseshoe kidney*에서 하극에 위치한 큰 신장결석*large lower-pole stones*, 신배게실에 있는 결석 *stones in calyceal diverticula*, 이식신장 내의 결석, 시스틴결석*cystine stone*과 기질결석*matrix stone*, 비만이거나 척추측만증이 심한 경우 등이다(그림 16-4).

경피신장쇄석술을 위한 경피신장창냄술은 기본적으로 일반적인 경피신장창냄술과 동일하지만 결석의 위치와 모양을 고려해서 시행해야 한다. 결석이 위치하는 신배를 천자하는 것이 원칙이지만, 상극신배에

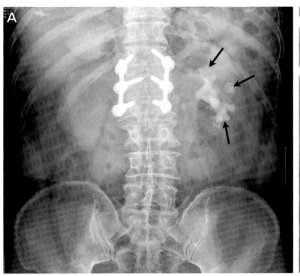

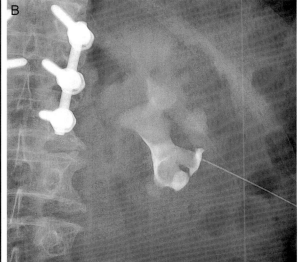

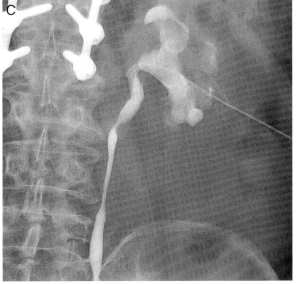

【그림 16-4】 **경피신장쇄석술 경로 확보를 위한 경피신장창냄술** A. 좌측 신장의 신우신배 대부분을 채우고 있는 사슴뿔결석*staghorn stone* 이 있다(화살표). B. 천자된 신배를 통해 주입된 조영제로 인해 사슴뿔결석 주위 공간에 조영제가 차는 것을 볼 수 있다. C. 천자된 신배를 통해 도관을 삽입해서 경로를 확보한다.

위치한 경우에는 상극신배를 천자해서 상부로 접근할 수 있는 경로를 만드는 것이 좋으며, 신우결석의 경우에는 중간에 위치한 신배를 천자하는 것이 결석을 제거할 때 접근이 용이하다. 유도철사가 삽입되면 신루확장을 시행하는데, 2F 간격으로 단계적으로 확장시키는 암프라츠확장기Amplatz dilator를 사용하거나, 고압신루확장풍선high-pressure tract dilatation balloon을 사용한다. 이러한 신루확장과 쇄석술은 수술장에서 시행하는 것이 일반적이다. 경피신장쇄석술로 제거하지 못한 신장결석은 대개 체외충격파쇄석술로 제거할 수 있다.

2. 요관협착의 경피풍선확장술과 요관스텐트삽입술

신배에서부터 요도까지 모든 요로에 협착이 발생할 수 있는데, 요관의 협착이 가장 흔하고 경피풍선확장술percutaneous balloon dilatation이 가장 흔히 시행된다. 풍선확장술은 방광경cystoscope을 통한 역행 방법 또는 경피선행 방법으로 시행하는데, 접근하는 방향이 다르기 때문에 병변 부위 통과의 난이도에 차이가 있을 수 있어 서로 보완적으로 사용된다.

요관의 협착은 요관이나 그 주위조직의 다양한 양성 또는 악성 원인질환으로 인해 발생한다. 양성 원인질환으로는 요관신우접합부에 가장 흔한 선천폐쇄, 결핵tuberculosis 같은 감염질환, 요로전환술이나 신장이식 후에 발생하는 문합부협착, 수술이나 내비뇨기시술 중 입은 요관손상, 후복막섬유증retroperitoneal fibrosis이나 자궁내막증endometriosis에 동반된 요관주위 병변 등이 있다. 요관폐쇄를 일으키는 악성 원인질환으로는 요관 자체의 종양이나 주위 종양의 침범 또는 요관주위로의 전이암 등이 있다. 악성 원인질환으로 인한 요관협착은 기본적으로 요관확장술의 적응증에 해당하지 않으며, 악성 요관협착에서 요관확장술을 시행하면 종양세포가 혈관 속으로 파급되는 것을 조장할 수 있다는 보고가 있다. 그러나 악성 요관협착에서 내부배액을 위해 요관스텐트를 삽입하는 경우, 특히 심한 협착으로 인해 요관스텐트의 삽입이 용이하지 않은 경우에도 요관확장술을 시행한 후에 요관스텐트를 설치할 수 있다.

양성 요관협착에 대한 경피풍선확장술의 성공률은 16~88%로 다양하게 보고되어 있으며, 평균은 50% 정도이다. 일반적으로 짧은 길이의 덜 오래된 협착이 오래되고 길이가 긴 협착에 비해 풍선확장술에 대한 반응이 좋은 것으로 알려져 있다. 섬유화가 심하고 오래된 허혈이 동반된 협착은 풍선확장술에 대한 반응이 나쁘며, 근치자궁절제술radical hysterectomy이나 방사선치료로 인한 협착, 요관문합부의 협착, 이식신장의 요관협착 등이 이러한 경우에 해당된다. 풍선확장술을 시행한 후 재발한 경우에는 풍선확장술을 반복한다 해도 좋은 결과를 기대하기는 어렵다.

경피선행요관확장술은 경피신장창냄의 경로를 만드는 것으로부터 시작하는데, 혈관손상의 합병증을 방지하기 위해 후방신배를 천자한다. 배뇨를 위해 경피신장창냄을 만드는 경우에는 주로 하극의 후방신배를 선택하지만, 요관확장을 계획하는 경우에는 후방의 극간신배를 선택하는 것이 이후의 조작을 위해서 유리하다. 적절한 신배를 통해 경로를 만든 후에 도관을 넣어 조영제를 주입하고 병변 부위를 관찰한 후 조심스럽게 협착 부위에 유도철사를 통과시킨다. 협착부의 심한 부종이나 염증으로 인해 유도철사의 통과가 어려운 경우에는 무리하게 계속 시도하는 것보다 일단 외부 신장창냄배액술을 시행해서 며칠 기다린 후 시도하는 것이 좋다.

일단 유도철사가 통과되면 단계적으로 굵은 도관이나 확장기를 통과시키거나 풍선카테터를 이용해서 협착 부위를 확장한다(그림 16-5). 사용하는 풍선의 길이는 협착 부위를 충분히 포함하도록 선택하고, 풍선의 지름은 협착 부위 상하요관의 지름을 고려해서 주변 요관의 내부 지름보다 1~2mm 굵은 것으로 선택한다. 풍선을 부풀릴 때는 풍선의 확장 정도를 파악할 수 있도록 희석한 조영제를 사용하며, 협착부에

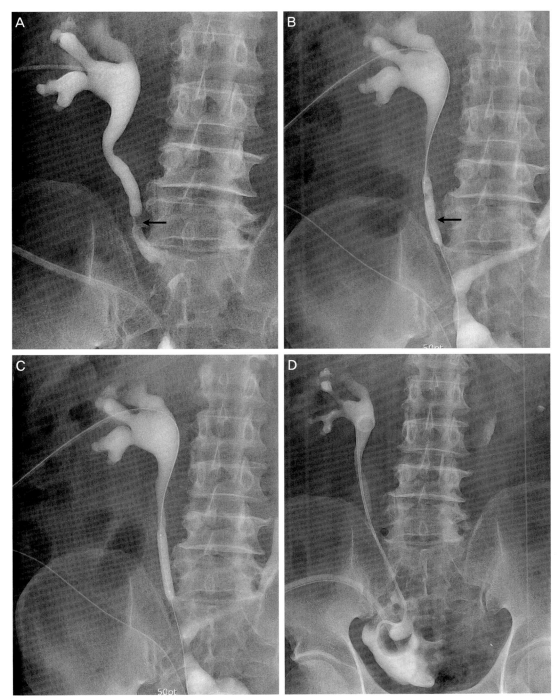

【그림 16-5】 **경피풍선확장술과 요관스텐트삽입술** A. 방광암으로 회장통로요로전환술*Ileal conduit urinary diversion; Bricker's operation*을 받은 환자로, 추적검사 중 발생한 우측 요관의 심한 협착 때문에 경피신장창냄술을 받았다. 요로조영술에서 우측 요로에 심한 국소협착이 있다(화살표). 요관을 통해 회장으로 조영제가 일부 통과되며 회장통로에 배뇨관이 삽입되어 있다. B, C. 경피신장창냄술 경로를 통해 도관과 유도철 사를 삽입해서 요관협착부를 통과시키고, 주위 요관의 지름을 감안해서 7mm 지름의 풍선카테터를 선택해 협착부에 위치시킨 다음, 풍선을 팽창시켜 요관을 확장한다. 풍선이 완전히 펴지기 전에 협착부에서 잘록한 부분을 볼 수 있다(화살표). D. 요관협착의 풍선확장술 후 재협착 을 예방하고 원활한 내부배액을 위해 요관스텐트를 삽입하고 경피경로는 제거했다.

위치한 풍선에 가벼운 압력을 가해 풍선을 부풀려 풍선의 잘록한 허리부분이 풍선의 중간 부위에 위치하는 것을 확인하고, 강한 압력으로 허리부분이 사라질 때까지 부풀린다. 요관확장 중에 요관이 파열되는 경우에는 요관스텐트를 삽입해서 유지시키면 대부분 치유된다.

요관확장 후에는 풍선확장술로 손상된 협착부 요관의 재협착을 방지하고 내강을 유지한 상태에서 아물어 내부배액이 원할하게 이루어지도록 요관스텐트를 설치한다. 요관스텐트의 재질은 폴리우레탄polyurethane, 폴리에틸렌polyethylene, 실리콘silicon 등이 사용되는데 폴리우레탄이 가장 흔히 쓰인다. 혈관과는 달리 금속스텐트는 결과가 매우 좋지 않아 사용되지 않지만, 새로운 재질과 피막 등이 개발되면서 앞으로 요관스텐트로의 사용 가능성이 기대되고 있다. 요관스텐트는 내부스텐트internal stent 또는 내외부스텐트internal-external stent 중 선택해서 사용한다. 내부스텐트는 양쪽 끝의 모양 때문에 더블 제이double J 또는 돼지꼬리모양 스텐트라고도 하며 모든 장치가 체내에 있기 때문에 환자가 느끼는 불편함이 덜하지만, 스텐트의 교환이나 제거를 방광경을 통해서 해야 하므로 내외부스텐트에 비해 불편하다. 오래되지 않은 요관 손상으로 인한 협착은 풍선확장술에 잘 반응하고 요관스텐트를 6~8주 설치하면 대부분 재협착 없이 치유된다. 오랜 기간 염증이 동반되었거나 요관문합부 협착에서는 요관주위의 섬유화가 심해서 12~16주 동안 스텐트를 유지해야 한다. 결핵으로 인한 요관협착의 경우에도 12~16주 동안 스텐트를 유지해야 하고, 항결핵 약물치료를 하는 경우에는 약물치료가 끝난 후 12~16주 동안 더 스텐트를 유지해야 한다.

악성 질환에 의해 요관폐쇄가 오고 잔여 생존기간이 길지 않은 경우 외부배액관에 비해 환자에게 편한 점을 고려해서 설치하기도 한다. 악성 질환에 의해 요관폐쇄가 오는 경우 이는 상당히 진행된 악성 질환임을 시사한다. 방광경을 통한 요관스텐트삽입술의

경우 진행된 악성 질환에 의한 요관폐쇄가 있을 때 기술적인 어려움이 알려져 있으며, 특히 골반 내 또는 후복막강 내 암종에 의한 외인성 폐쇄일 경우 설치에 실패할 가능성이 높다고 알려져 있다. 또한 악성 질환에서 설치한 요관스텐트의 기능 부전stent failure 역시 11~45% 정도로 높게 보고되고 있다. 따라서 악성 질환에서 급한 배액이 필요할 경우에는 요관스텐트보다는 경피신장창냄술이 성공 가능성이 높으며 배액 실패 가능성도 적다. 경피신장창냄술을 통한 배액 및 감압이 적절히 이루어진 악성 요관폐쇄 환자의 경우, 환자의 편의를 고려하여 신장창냄술 경로를 통한 선행요관스텐트삽입술을 시행하기도 한다.

양성 협착은 요관결석, 수술이나 방사선치료로 인한 요관협착, 선천요관신우접합부 협착, 후복막섬유증으로 인한 협착 등이 있으며, 대부분 요관스텐트의 적응증이 되고 기술적으로도 큰 어려움 없이 방광경을 통한 삽입이 가능하다. 그러나 감염(화농신장 등)이 있을 경우, 요관결석의 크기가 클 경우 등은 경피신장창냄술이 요관스텐트보다 선호된다. 소변의 유출이나 요관누공 등이 있는 경우에도 확장술 없이 요관스텐트를 설치한다.

방광경을 통한 역행요관설치술이 실패한 경우 경피선행요관설치술을 시도하는데, 신장창냄술과 같은 방법으로 소신배를 천자한 후 유도철사를 방광까지 넣은 다음 이 유도철사를 따라 요관스텐트를 밀어 넣어 스텐트의 양쪽 끝이 방광과 신우에 위치하게 한다. 경피접근로로 사용된 경로는 요관스텐트가 잘 위치하고 출혈성 증거가 보이지 않으면 바로 제거할 수 있다.

요관스텐트의 기능이 의심되거나 경피접근로에서 출혈 위험성이 있으면 경로를 통해 배액용 도관을 삽입한 후 대개 도관을 잠근 상태에서 며칠간 관찰하면서 내부배액에 문제가 없고 출혈 등의 합병증이 없는 것을 확인한 후 외부배액관을 제거한다. 협착이 매우 심하거나 하극신배를 삽입경로로 천자해서 요관과의

각도가 작고 급격한 경우, 유도철사를 따라 요관스텐트가 따라 들어가지 못하거나 신우 내에서 유도철사가 꼬이는 경우가 있다. 이 경우 좀더 강도가 높은 유도철사로 교체하거나 요관스텐트 통과가 용이하도록 협착 부위에 풍선확장술을 시행하거나 유도철사를 요도를 통해 몸 밖으로 꺼내어 유도철사의 양쪽 끝이 몸 밖에 나온 상태에서 고정시키고 시술하면 대부분 해결된다.

유도철사를 몸 밖으로 꺼내기 위해서는 방광까지 들어간 유도철사를 방광경을 이용하거나 투시유도하에 스네어법으로 잡아 꺼내게 되는데, 이때는 요도가 손상받지 않도록 도관을 이용해 요도를 보호해야 한다. 내부스텐트를 장기간 설치해야 하는 경우 방광경을 통해 약 2~3개월마다 교체한다.

요관스텐트의 부작용으로는 자극성 하부요로증상, 통증, 악성 종양의 침윤으로 인한 배액 실패stent failure, 스텐트 부러짐, 요관천공 등이 있다. 가벼운 혈뇨는 요관스텐트 설치 후 흔히 보이며, 요로상피urothelium 자극에 의한 증상으로 알려져 있다. 요관스텐트 설치 후 심한 혈뇨가 나오는 경우 장골동맥common or internal iliac arteries과 요관 사이 누공 형성을 의심해야 한다. 이런 누공은 특히 골반 내 암종으로 수술 또는 방사선치료를 받은 환자에서 잘 일어난다.

3. 신장낭종경화술

신장낭종경화술renal cyst sclerotherapy은 재발이 흔한 단순흡인술의 단점을 보완하기 위해 개발되어, 신낭종의 안전하고 효과적이며 간편한 치료방법으로 자리 잡게 되었다.

신장낭종은 대부분 증상이 없지만 감염이나 출혈, 파열 등이 발생하면 증상이 생길 수 있으며, 때로는 주위조직을 눌러 신우신배의 확장이나 드물게 진성적혈구증가증polycythemia vera 또는 고혈압을 일으키기도 한다.

단순흡인술만으로는 낭종 내 상피세포의 기능이 유지되어 액체저류가 재발되기 때문에 이 분비성 상피세포를 파괴할 수 있는 다양한 약제들이 개발되어 왔다. 경화제로 사용되는 약제로는 에탄올ethanol, 테트라사이클린tetracycline, 미노사이클린하이드로클로라이드minocycline hydrochloride, 독시사이클린doxycycline, 블레오마이신bleomycin, 아세트산acetic acid 등이 있다. 이 중 에탄올이 가장 흔히 사용되며, 국소 주입하면 세포막 파괴, 단백질 변성 등의 기전으로 낭종 내 상피세포를 파괴해서 신속한 경화 효과를 보인다(그림 16-6).

상염색체우성다낭신장병autosomal dominant polycystic kidney disease 환자에서는 많은 낭종이 있지만 삽입할 수 있는 도관 수가 제한되어 있으므로 도관 삽입이 필요 없는 방법으로 치료해야 하는데, 히스토아크릴histoacryl(글루glue라고도 한다)을 이용한 신장낭종경화술이 유용하고 안전한 것으로 보고되었다(그림 16-7).

시술방법은 영상유도하에 신장낭종을 천자한 후 8F 배액관을 삽입해서 낭종 내 내용물을 완전히 배액한다. 배액된 내용물에 출혈이 있는 경우 세포검사에서 악성 세포가 없고 배액된 내용물이 깨끗해질 때까지 경화술을 연기하는 것이 바람직하다. 주입되는 경화제가 낭종 밖으로 새면 심각한 합병증을 유발할 수 있으므로, 경화술을 시작하기 전에 배액관을 통해 낭종의 내용물을 배액한 다음 희석된 조영제를 낭종 내에 주입해서 조영제가 낭종 밖으로 새는지, 요관이나 혈관과의 연결은 없는지를 환자의 체위를 바꾸면서 주의 깊게 살펴야 한다. 이상 소견이 없으면 다시 낭종 내의 내용물이 완전히 배액되는지 확인한 후 경화제를 주입해서 경화술을 시행한다.

에탄올을 경화제로 사용할 경우 낭종 부피의 25~50%를 주입하며 전체 주입량은 100mL를 넘지 않는 것이 안전하다. 경화술은 15~30분가량 실시하며 5분 간격으로 환자의 체위를 바꾸면서 에탄올이 낭종벽에 고르게 접촉할 수 있게 하고 치료가 끝난 후에는 주입된 에탄올을 모두 제거한다. 주입되는 에탄올

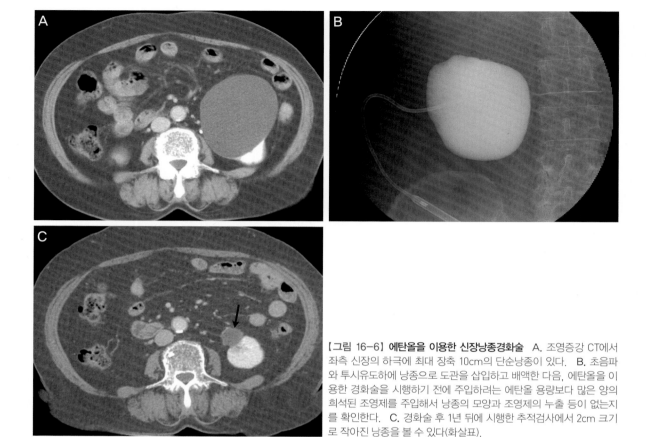

【그림 16-6】 에탄올을 이용한 신장낭종경화술 A. 조영증강 CT에서 좌측 신장의 하극에 최대 장축 10cm의 단순낭종이 있다. B. 초음파와 투시유도하에 낭종으로 도관을 삽입하고 배액한 다음, 에탄올을 이용한 경화술을 시행하기 전에 주입하려는 에탄올 용량보다 많은 양의 희석된 조영제를 주입해서 낭종의 모양과 조영제의 누출 등이 없는지를 확인한다. C. 경화술 후 1년 뒤에 시행한 추적검사에서 2cm 크기로 작아진 낭종을 볼 수 있다(화살표).

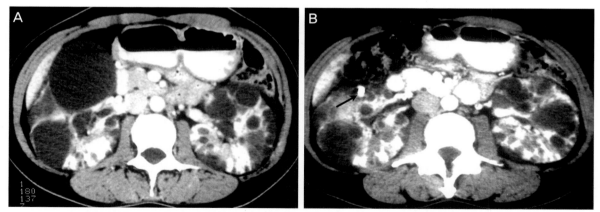

【그림 16-7】 상염색체우성다낭신장병 환자에서 히스토아크릴을 이용한 신장낭종경화술 신장낭종경화술 이전(A)과 이후(B) 영상에서 우측 신장에 있는 가장 큰 낭종이 완전히 소실되고 그 부위에 주입된 히스토아크릴과 혼합된 리피오돌로 인해 발생한 작은 고음영 부위를 확인할 수 있다(화살표).

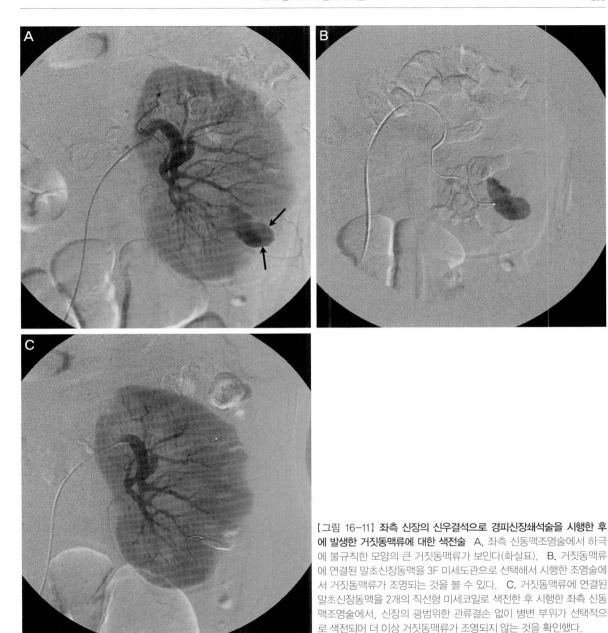

【그림 16-11】 **좌측 신장의 신우결석으로 경피신장쇄석술을 시행한 후에 발생한 거짓동맥류에 대한 색전술** A. 좌측 신동맥조영술에서 하극에 불규칙한 모양의 큰 거짓동맥류가 보인다(화살표). B. 거짓동맥류에 연결된 말초신장동맥을 3F 미세도관으로 선택해서 시행한 조영술에서 거짓동맥류가 조영되는 것을 볼 수 있다. C. 거짓동맥류에 연결된 말초신장동맥을 2개의 직선형 미세코일로 색전한 후 시행한 좌측 신동맥조영술에서, 신장의 광범위한 관류결손 없이 병변 부위가 선택적으로 색전되어 더 이상 거짓동맥류가 조영되지 않는 것을 확인했다.

신장동맥색전술로 막힌 혈관이 공급하던 영역은 조직경색이 발생하므로, 혈관조영술로 정확한 병변 부위를 확인하고 최대한 초선택적 색전술을 시행해서 신장실질의 손실을 최소화해야 한다. 색전물질로는 주로 젤폼과 코일 등이 사용된다. 외상으로 인한 신장손상 환자에서 거짓동맥류 또는 동정맥루로 인해

이차적으로 출혈이 일어나는 경우에는 색전술이 효과적인 시술이라는 보고가 있고, 초기에 활력징후가 불안정하고 신장파열이 있는 경우에도 순환계의 안정성을 유지하게 해주어 불안정한 시기에 응급수술 시행을 피함으로써 사망률과 이환율을 줄일 수 있다는 보고가 있다. 신장동맥류도 뇌동맥류*cerebral aneurysm*와

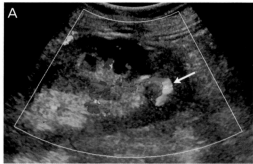

【그림 16-12】 **좌측 신장에서 생검 후 발생한 동정맥루에 대한 색전술** A. 좌측 신장의 색도플러초음파영상으로, 하극에 비정상적인 혈류신호가 보인다(화살표). B. 좌측 신장의 주신동맥조영술에서는 이상 소견이 없었으며, 하극에 혈류를 공급하는 덧신동맥조영술에서 정맥과 직접 연결되어 조기에 좌신장정맥이 조영되는 동정맥루가 발견되었다(화살표). C. 동정맥루를 공급하는 혈류를 미세코일로 색전한 후에 시행한 조영술에서 병변이 더 이상 조영되지 않는다.

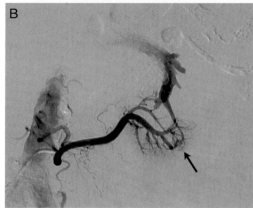

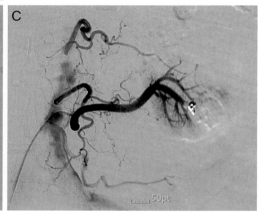

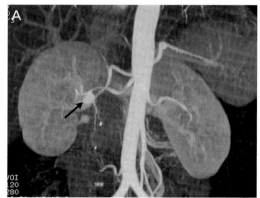

【그림 16-13】 **50세 여성 환자에서 우측 주신장동맥에 생긴 동맥류의 색전술** A. CT의 최대강도투사영상에서 우측 주신장동맥에 꽈리모양의 동맥류가 관찰된다(화살표). B. 우측 신동맥조영술에서 최대강도투사영상에서와 마찬가지로 주신장동맥에 동맥류가 보인다. 모혈관을 유지하고 신장실질의 경색을 방지하도록 동맥류만 선택적으로 색전하기 위해, 유도도관을 통해 미세도관을 동맥류 내에 위치시켰다. C. GDC코일*Guglielmi detachable coil*을 동맥류 내에 삽입해서 모혈관의 손상 없이 동맥류를 색전했다.

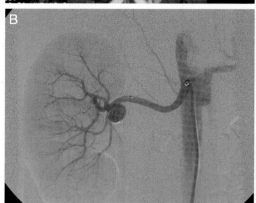

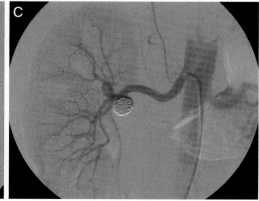

같은 방법으로 분리형 코일을 이용해서 모혈관의 손실 없이 색전술을 시행할 수 있다(그림 16-13).

신장종양의 수술전 색전술은 출혈, 적혈구증가증polycythemia, 고칼슘혈증hypercalcemia, 울혈심부전congestive heart failure, 통증 등의 증상을 완화하고, 종양의 성장을 막아서 종괴의 크기를 감소시키며, 수술적 제거를 쉽게 하고, 환자의 면역반응을 촉진시키기 위해 시행되고 있다. 신장세포암의 색전술에 대해서는 논란의 여지가 있지만 수술이나 국소 치료가 불가능한 경우 제한적으로 사용할 수 있고, 근치신장절제술 전에 수술전 보조요법으로 신장동맥색전술이 사용되기도 한다(그림 16-14).

혈관근지방종angiomyolipoma이 있는 환자에서는 종양의 크기가 4cm 이상인 경우 증상이 없어도 예방적으로 색전술을 시행해서 종괴 내의 혈관종hemangioma 성분을 제거해 출혈을 예방하는 것이 의미가 있다는 주장이 있다. 신장의 동정맥기형에 대해서도 수술전 색전술은 신장의 기능을 최대한 보존하면서 환자의 증상을 효과적으로 경감시킬 수 있는 안전하고 유용한 방법이다(그림 16-15).

3. 덩굴정맥류색전술

덩굴정맥류varicocele는 정삭spermatic cord 속의 정맥과 덩굴정맥얼기pampiniform plexus의 정맥들이 확장되는

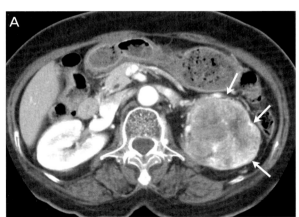

【그림 16-14】 **신장세포암의 수술전 색전술** A. B. 좌측 신장의 상부를 거의 대치하고 있는 과혈관성 고형 종괴가 있다(화살표). C. 좌측 신장에 혈류를 공급하는 신장동맥을 초선택하고 젤폼 입자로 색전을 해서 좌측 신장의 혈류를 모두 막았다(화살표). 색전술을 시행할 때는 색전물질이 대동맥으로 역류되어 말초동맥을 막는 합병증이 생기지 않도록 주의해야 한다.

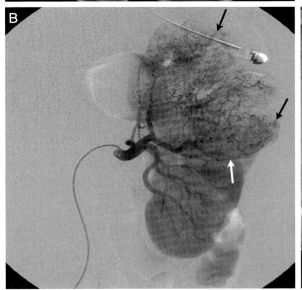

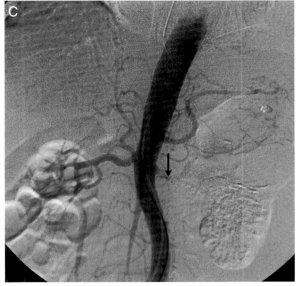

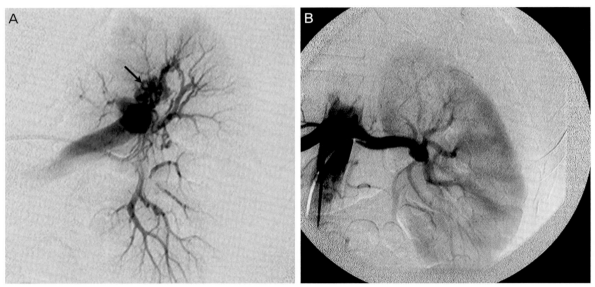

【그림 16-15】 신장의 동정맥기형에 대한 색전술 A. 좌측 신동맥조영술에서 동정맥단락으로 인한 유출정맥의 조기 출현과 수많은 확장된 혈관들이 얽혀 망상의 핵을 형성한 것이 보인다(화살표). B. 에탄올을 이용한 초선택적 색전술 후에 시행한 좌측 신장혈관조영술에서 동정맥기형으로 인한 혈관이상이 완전히 소실되어 보이지 않고, 대부분의 다른 혈관들은 온전하게 유지되어 있는 것을 볼 수 있다.

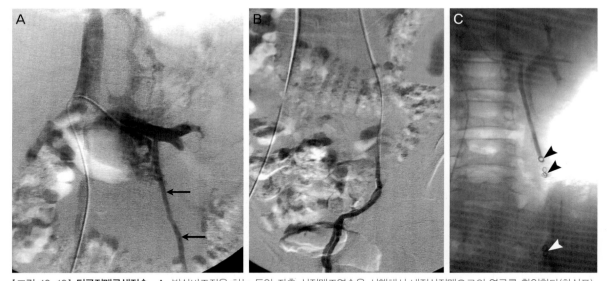

【그림 16-16】 덩굴정맥류색전술 A. 발살바조작을 하는 동안 좌측 신정맥조영술을 시행해서 내정삭정맥으로의 역류를 확인한다(화살표). B. 내정삭정맥으로 도관을 삽입해 조영술을 시행하고 해부학적 변이를 파악한다. 5F 도관의 진입이 어려우면, 유도도관을 이용하거나 3F 미세도관을 동축기법을 이용해 삽입한다. C. 내정삭정맥을 여러 단계에서 코일로 색전해서 측부혈류로 인한 재교통이 생기지 않도록 한다(화살촉). 내정삭정맥이 신장정맥으로 합류하는 부위까지 코일로 색전하는 경우 코일 끝이 신장정맥으로 삐져나올 수 있고, 너무 작은 코일을 사용해서 심한 경우에는 하대정맥을 통해 폐동맥으로 코일이 이동할 수 있으므로 주의해야 한다.

질환으로, 주로 좌측에 발생하며 양측성인 경우가 약 10%이다. 치료로는 수술적 결찰술clipping과 색전술이 있으며 두 방법 모두 좋은 성적을 보이므로 상호 보완적으로 선택하는 것이 바람직하다. 예를 들면 결찰술 후 재발한 경우에는 색전술이 추천되며, 내정삭정맥internal spermatic vein으로 도관 삽입이 어려운 경우에는 색전술보다 결찰술이 좋다.

먼저 좌측 신장정맥을 선택하고 발살바조작Valsalva maneuver을 시행한 상태에서 정맥조영술을 시행해서 내정삭정맥으로의 조영제 역류를 확인한다. 내정삭정맥 내에 도관을 삽입해서 정맥조영사진을 얻은 후 정맥의 해부학적 변이와 교통정맥이 있는지를 확인한다. 내정삭정맥과 교통하는 정맥들을 완벽하게 폐쇄해서 측부혈류를 통한 재발이 발생하지 않도록 서혜관 부위에서부터 신장정맥 입구 근처까지 단계적으로 색전을 시행한다(그림 16-16). 덩굴정맥류색전술을 시행할 때 사용되는 색전물질로는 코일, 박리가능한 풍선detachable balloon, 경화제 등이 있다.

참고문헌

1. Banner MP, Ramchandra P, Pollack HM. Interventional procedures in the upper urinary tract. Cardiovasc Intervent Radiol 1991;14:267-284.
2. Chung JW. Renovascular interventions. In: Kim SH, ed. Radiology Illustrated: Uroradiology. Philadelphia: WB Saunders, 2003.
3. Gervais DA, McGovern FJ, Arellano RS, et al. Radiofrequency Ablation of Renal Cell Carcinoma: Part 1, Indications, Results, and Role in Patient Management over a 6-Year Period and Ablation of 100 Tumors. AJR Am J Roentgenol 2005;185:64-71.
4. Johnson BA, Cadeddu JA. Current opinion in urology 2017: focal therapy of small renal lesions. Curr Opin Urol 2018;28:166-171.
5. Kim SH, Moon MW, Lee HJ, et al. Renal cyst ablation with n-Butyl cyanoacrylate and iodized oil in symptomatic patients with autosomal dominant polycystic kidney disease: preliminary report. Radiology 2003;226:573-576.
6. Kim SH. Embolotherapy of varicocele. In: Han MC, Park JH, eds. Interventional radiology, Seoul: Ilchokak, 1999, pp.53-59.
7. Kim SH. Nonvascular interventions of the urinary tract. In: Kim SH, ed. Radiology Illustrated: Uroradiology. Philadelphia: WB Saunders, 2003.
8. Kim SH. Percutaneous dilatation of the urinary tract. In: Han MC, Park JH, eds. Interventional radiology, Seoul: Ilchokak, 1999, pp.610-619.
9. Kim SH. Renal cyst ablation. In: Han MC, Park JH, eds. Interventional Radiology. Seoul: Ilchokak, 1999, pp.620-625.
10. Lee WJ. Percutaneous nephrostomy. In: Han MC, Park JH, eds. Interventional Radiology. Seoul: Ilchokak, 1999, pp.591-600.
11. Leroy AJ. Percutaneous nephrostomy: technique and instrumentation. In: Pollack HM, ed. Clinical urography. Philadelphia: WB Saunders, 1990, p.2726.
12. Linda H, Hanhan L, Daniel P, et al. Use of percutaneous nephrostomy and ureteral stenting in management of ureteral obstruction. World J Nephrol 2016;5:172-181.
13. Park JH. Renal artery embolization. In: Han MC, Park JH, eds. Interventional Radiology. Seoul: Ilchokak, 1999, pp.30-38.
14. Patel IJ, Davidson JC, Nikolic B, et al. Consensus guidelines for the periprocedural management of coagulation status and hemostasis risk in percutaneous image-guided interventions. J Vasc Interv Radiol 2012;23:727-736.
15. Saad WE, Moorthy M, Ginat D. Percutaneous nephrostomy: native and transplanted kidneys. Tech Vasc Interv Radiol 2009;12:172-192.
16. Vignali C, Lonzi S, Bargellini I, et al. Vascular injuries after percutaneous renal procedures: treatment by transcatheter embolization. Eur Radiol 2004;14:723-729.

한글 찾아보기

영문 찾아보기

Peyronie's disease 216

phantom calyx 158

phentolamine 220

pheochromocytoma 93, 261

phlebolith 129

pituitary Cushing's syndrome 252

pituitary gland 250

placenta previa 116

pleomorphic sarcoma 264

pneumatosis 61

polyarteritis nodosa 275

polycalycosis 29

polycythemia vera 289

posterior acoustic shadowing 127

posterior nutcracker syndrome 278

posterior pararenal space 19, 263

posterior parietal peritoneum 263

posterior urethra 202

posterior urethral valve 206

Potter type I disease 89

Potter type III disease 87

Prehn's sign 241, 243

prevesical space 161

primary pigmented nodular dysplasia 260

primitive mesonephric 246

processus vaginalis 227

prolate ellipse method 188

prostaglandin 220

PIRADS(Prostate Imaging Reporting and Data System) 197

PSA(prostate-specific antigen) 193

prostatic abscess 191

prostatic urethra 188, 202

prostatism 193

Proteus 59

prune-belly syndrome 207

pseudoaneurysm 70, 113, 218, 272

pseudocapsule 42, 51, 192

pseudoenhancement 82

pseudohydronephrosis 28, 143

pseudo-thick wall sign 82

pseudotumor 24

pseudoureterocele 36, 131

psoas muscle 19, 23

pubocervical ligament 161

puboprostatic ligament 161

puerperal period 275

pulsus parvus et tardus 274

pyelointerstitial backflow 30

pyelolymphatic backflow 30

pyelosinus backflow 30

pyelotubular backflow 30

pyeloureteritis cystica 158

pyelovenous backflow 30

pyocele 231

pyonephrosis 61, 109, 143, 280

pyuria 243

Q

quasi-static elastography 99

R

radiation cystitis 165

radiofrequency ablation 291

radiopaque density 124

Randall's plaque 119

reflux nephropathy 26

rejection reaction 107

renal abscess 59

renal agenesis 248

renal arteriovenous malformation 271

renal artery aneurysm 150, 272

renal artery embolization 294

renal artery stenosis 97

renal backflow 30

renal biopsy 97, 100

renal cell carcinoma 40, 114, 275

renal colic 124

renal cortical necrosis 104, 116

renal corticomedullary differentiation 98

renal cyst sclerotherapy 289

renal dysgenesis 248

renal dysplasia 30

renal ectopy 32

renal fascia 250

renal hilum 23

renal hypertension 272

renal hypoplasia 30

renal infarction 74, 274

renal papilla 23

renal papillary necrosis 65

renal pedicle 68

renal pyramid 23

renal scarring 63

renal sinus 24, 149

renal sinus cyst 94, 150

renal sinus lipomatosis 26, 150

renal sinus lymphoma 152

renal sparing surgery 40

renal trauma 68

renal tuberculosis 158

renal tubular acidosis 117

renal vascular resistance 135

renal vein thrombosis 97, 275

renin 294

reninoma 53

renovascular hypertension 293

replacement fibrolipomatosis 150

resisitive index 21

rete testis 227

retinal angiomatosis 93

retractile testis 232

retroaortic left renal vein 277

retrocaval ureter 34, 270

retrograde pyelography; RGP 19

retrograde urethrography; RGU 19, 203

retroperitoneal space 263

retropubic space 161

reverberation artifact 27

rhabdomyolysis 102

rhabdomyosarcoma 200, 241

rigid erection 220

S

sarcoma botryoides 177

schistosomiasis 165

scleroderma 275

scrotal artery 216

제2판
비뇨생식기영상진단
비뇨기영상

1판 1쇄 펴낸날   2009년 10월 25일
2판 1쇄 펴낸날   2019년 4월 25일

편저자 대한비뇨생식기영상의학회
펴낸이 김시연

펴낸곳 (주)일조각
등록 1953년 9월 3일 제300-1953-1호(구 : 제1-298호)
주소 03176 서울시 종로구 경희궁길 39
전화 02)734-3545 / 02)733-8811(편집부)
02)733-5430 / 02)733-5431(영업부)
팩스 02)735-9994(편집부) / 02)738-5857(영업부)
이메일 ilchokak@hanmail.net
홈페이지 www.ilchokak.co.kr

ISBN 978-89-337-0759-3 94510
ISBN 978-89-337-0758-6 94510 (세트)

값 70,000원

* 편저자와 협의하여 인지를 생략합니다.
* 이 도서의 국립중앙도서관 출판예정도서목록(CIP)은
서지정보유통지원시스템 홈페이지(http://seoji.nl.go.kr)와
국가자료종합목록시스템(http://www.nl.go.kr/kolisnet)에서
이용하실 수 있습니다. (CIP제어번호 : CIP2019012008)